Walter Häge

Die Grundsanierung des 'Biologischen Systems Mensch' nach Albert Hes

Lösungswege bei

ADS (ADHS)-Syndrom
Allergien
Asthma
Autoimmunerkrankungen
Bluthochdruck
Burn-out-Syndrome
Chronisches-Müdigkeits-Syndrom (CFS)
Chronisch-degenerative Erkrankungen
Darmerkrankungen
Depressionen und Angstzustände
Demenz (Alzheimer, Parkinson)
Gefäßerkrankungen und Durchblutungsstörungen
Heuschnupfen
Krebs
Magenerkrankungen
Migräne
Neurodermitis
Osteoporose
Pilze, Bakterien, Viren (Infektanfälligkeit und Immunschwäche)
Rheumatische Erkrankungen, Arthrose

Radionik Verlag

1. Auflage 12.2005
2. Auflage 01.2007

Radionik Verlag
Claudio Romanazzi MRadA

Lichtenmoorer Str. 10
31634 Steimbke-Lichtenhorst
Deutschland
☎ ++49 +5165 290462
++49 +5165 290463
info@radionik.info

ISBN 3-934441-18-1

Inhaltsverzeichnis

1 Informationen und Bestellung der genannten Produkte: Per Internet bei www.tisso.astrovitalis.de, oder telefonisch/postalisch bei:
Tisso Naturprodukte, Platinweg 29, 57482 Wenden, T. 02762-98360

Stellen Sie sich vor:
Die ganze Zeit haben Sie geglaubt,
die Dinge seien so wie Sie meinen –
und jetzt entdecken Sie,
dass Sie sich geirrt haben!
Ist das nicht phantastisch?

Pir Vilayat Inayat Khan
(1916-2004)

Vorwort

In den vergangenen Jahrzehnten hat die Medizin gewaltige Fortschritte gemacht. Viele Krankheiten, welche die Menschen früher massenhaft sterben ließen, haben ihren Schrecken verloren. Trotz des allgemeinen Wohlstandes und der medizinischen Versorgung fühlen sich aber immer mehr Menschen unwohl, chronisch müde, überfordert, immer weniger leistungsfähig und ausgebrannt. Das Leben in unserer hoch entwickelten Leistungsgesellschaft, unsere Art zu leben, scheint zu den genannten Symptomen zu führen. Auf diesem Boden entwickelt sich dann oft eine körperliche oder seelische Erkrankung.

Auch wenn wir gegen die Wechselfälle des Lebens auf vielfältige Weise abgesichert sind, trägt jeder doch primär eine Eigenverantwortung für seine Gesundheit! Jeder sollte zunächst selbst für sein seelisches und körperliches Wohlbefinden sorgen.

Jeder muss selbst etwas für sich tun und nicht darauf warten, dass andere, die Gesellschaft oder das Gesundheitssystem dies für ihn machen! Sollte die eigene Vorsorge einmal nicht ausreichen und trotzdem eine Erkrankung auftreten, müssen selbstverständlich medizinische Fachleute zu Rate gezogen werden.

Walter Häge führt uns in diesem Buch in eindrucksvoller, verständlicher Weise auf den Weg zu unserer Gesundheit und zu uns selbst. Wir erfahren Grundlegendes über unser Immunsystem und über die notwendigen Gleichgewichte in unserem Körper.

Dass es in vielen Fällen die 'lecke' Darmwand ist, die uns krank werden lässt, ist eine immens wichtige Information, die unbedingt weit bekannt werden muss.

Wenn die Kapitel über die industriell gefertigte Nahrung und die Zusammenhänge zu Gesundheitsstörungen den einen oder anderen Leser schockieren sollten, so lautet doch Häges positive Botschaft: Jeder kann trotz allem effektiv etwas für sich und seine Gesundheit tun!

Die aufgezeigten Lösungsmöglichkeiten in Form von Lebens- und Ernährungsumstellung und Probiotika-Verwendung sprechen mich als Ärztin in besonderem Maße an, weil sie auf natürlicher und biologischer Weise zur Gesundung und Gesunderhaltung beitragen. Dabei müssen auch keine Unsummen für teure Produkte ausgegeben werden: Schon eine Umstellung der Lebensgewohnheiten und der Ernährung beginnt weiter zu helfen.

Natürlich ist eine Kur mit Effektiven Mikroorganismen/Probiotika bei der heutigen Lebensweise auch von ärztlicher Seite aus dringend zu empfehlen: Vor allem derjenige, der unter einer der beschriebenen Erkrankungen leidet, sollte sich mit den genannten Produkten vertraut machen und sie unter Anleitung seines Arztes oder Heilpraktikers einnehmen.

Bezüglich der Entstehungs-Thesen von Krebserkrankungen und biologischer Therapiemöglichkeiten bezieht sich Walter Häge auf die umfassenden Arbeiten von Herrn Heilpraktiker Ralf Meyer. Hier sei dem Autor besonders gedankt! Er hat diese Erkenntnisse so aufbereitet, dass sich jeder Leser damit auseinandersetzen kann.

Olpe, den 09. 07. 2005

Dr. med. Monika Henke
Ärztin

Vorwort des Autors

Als Radiästhet und Radioniker beschäftige ich mich seit Jahren mit geistigen Heilmethoden, lehre diese und versuche Aspekte der alten östlichen Religionen mit den Erkenntnissen der neuen Physik, besonders der Quanten- und Neutrinophysik, zu verknüpfen. Die Erfahrung zeigte mir immer wieder, dass Bemühungen der geistigen Heilung scheitern, wenn ein Organismus durch Altlasten so geschädigt ist, dass weder homöopathische Mittel noch geistige Befehle greifen.

Bei diesen Altlasten handelt es sich, vereinfacht formuliert (wenn nicht eine irreparable Gewebezerstörung vorhanden ist), um eine Vermüllung der Körperzellen. Diese werden handlungsunfähig, können sich nicht mehr regenerieren, die Zellmembranen werden verstopft und das zelluläre Bewusstsein lagert in seiner Not den Dreck in Blutgefäßen, im Bindegewebe, an Gelenken usw. ab. Dazu kommt, dass das notwendige elektrische Potential von 70Millivolt bis 120 Millivolt einer Nerven- oder Muskelzelle nicht mehr erreicht wird und die Lichtspeicherfunktion des Zellkerns leidet: die unabdingbare Energie des Lebens schwindet dahin.

Im Extremfall kippt dann noch die Zellatmung, das heißt die rundum zugemüllte Zelle stellt von Energiegewinnung durch Sauerstoff auf Energiegewinnung durch Glucose um: die Zellteilung kennt keinen Halt mehr und die Voraussetzung für eine Krebserkrankung ist geschaffen. Ist dieser Kipp-Effekt erst einmal eingetreten, ist Heilung durch Gedankenverbindung mit dem zellulären System nicht mehr möglich. Dann müssen zur Heilung erst die somatischen Altlasten entfernt werden.

Ganz herzlich sei bei diesem Thema Herrn HP Ralf Meyer gedankt, der mir in langen Gesprächen die übergeordneten physikalischen Prinzipien erläuterte, die besonders einer Krebserkrankung zugrunde liegen.

Auf der Suche nach adäquaten materiellen Stoffen war es der zweifache Nobelpreisträger Linus Pauling, der mich mit seiner Entdeckung, die er 'Orthomolekulare Medizin' nannte, überzeugte. Ich versuchte nun die Möglichkeiten der Radionik mit denen dieser 'Medizin ohne Medikamente' zu verbinden und gründete die Selbsthilfegruppe 'Radionik und orthomolekulare Forschung'.

Bei Mitgliedern zeigten sich Heilerfolge ungeahnter Art, jedoch waren dies in meinen Augen immer Einzeltreffer, da man zuerst analysieren musste, welche Stoffe diesem Menschen fehlten, um dann das Selbstheilungssystem eines Körpers wieder in Gang setzen zu können.

Während meiner Arbeit war die Suche nach einem schlüssigen Gesamtkonzept der Zell-Säuberung immer im Vordergrund. Bisher hatte ich aber noch nicht den Schlüssel gefunden, der mir die Tür zu einem integrierten Heilungssystem hätte öffnen können.

In der letzten Zeit bekam ich immer mehr Produkte zum Austesten, welche sich an den Darm als Träger des Immunsystems richteten. Eines dieser Produkte war bei mir und meinem Freundeskreis von dermaßen positiver Wirkung, dass ich den Hersteller um einen Vortrag bat.

So lernte ich Herrn Albert Hesse kennen, der mich sowohl als Person als auch von seinem Konzept her so begeistern konnte, dass ich seine Produktionsstätte aufsuchte. Hier fand ich neben riesengroßen beheizten Behältern, in denen sich Mikroorganismen blubbernd vermehrten einen unabhängigen Forschungsbetrieb, der mich durch Seriosität und ein revolutionäres neues Verfahren überzeugen konnte.

Je mehr ich mich in die Materie vertiefte, desto mehr wurde mir klar, dass Herr Hesse jenes Konzept, nach dem ich schon so lange suchte, gefunden hatte:

Jeder von uns hat die Fähigkeit sich selbst zu heilen, indem wir konsequent unsere Körperzellen säubern. Dies geschieht indem wir gleichzeitig falsche Ess-, Denk- und sonstige Gewohnheiten ändern, und indem wir unseren Darm bei seiner Arbeit mit einem äußerst wirksamen Mittel unterstützen. Dieses Buch handelt von diesem Mittel, und von der Möglichkeit, unsere Essgewohnheiten individuell abgestimmt zu optimieren, ohne einer 'Ernährungsschule' zu folgen.

Diese Botschaft gilt es weiterzutragen, hinein in die Familie, hinein in den Freundes- und Bekanntenkreis – und dann gilt es zu handeln, jeder für sich selbst!

Ich wünsche Ihnen viel Gesundheit - Gesundheit Ihrer Psyche, Ihres Geistes und die Ihrer Körperzellen:

Ihr Walter Häge

1. Der Problemkreis

Bakterienkiller Antibiotika

Der Darm hat eine Fläche von etwa 30.000 Quadratmeter Schleimhaut, wie man staunend aus neuesten Berechnungen der Universität Gießen hört. Im Darm leben 400 bis 500 Arten verschiedenster Mikroorganismen. Bevölkert wird der Darm (Darmflora) von ca. 100 Billionen (100.000.000.000.000) der unterschiedlichsten Bakterien, welche die Anzahl der Körperzellen um etwa ein Zehnfaches übersteigen.

Eine natürliche Darmflora ist für eine gesunde Verdauung wichtig. Diese verbessert die Bioverfügbarkeit vieler wichtiger Vitalstoffe, die wir mit der Nahrung aufnehmen, z. B. bestimmte Mineralstoffe wie Kalzium, Magnesium, Eisen, Zink sowie Kupfer und Vitamine, die teilweise in der Darmflora selbst gebildet werden.

Eine ausgewogene Darmflora ist für unser Abwehrsystem von großer Bedeutung. Täglich haben wir es mit unerwünschten Stoffen zu tun, die in unseren Körper gelangen, entweder durch die Atemluft oder durch die Nahrung. Die körpereigenen Abwehrkräfte nehmen sich dieser Stoffe an. Viele dieser Stoffe werden im Darm neutralisiert. Hier sind es vor allem die Milchsäurebakterien, die als Bestandteil der Darmflora die Abwehrkräfte stärken. Eine gesunde Darmflora verhindert, dass sich Krankheitserreger im Darm ausbreiten.

Eine gesunde Darmflora ist außerdem von immenser Bedeutung für die Funktionen der Darmschleimhaut, verhindert diese doch, dass Verdauungsgifte und allergen wirkende Stoffe vom Darm in den Körper wandern und dort den Zellstoffwechsel beeinflussen.

Die Hauptaufgabe der Darmflora besteht

- in der Abwehr unerwünschter Mikroorganismen,
- in der Aufrechterhaltung eines intakten Immunsystems und
- darin, die Darmschleimhaut in Funktion und Qualität ein Leben lang zu erhalten.

Zum einen besiedeln die Mikroorganismen die Darmwand so dicht, dass Eindringlinge sich nicht mehr festsetzen können, zum anderen bekämpfen sie mit kurzkettigen Fettsäuren und antibiotisch wirksamen Bakteriozinen die eindringenden pathogenen Keime. Unter dem Einfluss von psychischem Schock, Stress, Infektions- und Darmkrankheiten oder Medikamenten wie Antibiotika sowie Alterungsprozessen kann es zu Tod oder Abwanderung der Mikroorganismen kommen.

Der Mensch kommt steril auf die Welt, er hat noch keine Darmflora. Der Säugling erhält die lebenswichtigen Bakterien hauptsächlich durch das Stillen der Mutter – ein Vorgang der Übertragung. Die Darmflora vervollständigt sich im Laufe des ersten Lebensjahres. Die Bakterien besiedeln die Darmschleimhaut wie das Gras eines englischen Rasens einen fruchtbaren Boden und sorgen dafür, dass die Schleimhaut in Funktion und Qualität ein Leben lang erhalten bleibt.

Die Darmschleimhaut ist aufgebaut wie ein Kaffeefilter, mit vielen feinen Mikro-Poren. Sie sorgt letztlich dafür, dass die Nährstoffe aus der Nahrung vom Körper aufgenommen werden können. Die Mikroorganismen, die auf und um diese Poren siedeln, sorgen nun dafür, dass sich keine Krankheitserreger an der Darmwand festsetzen können: Pilze, Viren, Fäulnisbakterien. Eine gesunde Schleimhaut mit gesunden Bakterien verhindert eine Besiedlung dieser pathogenen Mikroorganismen.

Die gesunde Darmschleimhaut ist auf eine funktionierende und intakte physiologische Keimflora angewiesen. Die Einnahme von Antibiotika – insbesondere Breitspektrumantibiotika – stört jedoch die bakterielle Zusammensetzung der natürlichen Darmflora, bis hin zu deren Zerstörung oder gar Auslöschung. Es kommt dann zu einem Verlust von Schutzmechanismen der natürlichen Darmflora gegen potentielle Krankheitskeime. Manche Antibiotika stören zudem den Zellstoffwechsel der Darmschleimhaut. Die durch die Einnahme von Antibiotika geänderten Milieubedingungen im Darm begünstigen das Wachstum von gefährlichen Keimen wie Clostridium difficile, Candida albicans, Salmonellen und anderen Erregern.

Die natürliche Flora des Dickdarms verdaut zum größten Teil die Reste der Kohlenhydrate, die in der Nahrung enthalten sind. Die Bakterien des Dickdarms nutzen die Kohlenhydrate in der Nahrung als Energiequelle. Die durch die Dickdarmbakterien entstehende Milchsäure und die kurzkettigen Fettsäuren (Acetat, Butyrat, Propionat), sind für die Ernährung der Schleimhaut des Dickdarms wichtig. Die meisten bekannten Antibiotika schädigen auf die eine oder andere Weise die Dickdarmflora. Sie stören so den Abbau von Kohlenhydraten und damit in Folge die Ernährung der Darmschleimhaut.

Der eingeschränkte Abbau von Kohlenhydraten führt dann zudem zu einer osmotischen Diarrhöe, das heißt, die unverdauten Zuckermoleküle binden Wasser im Darm, das mit den nicht resorbierten Elektrolyten und Nährstoffen in Form der Diarrhöe ausgeschieden wird.

Die ersten Versuche an Soldaten mit Antibiotika, die um 1940 vorgenommen wurden, haben gezeigt, dass bis zu 99% aller Darmbakterien abgetötet wurden. Nach dem Tod der ersten Versuchspersonen hat man in der Pathologie festgestellt, dass sich die Lymphknoten in der Schleimhaut zum Teil vollständig zurückgebildet hatten. Man erkannte, dass ohne die

Enzyme der Bakterien – also das, was sie ausscheiden – keine Immunreaktion stattfindet.

Ähnliche Probleme zeigten sich bei zu früh geborenen Kindern, die im Brutkasten mit steriler Nahrung gefüttert wurden: die Darmzotten bildeten sich nicht aus, der Darm blieb innen glattwandig, die Blutgerinnung funktionierte nicht, die Lungen nahmen ihre Funktion nicht richtig auf und es ergaben sich generelle Probleme mit der Organausbildung. Erst wenn Mikroorganismen in den Körper kommen und ihre Arbeit verrichten, dann erst beginnt die Entwicklung positiv voran zu schreiten.

Die Mikroorganismen sorgen dafür, dass im Darm Verdauungsgifte abgebaut werden, welche besonders durch den Eiweißzerfall und die Gärungsprozesse entstehen.

Die entgiftende Stoffwechselleistung der Mikroorganismen in der Darmwand ist doppelt so groß wie die unserer Leber, die als größtes Stoffwechselorgan gilt. (Selbiges System weiß der Mensch inzwischen auch zur Wasserreinigung und -aufbereitung in hochmodernen Kläranlagen zu nutzen – Klärung und Reinigung mittels hilfreicher Bakterien, also mit effektiven Mikroorganismen.)

Die Mikroorganismen auf der Darmschleimhaut sorgen auch für die Ernährung der Schleimhaut, indem sie Buttersäure produzieren, was den oberflächlichen Schleimhautzellen zu ihrer optimalen Funktion verhilft: Verdaute Nährstoffe können so problemlos als von den Enzymen aufgespaltene Nährstoffmoleküle die Mikro-Poren in Richtung Körper durchqueren.

Bei einer starken Milieuveränderung im Darm, zum Beispiel durch die Einnahme eines Antibiotikums, wird ein großer Teil der Darmflora vernichtet, ja ausgerottet, denn die von der Mutter übernommenen Darmbakterien sind unwiederbringlich verloren: sie sind weg und dieser Verlust ist normalerweise nicht mehr reversibel! Zwar siedeln sich nach der Antibiotikabehandlung wieder Darmbakterien an, allerdings sind diese anderer Art und können nicht die Funktion der 'Mutter'-Mikroorganismen übernehmen. Im Gegenteil: Fäulnisbakterien, Gärungsbakterien, Pilze usw. haben jetzt Gelegenheit sich anzusiedeln und ungehindert auszubreiten.

Eine weitere Folge dieser negativen Milieuverschiebung ist, dass die unliebsamen Bakterien sich von der aufgenommenen Nahrung miternähren. Das heißt, sie verwenden den Speisebrei für ihren Gärungsprozess und zur Produktion ihrer spezifischen Gifte oder Säuren. Diese kommen in direkten Kontakt zur Darmschleimhaut. Das bedeutet entzündliche Belastungen für die Darmschleimhaut!

Als Reaktion beginnt sie sich zurückzuziehen.

Um die direkten Folgen zu verdeutlichen kann man hier als Vergleich die Reaktionen der Mundschleimhaut heran ziehen. Ebenso wie der Darm reagiert die Mundschleimhaut auf ein falsches Schleimhaut-Milieu. Die ungesunden Resultate sind hier Paradontose, das Zahnfleisch zieht sich eindrucksvoll zurück, bis als letzte Konsequenz die Zähne ihren Halt verlieren und ausfallen.

Das 'Leaky-Gut-Syndrom'

Die Darmschleimhaut, welche – unter normalen Umständen – eine extrem dicke Schutzschicht darstellt, zieht sich bei andauernder entzündlicher Belastung so zurück, dass sie immer mehr ausdünnt, wobei die Mikro-Poren, die Öffnungen zum Blut hin immer größer werden. Das Maschennetz zieht sich stark auseinander, und großmolekulare Eiweißgifte, unverdaute Nahrungsbestandteile, können die Darmschleimhaut durchdringen und kommen direkt mit dem Blut in Kontakt. Der Mensch beginnt sich massiv zu übersäuern. In der Medizin bezeichnet man dies als 'Leaky-Gut-Syndrom' (der Leck geschlagene Darm). Dieser schädliche Prozess ist vergleichbar mit einem Filter durch dessen beschädigte Stellen Schmutzpartikel und Giftstoffe gelangen können. Solcherart können ständig Gifte und unverdaute Nahrungsbestandteile und Eiweiße in den Körper gelangen und ihn belasten.

Schulwissenschaftlich ist dies durch eine Blut- oder eine Stuhluntersuchung festzustellen. Bereits 1998 wurden dazu Studien in Holland veröffentlicht, die belegen, dass schon etwa 80% der Bevölkerung mehr oder weniger von diesem Leaky-Gut-Syndrom betroffen sind. (Die DDR hatte vor der Grenzöffnung eine Allergierate in der Bevölkerung, die in einigen Gebieten über 70% niedriger lag als bei uns in Westdeutschland – trotz höherer Luftverschmutzung und dem Fehlen dessen, was bei uns 'Umweltschutz' genannt wird.)

Nicht nur krankhafte Darmbakterien oder Pilze bilden Verdauungsgifte. Auch von gesunden Bakterien werden bestimmte Verdauungsgifte produziert, welche von einer gesunden Schleimhaut zurückgehalten werden und nicht in den Körper gelangen können. Beim “Leaky-Gut-Syndrom” ist die Schleimhaut so dünn und rissig geworden, dass auch normale Verdauungsgifte in den Körper gelangen.

Durch eine einfache Stuhluntersuchung lässt sich die Durchlässigkeit der Darmschleimhaut genau bestimmen. Hier wird das Alpha 1 Antitrypsin bestimmt. Erhöhte Werte zeigen hierbei eine erhöhte Durchlässigkeit der Darmschleimhaut an.

Die Regeneration, das heißt die Wiederherstellung der Schleimhautfunktion, dauert bis zu 18 Monate. In dieser Zeit ist es wichtig den Darm bzw. die Darmschleimhaut mit den richtigen, gesunden Bakterien durchgehend zu therapieren. Ziel ist es, die erhöhte Durchlässigkeit der Darmschleimhaut wieder zurückzubilden und eine intakte Darmflora aufzubauen.

Eine gesunde Darmschleimhaut nimmt keine Allergene auf, da diese durch das in der Schleimhaut befindliche Immunsystem sofort zerstört werden. Beim “Leaky-Gut-Syndrom” können Allergene ungehindert die Darmwand durchdringen und so eine generalisierte Allergie oder eine Nahrungsmittelallergie auslösen. Um zu verhindern, dass Allergene auf diese Weise in den Körper gelangen, muss sich die Schleimhaut wieder regenerieren und schließen. Dazu ist es notwendig, die so dringend benötigten probiotischen, effektiven Mikroorganismen über einen längeren Zeitraum anzuwenden, da diese speziellen Mikroorganismen die Darmschleimhaut ernähren, reinigen und die Schleimhautfunktion wieder herstellen können.

Gelangen große Mengen an sauren Giften durch das “Leaky-Gut-Syndrom” in den Körper, ist er gezwungen den größten Teil dieser Gifte im Gewebe abzulagern. Dies trifft um so mehr zu, je intensiver die Darmschleimhautfunktionen gestört sind.

Giftdepots sind zum Beispiel die Muskulatur, das Bindegewebe und die Fettzellen. Der Körper versucht zunächst die Gifte aus dem Stoffwechsel zu schleusen, indem er sie in Depots ('Plaques') ablagert. Wenn eine bestimmte Konzentration an Giften erreicht ist, reagiert der Körper hierauf mit einer Entzündung. Nur über diese Entzündungsprozesse ist der Körper in der Lage einen Teil der Gifte wieder abzubauen.

Wenn wir zum Beispiel an einer Grippe oder einem bakteriellen Infekt erkranken, dann werden wir weniger durch die Erreger selber krank, sondern hauptsächlich durch ihre toxischen Ausscheidungen, welche sie produzieren. *Diese kann der Körper nur über den Entzündungsstoffwechsel abbauen.*

Je nachdem wo sich die Gifte im Körper ablagern, können hierdurch die verschiedensten Krankheitsbilder entstehen.

Konservierungsstoffe & Co

Neben den Antibiotika gibt es noch viele andere Einflüsse, welche den Darmbakterien den Garaus machen:

- Konservierungsstoffe in Nahrungsmitteln. Achtung, wenn deklariert ist: 'Laut Gesetz ohne Konservierungsstoffe', können nach der Höchstmengenverordnung hunderte von Fremd- und Konservierungsstoffe enthalten sein. Diese dürfen nur *einzeln* eine Höchstmenge nicht überschreiten. „Was die gesetzlich festgelegte Höchstmenge nicht überschreitet gilt als nicht zugesetzt". Diese Denkart, von der Politik abgesegnet und in Gesetze verpackt, muss man sich stets vor Augen halten!

- Backzusatzstoffe. Bei Backwaren sind etwa 1000 solcher Zusatzstoffe erlaubt und der Bäcker weiß in der Regel nicht, was alles in seinen Backmischungen enthalten ist. Wenn er behauptet: „Wir verwenden keine Konservierungsstoffe", dann ist diese Aussage, zumindest wenn er sich an die Höchstmengenverordnung hält, meist nur nach juristischen Gesichtspunkten korrekt. Um es noch einmal zu verdeutlichen: Die auf eine Lebensmitterlverpackung aufgedruckte Angabe 'Ohne Konservierungsstoffe' legitimiert den Zusatz einer beliebigen Menge verschiedenster Konservierungsstoffe, zumindest im Rahmen einer – dem Verbraucher allerdings unbekannten – Höchstmenge!

- Medikamente, hauptsächlich Schmerzmittel und Hormonpräparate. Hier wird die Darmwandoberfläche entzündlich gereizt bis hin zur Darmblutung; die Mikroorganismen verlieren ihr Milieu. Hierbei gilt es auch die angeblich zwingend notwendige Dauermedikationen mit dem Schmerzmittel ASS zur Blutverdünnung zum Beispiel bei Herzproblemen zu überdenken.

- 'Natürliche Aromastoffe'. Dieser Kunstbegriff suggeriert, dass die Geschmacksstoffe nicht künstlich erzeugt wurden. Dies stimmt insofern, dass sie Ausscheidungen von Schimmelpilzen sind. Das Auswahlkriterium für diese Stoffe ist allein die geschmackliche Wahrnehmung, die hervor gerufen wird, und einen bekannten Geschmack vortäuschen soll. Was diese Ausscheidungen in unserem biologischen System bewirken, danach fragt niemand. Der Begriff 'Natürliche Aromastoffe' stellt eine bewusste Täuschung des Verbrauchers dar, wenn dieser zum Beispiel annimmt Vanillearoma sei ein Konzentrat der Vanilleschote, oder Erdbeeraroma würde aus Erdbeeren bestehen (letzteres Aroma scheint noch zu den harmlosen zu gehören, sind es doch Sägespäne aus australischen Eukalyptusbäumen). Im Klartext: Natürliche Aromastoffe sind in der Regel Ausscheidungen von genmanipulierten Schimmelpilzen! Wenn nun die Darmwand eines Menschen schon verdünnt ist, dann wirken diese 'natürlichen' Aromastoffe toxisch. Sie durchdringen die Darmwand und lösen sofort eine Immunreaktion aus – mit den bekannten vielfältigsten Folgen.

Generell gilt, dass Konservierungsstoffe eine antibiotische Wirkung haben, weil sie Bakterien abtöten oder am Wachstum hemmen. Dadurch wird das Nahrungsmittel möglichst lange in einem optimalen (Verkaufs)-Zustand gehalten. Das heißt im Klartext: Jedes Lebensmittel mit einem Konservierungsstoff schädigt die Darmflora!

Aus den genannten Gründen, und weil wir täglich in der Regel verarbeitete, sprich manipulierte Nahrung essen, werden die Nahrungsunverträglichkeiten für uns Menschen zu einem kolossalen Problem. In diesem Fall gelangen große Mengen unverdauter Eiweiße durch die Darmwand ins Blut.

Die dadurch entstehenden Symptome sind sehr unterschiedlich; in der Regel wird als Reaktion des Körpers gegen diese Fremdstoffe massiv Histamin freigesetzt. Histamin ist ein Botenstoff, welcher eine allergische Reaktion auslöst, indem er Blutgefäße öffnet und Immunzellen heranführt, so dass es zu einem Flüssigkeitsaustritt im Gewebe kommt, was zu Wasseransammlungen führen kann.

Histamin verursacht zudem Juckreiz (Neurodermitis), Verkrampfungen der glatten Muskulatur (Asthma, Magen-Darm-Krämpfe), Pulsbeschleunigung (Unruhe, Herzrhythmusstörungen) und Adrenalinausschüttungen ('Zappelphillipp', ADS, hyperkinetisches Syndrom).

Dies geschieht, wie schon erwähnt, bei 80% der Bevölkerung in den Ländern, die sich solcherart ernähren. Die (diffusen) Symptome sind: Müdigkeit, chronisch schlapp und lustlos, Konzentrationsschwäche, psychische Probleme aller Art, vor allem Depressionen („Ich bin nicht mehr der Alte"), Schmerzen, mal hier mal da im Körper, immer nach dem Essen ein besonders starkes Tief usw. Es sind keine Beschwerden von denen man sagen kann, *dieses* Organ ist krank! *Der ganze Körper ist krank!*

Der Physiker und Biologe Dr. Ulrich Warnke stellt die Folgen jener chronischen Müdigkeit, das CHRONIC FATIGUE SYNDROM CFS beeindruckend dar:

„Folge ist chronische Müdigkeit und entzündliche Erkrankungen. Symptome können sein:

- Hunger,
- Schwäche,
- Kopfschmerz,
- Apathie,
- Ängste,
- Starke Schweißabsonderung,
- Übersäuerung (Azidose),
- Muskelkrämpfe,
- Zeitweise Verwirrtheit,
- Appetitlosigkeit,
- Durchfälle,
- Gewichtsabnahme,
- Atemstörung,
- Bewusstseinsstörungen,
- Herzrhythmusstörungen (Tachykardie, Arrhythmien),
- Dysfunktionen im Gehirn (zerebrale Dysfunktionen),
- Störung des Gasaustauschs im Körper (Hyperventilation),
- Krämpfe/Schüttelkrämpe (Konvulsionen),
- Pigmentfreie Hautflecken (Vitiligo),
- Extrazellulärer Wassermangel (Dehydration)"[1]

Die unverträglichen Eiweiße verteilen ihre Wirkung im ganzen Körper, genau wie eine Schmerztablette, die schon nach zehn Minuten im ganzen Körper wirkt, weil sich die Wirkstoffe über Darm und Blut überall hin verteilen. Unser Körper ist stark durchlässig: Zerreiben Sie einmal eine Knoblauchzehe an der Innenseite Ihres Oberschenkels; nach zehn Minuten riechen Sie aus dem Mund nach Knoblauch!

Die erhöhte Durchlässigkeit durch die Mikrofilter des verdünnten Darms wird durch den andauernden 'Beschuss' durch Eiweißfragmente in diesem Zustand gehalten. Verschlechtert sich dieser Zustand durch weitere Darmwandverdünnung, dann werden Krankheiten auf normalem schulmedizinischen Wege nicht mehr therapierbar und den betroffenen Menschen geht es immer schlechter. (Es ist sogar möglich, dass sich die Krankheitssymptome in dem Maße verschlimmern, wie Medikamente eingenommen werden. In diesem Fall könnten die Nebenwirkungen die Darmwand noch weiter ausdünnen. Der Mediziner, der von diesen Zusammenhängen nichts weiß, steht vor einem Rätsel).

Wenn sich nun die Schädigung der Darmwand manifestiert (unser Darm-Schutzschild bleibt dauerhaft geschädigt) dann schreitet durch die ständige Eiweißaufnahme die Übersäuerung fort und der menschliche Körper kann nur noch versuchen entzündlich gegen die vielfältigen Eindringlinge vorzugehen. Der Körper versucht diese Giftstoffe durch Entzündung abzubauen, denn nur durch Entzündungsvorgänge kann er diese bakteriellen Giftstoffe (körperfremde Toxine) ausscheiden. Wenn er diese Stoffe problemlos ausscheiden könnte, würden wir nie einen bakteriellen Infekt bekommen. *Der Körper erkrankt nie an den Bakterien selbst, sondern immer nur an ihren Ausscheidungen – und das sind für unseren Körper Toxine, Giftstoffe!*

Für das biologische Gesamtsystem ist es gleich, wo im Körper diese Ausscheidungen produziert werden. Ob im Darm, durch eine Zahnbehandlung, eine Nasenhöhlenentzündung oder irgendwelche Influenzabeschwerden – der Gesamtkörper hat ein Problem:

Da der Körper nur den Weg des entzündlichen Abbaus kennt, nimmt zuerst das Blut die Giftstoffe auf. Da sich das Blut gegen die Eindringlinge und die beginnende (fortschreitende) Übersäuerung wehrt, will es diese Partikel so schnell wie möglich loswerden: es sucht sich einen Platz zum Abladen, einen 'Müllplatz', ein Depot. Dies muss relativ rasch von statten gehen, sonst würden wir in einen komatösen Zustand versetzt. Also lagert der Körper die Toxine zunächst erst einmal ins Gewebe aus. (Der gleiche Vorgang wie mit überschüssiger Harnsäure, die im Gewebe – oft im dicken Zeh – abgelagert wird, bis das 'Fass zum Überlaufen' kommt und ein Entzündungsschub das Depot abbaut.)

Das Enterische Nervensystem (ENS) sitzt in der Darmwand

Unser erstes Wissenssystem ist das zelluläre Wissen. Ohne unser bewusstes Zutun steuert sich der Körper selbsttätig und setzt sekündlich millionenfache Prozesse in Gang, von denen wir nicht die geringste Ahnung haben.

Das zweite Wissenssystem ist die linke Gehirnhälfte, jenes Zentrum des logischen Denkens, der Abstraktion, der Mathematik, eben des ganzen wissenschaftlichen Wissens.

Das dritte Wissenssystem ist die rechte Gehirnhälfte, unser Zentrum für Gefühle, unsere Schattenwelt, das Ungreifbare, Bedrohliche, der Künstler in uns.

Das vierte Wissenssystem ist unser Bauchhirn, das enterische Nervensystem ENS mit seinen etwa 100.000.000 Nervenzellen. (Dies ist etwa die achtfache Menge der Rückenmarkszellen. Das ENS wird auch 'Systema nervosum entericum intramural', Darmwandnervensystem genannt.)

Dieses ENS denkt, denn

- es organisiert als Immunorgan mehr als zwei Drittel aller im Körper befindlichen Abwehrzellen,
- es organisiert die Energiegewinnung aus der Nahrung,
- es erzeugt etwa 40 Hormone und schickt diese an ihre Plätze, wobei die fast 100%ige Erzeugung von Serotonin von größter Wichtigkeit ist.

Wird die Darmwand durch Säureangriffe beschädigt bzw. wird der Magen- und Darmtrakt mit schlechten Lebensmitteln traktiert, leidet auch dieses Nervensystem heftig darunter, insbesondere

- bei einseitiger Kost (Fastfood, Diäten),
- bei besonders übermäßigem Zuckerkonsum,
- bei sowieso geschwächter Immunabwehr,
- bei blasser, schlaffer Haut,
- bei schlechtem Allgemeinbefinden,
- nach Antibiotika-Behandlungen.

Das ENS schickt uns seine Nachrichten als Gefühlszustände, als Stimmungen wie sich schlecht fühlen oder sich wohl fühlen, ängstlich, müde, depressiv oder vital sein und so weiter. Bei vielen Zeitgenossen ist nicht nur das Großhirn mit Unsinnigkeiten verstopft, auch das Bauchhirn wird mit Sinnlosigkeits-Nahrung so lange gefüttert, bis es sich destabilisiert. Die Außensteuerung des Menschen hin zum beliebig manipulierbaren Geschöpf findet nicht nur im Kopf statt. Zur Geist-Seele-Vergiftung kommt die körperliche Vergiftung hinzu.

Jenes hochenergetische und autonome System innerhalb unseres Körpers ist den meisten Menschen unbekannt: das Intestinale. Dieses – volkstümlich Bauchhirn genannte – System ist dem Wissenschafftszweig der Neurogastroenterologie inzwischen als ein voll funktionsfähiges zweites Gehirn bekannt. Die eigenständige Funktion als Gehirn ist gesichert, seit man weiß, dass die mehr als 100 Millionen Nervenzellen in den Darmwänden keine Anweisungen, keinen Input vom Gehirn oder vom Rückenmark erhalten und sich autonom verwalten. Dieses System steht jedoch umgekehrt mit etwa zweitausend Nervenfasern als Output in Verbindung zum Vagus, dem großen Gehirnnerv des ZNS.

An den Synapsen der enteralen Nervenzellen wird als Botenstoff hauptsächlich Serotonin produziert, es ist *der* enterale Neurotransmitter. Im Darm hat man bis heute sieben verschiedene Rezeptoren, die auf Serotonin ansprechen, entschlüsselt (und die Forschung geht weiter). Dies hat die Wissenschaft verblüfft, „und da jeder dieser Rezeptoren ein anderes Molekül ist und eigene Wirkungen entfaltet, kann das Serotonin über sie im Darm eine verwirrende Vielfalt von Reaktionen auslösen“. [2]

Da diese sehr komplexe Problematik den Rahmen dieser Schrift sprengen würde, bleibe ich lediglich kurz bei den zwei erwähnten Neurotransmittern Serotonin und Melatonin.

Serotonin, ein biogenes Amin, ist Vorstoff von Melatonin. Wenn man die Wirkungen, welche von Serotonin und von Melatonin beschrieben werden betrachtet, reift langsam eine ungeheure Erkenntnis: So wie man durch Gedanken- und Gefühlsmanipulation das zentrale Nervensystem und das vegetative Nervensystem hemmen bis destabilisieren kann, so kann man durch manipulierte Nahrung das enterische Nervensystem in höchstem Maße aus dem Gleichgewicht bringen, ohne dass der betroffene Mensch auch nur den geringsten Zusammenhang herstellen kann.

Die Außensteuerung des Menschen, hin zum beliebig manipulierbaren Geschöpf findet nicht nur im Kopf statt. Zur Geist-Seele-Vergiftung kommt die körperliche hinzu: Gifte in den Nahrungsmitteln, Farbstoffe, Aromen, Zusatzstoffe aller Art, genmanipulierte Nahrung, großtechnisch hergestellte Lebensmittel, Trans-Fette und tausend andere Gefahren können dieses Nervensystem mit ungeahnten Folgen angreifen bzw. lahm legen oder zumindest in seiner Funktion hemmen.

Das Serotonin ist bei folgenden Zusammenhängen beteiligt: Konstrikton der Arterien von Lunge und Nieren, Arterienerweiterung der Skelettmuskulatur, Anspannung und Entspannung der glatten Muskulatur von Herz, Magen-Darm-Trakt, Bronchien und Uterus, sowie Schlafstörungen, Bauchkrämpfe, chronische Müdigkeit und depressive Verstimmung.

Im ZNS hat Serotonin einen ungeheueren Einfluss auf die gesamte Stimmung des Menschen: auf seinen Schlaf-Wach-Rhythmus, auf Schmerzwahrnehmung und Körpertemperatur, aber auch auf die Nahrungsaufnahme. Man nimmt inzwischen an, dass ein Serotoninmangel Depressionen begünstigt.

Bei Melatoninmangel ist die Schulwissenschaft noch sehr einsilbig. Der neue Pschyrembel nennt lediglich chronische Schlafstörungen, Bauchkrämpfe, chronische Müdigkeit und depressive Verstimmung.

Antigene, die Verursacher vielfältiger Symptome

Die Darmschleimhaut ist dem andauerndem Angriff potenzieller Antigene ausgesetzt: Es sind dies

- pathogene Bakterien,
- Nahrungsbestandteile,
- Parasiten,
- Toxine.

Um den Eintritt dieser Antigene in den Organismus zu verhindern, ist der Magen-Darm-Trakt mit einer effektiven immunologischen Barriere ausgestattet. Dieses Abwehrsystem ist das darmassoziierte Lymphgewebe 'GALT' (Gut Associated Lymphoid Tissue).

Lymphozyten des 'GALT' wandern von der Darmwand in die Lymphknoten und werden von dort über den ganzen Organismus verteilt. T- und B-Lymphozyten sind dabei so programmiert, dass sie sich auch in anderen Schleimhäuten des Körpers, in Speichel und Tränendrüsen, der Brustdrüse stillender Frauen sowie in der Vaginal- und Blasenschleimhaut ansiedeln.

Das gesamte lymphatische System der Schleimhaut wird als mukosassoziiertes Lymphgewebe 'MALT' bezeichnet (Mucosa Associates Lymphoid Tissue).

Die meisten Antigene gelangen über die Nahrung in den Körper und durchdringen die ausgedünnte oder angerissene Darmwand. Dabei kann das 'GALT' und das ganze 'MALT'-System kollabieren.

Die Symptome heißen dann

- Allergien,
- Asthma,
- Autoimmunerkrankungen,
- chronische Schmerzleiden (bis zum Rheuma),

- chronisches Müdigkeitssyndrom und Konzentrationsmangel,
- Darmerkrankungen,
- Depressionen und Angstzustände,
- Herz- und Blutgefäßerkrankungen,
- Heuschnupfen,
- Immunschwäche (besonders Infektanfälligkeit bei Kindern),
- Migräne,
- Neurodermitis,
- mit Sicherheit auch viele Krebserkrankungen.

Die Intestinale Autointoxikation (Verschlackung/Vergiftung des Darmtraktes)

„Wir Modernen, wir Kurzatmigen in jedem Sinne, wir krepieren an übermäßiger Fütterung und sterben an mangelnder Verdauung." (Friedrich Nietzsche)

Seit 1887 gibt es den Begriff der intestinalen Autointoxation, die 'Darmselbstvergiftung', geprägt von dem Franzosen C. Bouchard. Dieser Begriff besagt etwas scheinbar Lapidares, was aber unglaubliche Folgen haben kann: Wird die Nahrung nicht restlos abgebaut oder ausgeschieden, wird sie im Darm bakteriell zersetzt. „Dadurch entstehen aus den essentiellen Aminosäuren Fäulnisgifte, wie die biogenen Amine Indol, Phenol, Kresol, Skatol, die sich (...) im Stuhl feststellen lassen.

Sie sind aber auch im Harn und im Blut nachzuweisen. Dies lässt zweifelsfrei erkennen, dass die genannten Noxen nicht isoliert im Darmlumen verbleiben, sondern auch in die Blut-

und Lymphwege penetrieren und den gesamten Organismus toxisch belasten können. Der Pathologe Büngeler wies sogar nach, dass diese Fäulnisgifte kanzerogen wirken und in Tierversuchen zur Entstehung von Leukämie und Lymphosarkomen führen *(Anmerkung: Sarkom=Tumor)*. Gutzeit wieder zeigte auf, dass bei Entzündung des Dünndarms die bei der Spaltung und Fermentation der Ingesta freiwerdenden Zwischenprodukte häufig mangelhaft entgiftet und unzureichend weiterbefördert werden. Dadurch gelangen bestimmte resorbierbare Stoffe zu schnell und bestimmte andere, nicht zur Resorption geeigneten Stoffe ungehindert in die Säftebahn."[3]

Autointoxikation heißt also, dass sich in unserem Darm durch Eiweiße Verwesungsgifte bilden, die dann ins Blut und auch in die Körperzellen gelangen. Der Dickdarm ist zu einer Giftmülldeponie geworden, besonders wenn sich die durchschnittliche Durchlaufzeit der Nahrungsbestandteile bis zum Ausscheiden von gesunden 8 bis 12 Stunden auf 60 bis 100 Stunden verlängert!

„Die häufigsten Anzeichen von Autointoxikation sind

- mentale Stumpfheit,
- Müdigkeit,
- Verstopfung,
- Durchfall,
- Erkältungen,
- Gelenk- und Wirbelsäulenschmerzen (vor allem unterer Rücken und Nacken),
- Hautprobleme,
- Infekte durch herabgesetzte Abwehrkräfte,

- morgendliche Trägheit,
- Blähungen (Gase entstehen durch bakterielle Zersetzung und Verwesung),
- Mundgeruch,
- stinkender Stuhlgang,
- starker Schweiß- und Fußgeruch,
- Allergien,
- Intoleranz gegen fettige Nahrungsmitteln,
- prämenstruelle Spannung,
- Neigung zu wiederholten vaginalen Infekten."[4]

Da der Dickdarmkrebs mittlerweile an zweiter Stelle der Krebshäufigkeit steht, ist ein Zusammenhang zwischen Autointoxikation und Krebs nicht mehr von der Hand zu weisen.

Autointoxikation trotz Idealgewicht und Rohkosternährung – das 'Selbstbrauerei-Syndrom'

Es sind beileibe nicht nur die Dicken, die unkontrolliert Essenden, die von diesem Problemkreis betroffen sind: „Besonders aufschlussreich erwiesen sich die Arbeiten von Prof. Pirlet und seinen Mitarbeitern vom Klinikum der Universität Frankfurt/Main. Sie konnten die Behauptung Mayrs, im Darmtrakt entstünden durch Zersetzung von gärungsfreudiger Kost Alkohole, die eine Autointoxikation verursachen, durch gaschromatografische und massenspektrometrische Untersuchungen bestätigen. So ließ sich die Bildung der alkoholischen Gärungsgifte Methanol, n-Butanol und n-Propanol als Folge bakteriologischer Zersetzungsprozesse des Darminhalts bei alkoholabstinent lebenden Personen im Stuhl, im Blut, im

Harn, in der Atemluft und in der Körperausdünstung feststellen. ... Hiroschi Kaji und Mitarbeiter von der japanischen Universität Hokkaido, Sapporo beschreiben alkoholische Vergiftungskrisen durch Kohlenhydratvergärung im Darm bei Candidabefall als '*Syndrom d' autobrasserie*' (Selbstbrauerei-Syndrom). Das ist intestinale Autointoxikation! Die Zahl der Pilzerkrankungen explodiert. Heute sollen sie schon jeden 3. bis 4. deutschen Bürger befallen haben.“[5] Die hochprozentigen Alkohole, welche die Darmpilze produzieren, tragen weiter zur Gesamtübersäuerung bei und können zu schweren Organ- oder Leberschäden führen.

Bedenkt man, dass eine Abwehrzelle unseres Immunsystems *nur ein Mal* in der Lage ist einen Erreger zu fressen[6], dann kommt bei vielen Menschen dieser Abwehrmechanismus überhaupt nicht mehr über die Darmregion hinaus: Immer neue Verwesungsvorgänge binden ein Maximum an Fresszellen, die an anderen Stellen vielleicht dringend gebraucht würden!

Wichtige Voraussetzungen für Gesundheit

Säure-Basen-Gleichgewicht

pH-Wert

Sein Mittelwert 7.38 – 7.41 (der pH-Wert des Blutes bleibt konstant). Eine Übersäuerung, sei sie auch nur kurzfristig durch zum Beispiel zu viel tierisches Eiweiß, muss sofort durch das Ausscheiden über die Nieren neutralisiert werden (mit Zwischenlager im Bindegewebe), oder auch über die Lungen, sonst stirbt der Mensch.

Also: Der pH-Wert des Blutes muss konstant bleiben, obwohl die Zufuhr von Säuren und Basen aus der Nahrung ständig schwankend ist.

Durch das Puffersystem (Niere, Lunge) kann im System über das Blut eventuell noch keine Übersäuerung festgestellt werden, obwohl bereits eine latente Übersäuerung besteht, die nur über den Harn und den Speichel festzustellen ist.

Diese Übersäuerung entsteht bei Störung des Entgiftungs- und Ausscheidungsvorgangs der Zellen. Die anfallenden Schlacken (Zell- und Verdauungsabfälle) fließen nicht mehr optimal mit der Lymphe durch die Lymphknoten in die Blutbahn – sie bleiben im Körper und bilden Depots. Die Entsorgung des Körpers ist durch diese kristallartigen Schlacken gestört, die Säuren genannt werden!

Ursachen einer Übersäuerung sind auf der somatischen Ebene Darmdysbiosen und Gärungsprozesse, mit zum Teil stark erhöht durchlässiger Darmschleimhaut.

Desweiteren Stress und unverarbeitete psychische Belastungen (Stress aktiviert unter anderem den Stoffwechsel, wodurch vermehrt Säuren produziert werden), Ärger und Aggressionen, zu viel Eiweiß, Zucker, Alkohol, Nikotin, gesättigte Fettsäuren und Umweltgifte.

Der pH-Wert des Urins schwankt ständig zwischen 4.5 und 9. Säurestarre besteht, wenn der Urin diese Schwankungen nicht mehr aufweist. Es muss also über mehrere Tage hinweg der Urin mehrmals am Tag getestet werden, um sicher zu sein dass keine Säurestarre besteht. Sollte also Ihr Morgenurin trotz saurer Nahrung konstant einen pH-Wert von 7 haben, testen Sie ob bei Ihnen eine Blockade der Säureausscheidung besteht.

Der Grad der Übersäuerung wird mit dem Morgenurin festgestellt. Durch die Entsäuerung in der Nacht ist der Morgenurin am sauersten. Er sollte zu diesem Zeitpunkt einen pH-Wert von 7 nicht überschreiten.

Bei Übersäuerung kommt es zu Blutstaus in den Kapillargefäßen, weil das Blut seine Geschmeidigkeit verliert – die Durchblutungsstörung kommt auf den Weg. Nun setzt der regulierende Körper alles daran, den Blutfluss zu optimieren, um die lästigen Säure-Kristalle loszuwerden. Dieser ständige Kompensationsversuch des Körpers führt dann zu schweren Folgekrankheiten, wie sie im Kapitel „Krankheiten durch Durchlässigkeit der Darmwand und Übersäuerung" beschrieben werden.

Bei Werten unter 4.5 werden Nierenzellen irreparabel geschädigt. Der Idealwert liegt zwischen 6.5-7.0.

Bei einer Säurestarre sollte eine Entsäuerung durchgeführt werden! Bei Säureüberschuss entnimmt der Körper Basen aus Bindegewebe, Blutgefäßen und Knochen, um die Säuren zu neutralisieren. Hierbei werden dem Körper Mineralien entzogen, wodurch Adern und Knochen brüchig werden. Das führt zu Herzinfarkt, Schlaganfall, Osteoporose, Rheuma, Gicht, Arthrose u.v.m. Auch Haarausfall, Depressionen, Ekzeme und Karies können durch Übersäuerung verursacht werden. Mit entscheidend ist dabei die Tatsache, dass der Organismus täglichen Säure-Basenschwankungen unterliegt, je nach Nahrungsaufnahme. Dieser Vorgang ist normal. Wenn allerdings dauerhafte pH-Werte über 7.0 liegen oder unter 6.0, kann von Störungen des Säurebasenhaushaltes ausgegangen werden.

Patienten mit Entgiftungsstörungen und klaren äußeren Anzeichen einer Übersäuerung haben oftmals starre Werte über 6.5 und scheiden Säuren nicht aus. Auch Patienten mit dauerhaften Werten unter 6.5 (meist unter sechs) haben oftmals chronischen 'Entsäuerungsstress'.

Nach einer Entsäuerung muss eine Re-Mineralisierung folgen.

„Prof. Wolf von der FU München hat durch seine herausragenden Untersuchungen nachgewiesen, dass ein bösartiger Tumor – also Krebs – in einem sauren Milieu schneller wächst und dass die Aktivität der Abwehrzellen nachlässt, wenn eine Übersäuerung vorliegt!

Das ist plausibel nachvollziehbar, denn eine Abwehrzelle braucht mehr Zeit und Energie, um durch ein 'verstopftes' (übersäuertes) Gewebe zu marschieren und erschöpft sich dabei selbst.

Aber genau diese Abwehrzellen sind entscheidend im Kampf gegen Tumorzellen. Somit lässt die Widerstandskraft gegen Krebszellen nach, die schnell aufgefressen werden müssen, damit sie sich nicht verbreiten können. Das Gleiche gilt für Viren, Bakterien, Pilze.“[7]

Ein eindringlicher Appell an alle, die übersäuert sind:

- Stress- und angstbedingte Übersäuerung kann man weder mit gesunden Lebensmitteln noch mit Medikamenten beheben!

- Die Kraft der negativen Emotionen wird in erheblichem Maße unterschätzt und hat eine verheerende Wirkung auf den Körper.

- Es ist nicht nur eine Entgiftung des Körpers anzustreben – auch Geist und Psyche müssen entgiftet werden!

(Buchtipps hierzu: Harald Hosch: 'Gesund durch Entsäuerung', Kurt Tepperwein: 'Sind Sie sauer?')

Natriumchlorid (Kochsalz)-Überschuss in den zellulären Systemen

(angestrebt 0%)

Der gesamte elektrische Stromfluss in unseren Körpern ist nur über das Salz in den Körperzellen möglich, da das Salz die notwendige Weiterleitung und den notwendigen Stromleitwert an den Zellmembranen garantiert.

Leider ist so mancher Organismus durch übermäßigen Gebrauch von Kochsalz üblicher Art geschädigt. Das Lebensmittelgesetz verfügt lediglich, dass Salz die Mindestmenge von 97% NaCl enthalten muss. Jedoch ist nicht die chemische Reinheit für die Salzqualität verantwortlich, sondern die so genannte Zellverfügbarkeit. Sie ist vorhanden, wenn die im Salz eingeschlossenen anderen Bestandteile ('Antagonisten') sich mit im Zellwasser auflösen können. Im chemisch reinen NaCl sind diese lebenswichtigen Antagonisten nicht enthalten.

Die Verarbeitungsverfahren wie zum Beispiel Raffinierung und Reinigung können die Salzqualität in hohem Ausmaße zunichte machen. Der Zusatz von künstlichen, verarbeitungstechnisch notwendigen Stoffen ist nicht deklarierungspflichtig.

Qi, die kosmische Lebensenergie, hat als Zielpunkt die Körperzelle ('Biophotonenspeicher').

Das 'Biologische System Mensch' steht wie jedes Lebewesen in ständigem Ziel- und Steuerungskontakt zum Universum, zumindest zu den Neutrinos oder Strings, welche den Körper durchfluten (Nach neuesten Zahlen der Physik durchdringen mehr als 50 Milliarden Strings je Sekunde und Quadratzentimeter alles Leben.[8] Die so genannte 'dunkle Materie', so postuliert die Forschung, besteht aus den 'Wimps' (Schwächlinge), wie sie ein Physiker-Witzbold vor Jahren benannt hatte. Diese unsichtbaren, weil nicht strahlenden Phantom-Elementarteilchen fliegen durch alle Materie hindurch.

Wimps können, wie die Strings, noch nicht mit technischen Geräten geortet werden. Aber auch hier hilft die Sekundärmessung weiter: Stoßen zwei Wimps zusammen, zerstören sie sich und es wird sichtbare Energie frei, ein winziger Blitz. Diese Blitze werden gezählt und bewertet. Und so weiß man jetzt, dass jeder Mensch sekündlich von 22 Millionen Wimps-Partikeln durchquert wird.

Nimmt die Leitfähigkeit der Gehirnzellen ab, wird der gesamte Mensch energetisch geschwächt und viele der so genannten Krankheiten können sich aus dieser primären Verursachung heraus entwickeln.

Das optimale elektrische Aktionspotential (70 bis 120 Millivolt) der Zellen ist deshalb der optimale Gesundheits-Grundzustand unseres Körpers. Dann funktionieren Lichtspeicherfähigkeit und Kommunikationsfähigkeit gleichermaßen.

Aber auch das Kochsalz (Natriumchlorid), das im Überschuss vorhanden hochaggressiv und giftig wirkt, kann zu vielerlei Krankheiten führen, da die Nieren täglich nur bis zu 7g ausscheiden können (der Durchschnittseuropäer isst täglich jedoch 20 Gramm raffiniertes Speisesalz).

Der Körper, der ja nicht vergiftet werden möchte, versucht Abhilfe zu schaffen:

1. Zellwasser ummantelt die Salzmoleküle um den Körper zu schützen und braucht dafür etwa die 20fache Menge Wasser, gemessen an den Natriumchlorid-Molekülen. Das auf

diese Weise gebundene Zellwasser fehlt dem Körpersystem.

2. Diese ummantelten Salzmoleküle schwemmen den Körper auf, so dass er sie in bestimmte Zonen transportiert und so genannte Wassergewebe entstehen.

3. Steht kein Zellwasser mehr zur Verfügung (ab 40% Wasserverlust besteht Lebensgefahr), bindet der Körper das giftige Natrium-Chlorid kristallin: mit tierischen Eiweißen wird es als Nierensteine, Gallensteine und kristalline Ablagerungen in Gelenken, Gefäßwänden usw. verstofflicht und Depots ('Gelosen', 'Paques') entstehen.

Das, was man volkstümlich 'Verkalkung' nennt ist meist eine 'Versalzung'!

Fazit:

Wir verbannen ultimativ jede Art von Kochsalz aus unserer Küche und steigen um auf

- hochwertiges Steinsalz oder auf
- nicht raffiniertes Meersalz. Hier achten wir darauf, dass es nicht aus großtechnischen Anlagen aus dem (relativ verschmutzten Mittelmeer) kommt. Meersalz aus dem Atlantik ist besser, das so genannte 'Quellsalz' aus Portugal ist von allerhöchster Qualität.

Optimale Hydration der Körperzellen (Menge und optimale Verteilung des Körperwassers)

(Angestrebt ist 100% Hydration, unterhalb von 60% besteht Lebensgefahr)

Wie der Säure-Basen-Haushalt, so ist der Wasserhaushalt, die Hydration unseres biologischen Systems von lebenswichtiger Bedeutung: Am Beginn unseres Lebens bestehen wir zu 75% aus Wasser, dann, mit dem Alter, sinkt der Prozentsatz auf etwa 50%. Es gibt also einen ursächlichen Zusammenhang zwischen Wasser und dem Alterungsprozess.

In allen Lebensstadien ist das Wasser im biologischen System der Hauptfaktor für die Stoffwechsel- und Entgiftungsvorgänge; das Blut besteht zu 50% aus Wasser! Etwa fünf Milliarden Abwehrzellen schwimmen nun in einem Liter Blut, bereit um Schädlinge zu verspeisen.

Wenn sich nun das Blut aus Wassermangel verfestigt

- wird die Mobilität der Fresszellen eingeschränkt,
- wird die Vermehrungsfähigkeit der Fresszellen eingeschränkt,
- wird die Schadstoffbindung an das Wasser im Blut eingeschränkt,
- nimmt die Thrombose- und Emboliegefahr zu,
- nehmen die Ablagerungen *innerhalb* der Zellen zu,
- nehmen die Ablagerungen innerhalb des Lymphsystems zu.

Wir brauchen also täglich zwei bis drei Liter mineralarmes Wasser, denn je weniger Mineralien enthalten sind, desto mehr Schlacken kann dieses Wasser zum Ausscheiden binden. Am besten ist Quellwasser *ohne* Kohlensäure (letztere dient nur der Haltbarmachung und ist kein Qualitätsmerkmal).

Wenn die Hydration gestört ist sprechen wir von Dehydration, Wassermangel ist ein Zustand, der die genannten fatalen Folgen nach sich ziehen kann. Für Dehydration haben wir kein körpereigenes Alarmsystem. Sie wird oft wegen zentralnervöser bzw. Bewusstseinsstörungen nicht wahrgenommen. Ab 40% Wasserdefizit besteht Lebensgefahr!

Abwehrmechanismen des Körpers gegen Dehydration:

- Abdichten des Darms mit einer Schleimschicht und das Herauspressen alles Wassers aus dem Darm. Mögliches Ergebnis: Verstopfung.
- Abdichten der Bronchialäste mit einer Schleimschicht, um Verdunstung zu vermeiden. Mögliches Ergebnis: Asthma bronchiale
- Abdichten der Venen und Arterien, um einen Wasserverlust über den Blutkreislauf zu vermeiden. Mögliches Ergebnis: Hoher Blutdruck, Gefäß-Stenosen, Angina pectoris, Herzinfarkt.

Dehydration ist Wasserabnahme/Wasserabgabe des Körpers ohne eine ausgleichende neue Wasserzufuhr. Durch die auftretenden Natriumverluste (Salzverluste) wird die Konsistenz im zellulären Raum verändert.

Das Kapitel 'Hydration' ist ein exemplarisches Beispiel dafür, dass die Zeit der Symptombehandlung mit eventuell äußerst schädlichen Nebenwirkungen vorbei ist: Chronische Verstopfung, Bluthochdruck und Asthma können in diesem Fall *eine gemeinsame Ursache* haben – und dazu eine so leicht zu behebende: Wassermangel in den Körperzellen!

Hinzu kommt die Gefahr der Nierensteinbildung, wenn nur bis zu einem Liter Wasser am Tag getrunken wird. Ist der Urin durch Wassermangel sehr hoch konzentriert (und belastet dadurch die Nieren), will sich der Körper Abhilfe schaffen und kristallisiert bestimmte Schadstoffe – die Voraussetzungen zur Bildung von Nierensteine sind gesetzt.

Fazit:

Ein eindringlicher Appell: Bis zu drei Liter Wasser täglich trinken. Am besten natürliches Quellwasser. Gechlortes Wasser oder salzhaltiges Mineralwasser meiden.

Krankheiten durch Durchlässigkeit der Darmwand und Übersäuerung

Auf dem Nährboden der Übersäuerung, durch entzündliche Abbauprozesse und durch Depotbildungen entstehen die im Folgenden dargestellten Erkrankungen, von denen mehr oder weniger stark 80% der Bevölkerung betroffen sind. Es sind dies meist primär so genannte überschießende Immunreaktionen, bekannt als Allergien. Haben die Immunzellen einmal allergisch reagiert, so haben sie die Information des Allergens gespeichert und reagieren sofort bei jedem erneuten Kontakt. Als sekundäre Folge werden dann auch harmlose Blütenpollen, Staubteilchen oder Milbenkot – eigentlich völlig harmlos – als Gegner identifiziert und das Immunsystem antwortet häufig auch auf diese mit einer allergischen Reaktion.

Die Krankheit geht immer den primären Weg durch die lecke Darmwand. Der Körper transportiert seinen Müll (auch Eiweiße aus Bioerzeugung sind dann Müll) bis in die Körperperipherie, ja bis ins Gehirn!

Allergien

Hier wissen wir, dass sich unsere Abwehrzellen gegen etwas wehren, was eigentlich nicht gefährlich ist. Die Abwehrstoffe, Antikörper genannt, markieren den Auslöser der Allergie. Die Fresszelle weiß dadurch, welchen Feind sie fressen soll.

Es gilt: Je mehr Antikörper gegen Lebensmittel produziert werden, desto stärker läuft die allergische Reaktion ab. Im Verlauf der allergischen Reaktion schütten die Abwehrzellen das Hormon Histamin aus. Übermäßiger Histaminausstoß lässt Flüssigkeit aus den Blutgefäßen in das Gewebe fließen. Diese Flüssigkeit kann die Allergene 'verkleben', so dass sie an der Stelle bleiben. Es entstehen Stauungen (die unter anderem zu Blutdruckabfall führen) und das Gewebe kann luftballonartig anschwellen: in der Muskulatur, um die Augen, im Bereich der Finger und der Beine. Noch problematischer wird dies, wenn jene Erweiterung im Gehirn stattfindet, das wegen der Schädelknochen keine Erweiterungsmöglichkeit hat: die erweiterten Blutgefäße drücken ihre Flüssigkeit in die Gehirnzellen.

Die wichtigsten histaminhaltigen Lebensmittel – die ein Allergiker auf jeden Fall meiden muss – sind:

- *Schokoladenprodukte* aller Art, auch schokohaltige Getränke.

- *Dosenwurst* und Dosenfisch (lange haltbar gemachte Produkte sind Histaminquellen).
- *Milch/Käse* (vor allem die Käsesorten, die lange reifen). Es gilt prinzipiell: keine Kuhmilchprodukte (außer Butter und Sahne), da diese häufig zu Verschleimung der Bronchien führen, was ein optimaler Nistplatz für Bakterien und Pilze darstellt. Die Milcheiweiße verfaulen im Darm. Wer viel Milch trinkt hat schon deshalb einen faulen Darminhalt!
- *Alkohol* in Bier und Wein (hauptsächlich in Rotwein befindet sich Histamin).
- Aubergine, Brennnessel, Erdbeere, Kiwi, Tomate, Spinat, Sauerkraut.
- *Essig* (klare Essigessenz, mit Wasser vermischt verwenden).
- *Backhefe, Sauerteig und Backferment* (alternativ: Vollkornbrot, das mit Backpulver oder Hirschhornsalz als Bindemittel gebacken wurde. Wenn dies nicht geht, Brot erst essen, wenn es zwei Tage alt ist).
- Dosenfisch
- Aubergine, Brennnessel, Erdbeere, Kiwi, Tomate, Spinat
- Nüsse

Eine klare und eindeutige Antwort, welche Lebensmittel ich essen kann und welche ich meiden muss, bringt eine Blutuntersuchung (Lebensmittel-Immunscreening), wie sie in einem späteren Kapitel dieses Buches, auch mit Angabe von Laboradressen, beschrieben wird.

Demenz (Alzheimer, Parkinson)

Durch die Altersstruktur unserer Gesellschaft nehmen auch die Funktionsstörungen des Gehirns zu. Diese werden verursacht durch das Absterben von Nervenzellen, was dann zum Verlust der geistigen Fähigkeiten führt.

Alzheimer (benannt nach dem deutschen Arzt Alois Alzheimer, 1864-1915) ist gekennzeichnet durch den Zerfall von Nervenzellen, ein Prozess der von einem kleinen Teil der Hirnrinde aus auf große Hirnbereiche übergreift. Das Krankheitsbild beginnt mit Gedächtnis- und Orientierungsstörungen und endet mit der völligen Orientierungs- und Bewusstheitslosigkeit des betroffenen Menschen – der Verlust all dessen was eigentlich Menschsein ausmacht: das Denken, das Gedächtnis, die Orientierung, die Sprache, rechnerische Fähigkeiten, das Urteilsvermögen und, was für die Umgebung besonders schlimm ist, emotionale und soziale Fähigkeiten. Die Krankheit ist bis heute nicht heilbar. Sie wird auch in Zukunft nicht heilbar sein, da zerstörte Nervenzellen nicht wieder zum Leben erweckt werden können. Wir können jedoch durch unser bewusstes und aktives Leben dafür sorgen, dass ein solcher Fall niemals eintreten kann (und wir können unser Wissen dazu benutzen, dass eine beginnende Demenz bei anderen Menschen gestoppt wird)!

Typisch für das Krankheitsbild – so lesen wir in der Fachliteratur - sind Ablagerungen von Eiweißen im Gehirn. Als Auslöser/Ursache der Krankheit werden von der Hirnforschung verschiedene Hypothesen genannt:[9]

- „Ablagerungen von Proteinen (Amyloid) zwischen den Nervenzellen des Gehirns,
- Menge des Botenstoffs Glutamat im Gehirn ist stark erhöht,

- Mangel an dem Neurotransmitter Acetylcholin,
- Hirninfarkte u.a. ausgelöst durch erhöhten Cholesterinspiegel, Nikotin, Diabetes, Gicht, erhöhte Blutfettwerte, Übergewicht, Bewegungsmangel, Stress."

Natürlich ist die Altersstruktur der Gesellschaft ein Faktor, der allzu gerne in den Vordergrund geschoben wird, geht man doch (unausgesprochen) davon aus, dass Alter und Verwirrt-Sein zusammengehören. Was wir vergessen haben ist, dass jedes Menschenleben ein Zyklus ist, in welchem auch dem Alter eine würdevolle Rolle zukommt. Die 'Humanistische Astrologie' beschreibt zum Beispiel den Beginn des Alters, wenn der Mensch von der extrovertierten Lebens-'Außendrehung' in die 'Innendrehung' umschwenkt, in welcher sich viele Wertevorstellungen umpolen. Der Zyklus vom 56. bis zum 63. Lebensjahr ist dort „die zweite grundsätzliche – und letzte – Möglichkeit im Leben, die Qualität der Beziehungen zu anderen Menschen zu verändern; das Steuer des Lebens kann noch einmal grundsätzlich 'herumgerissen' werden..." .

In negativer Hinsicht verfestigt sich die Erstarrung und das Alter beginnt jetzt schon, gut 12 bis 15 Jahre vor der Zeit; in der Unfähigkeit, einmal eingenommene Lebenseinstellungen dem psychischen und biologischen Altersfaktor anzupassen, macht sich der Mensch langsam selbst zu dem, wie ihn diese Gesellschaft gerne hätte: zum konsumierenden alten Trottel." [10]

Als Alzheimer-Auslöser gelten aber auch die 'Freien Radikalen', die als normales Stoffwechselprodukt in übermäßiger Ansammlung unsere DNS und die Zellmembranen angreifen. Freie Radikale zerstören ebenfalls Zellen. Sind die Abwehrmechanismen zu schwach, entsteht das, was 'oxidativer Stress' genannt wird. Letzterer gilt als Alterungsverursachung eines biologischen Systems, insbesondere Nervenzellen sterben ab und die Altersverwirrtheit kommt auf den Weg.

Parkinson (benannt nach dem englischen Arzt James Parkinson, 1755-1824) erst 'Schüttellähmung' genannt, wird verursacht durch eine Erkrankung des ZNS. Symptome sind Verlangsamung der Bewegungsabläufe bis zur Bewegungslosigkeit, Muskelsteifheit und Zittern. Als Ursache gilt der Mangel des Neurotransmitters Dopamin in Gehirnbereichen, die für die Bewegungsabläufe zuständig sind. *Warum* jedoch Zellen der schwarzen Hirnsubstanz absterben weiß man nicht, denn erst durch dieses Absterben verringert sich einerseits – laut Fachliteratur – die Dopaminproduktion, wodurch elektrische Signale im Gehirn nicht mehr weitergeleitet werden können.

Andererseits lesen wir, dass auch die Aminosäure Phenylalanin, welches mit der Nahrung aufgenommen wird, ursächlich daran beteiligt ist. Diese Aminosäure verstoffwechselt sich innerhalb der Zelle zu Dopamin.

Was man also selbst aus der schulmedizinischen Literatur herauslesen kann ist, dass die Nahrung auch eine Rolle spielt.

Erforscht ist hier auch wieder, dass die Freien Radikale hochgradig am Zerfallsprozess der Gehirnzellen beteiligt sind. Und mancher Forscher nimmt an, dass *diese* hauptverursachend die Zellen der schwarzen Substanz zerstören.

Auch ein Überschuss an Glutamat, welches zellzerstörendes Kalzium in die Nervenzelle einströmen lässt wird diskutiert.

Einen Schlüsselsatz zum Parkinson-Problem liefert meiner Meinung nach Prof. Dr. Günter Gassen, Leiter des Fachgebietes Biochemie an der Technischen Universität Darmstadt mit einer lapidaren Feststellung in einem Nebensatz: „Insgesamt sind also bei Parkinson-Patienten wahrscheinlich die normalen Entgiftungsmechanismen des Körpers gestört.“ [11]

Neurodermitis

Bei einer Körper-Übersäuerung kann die Haut – als eines der wichtigsten Entgiftungsorgane – sehr hilfreich sein. Die Haut scheidet aus, was vom Körperinneren bis in dieses Außenorgan durchdringt; sie ist ein Spiegel des Darmraums. Die zum Teil übel riechende Schweißbildung ist eine typische Entgiftungsreaktion. Wenn die Schleimhautzellen durch eine übermäßige Schleimproduktion versuchen, die ankommenden Gifte loszuwerden, kann es zu Asthma, Bronchitis, Stirn- und Nasennebenhöhlenentzündungen kommen.

'Neurodermitis' heißt jener ärztliche Hilflosigkeitsbegriff für eine Krankheit die keine ist, sondern eine Entzündungsform. Noch in der älteren Generation gab es diese aus gutem Grund nicht. Sie ist eine mögliche Folge der hier dargestellten Zusammenhänge.

Bei Neurodermitis landen die Toxine im Lymphsystem der Haut, weil sie aus dem Körper drängen. Durch die Immunreaktion in den Hautzellen reagieren die Mastzellen der Haut mit Histaminausschüttung und bauen die Gifte damit entzündlich ab. Es entsteht Juckreiz und Lymphstau und der Impuls zum Kratzen, und das Nässen der Wunde macht die Situation oft unerträglich. Dies alles geschieht dann in regelmäßigen Schüben: Nach dem entzündlichen Abbau kehrt langsam Ruhe ein, dann wird durch die Nahrung das Giftdepot wieder aufgebaut und der Kreislauf beginnt von neuem.

Neurodermitis betrifft im Moment jedes dritte Kind, und es ist nochmals zu betonen, dass es diese Krankheit erst seit dem Aufkommen der Antibiotika und der großtechnischen Lebensmittelverarbeitung gibt. Wobei ich anmerken möchte, dass ein Antibiotikum natürlich als lebensrettendes Medikament zu begrüßen ist, allerdings nicht als ärztliche Pauschal-

Verordnung bei jeder banalen Infektion wie Bronchitis, Schnupfen oder Ähnlichem.

Für alle Krankheiten, welche die genannten Ursachen haben, ist die periodische Wiederkehr symptomatisch. Linearität ist nicht vorhanden, sondern ein stetiges Auf und Ab, das immer wieder die Hoffnung auf eine baldige Besserung nährt.

Fälschlicherweise wird Neurodermitis als Hautkrankheit betrachtet, was sie nicht ist.

Heuschnupfen

So wie das schlechte bakterielle Milieu im Darm die Schleimhaut zurückbildet und zur Durchlässigkeit bringt, so ziehen sich alle Schleimhäute im Körper zurück, auch die Atemwegsschleimhäute. Es sind die gleichen Toxine wie im Darm, die bei einer Heuschnupfen-Disposition mit dem Blut eben dorthin ziehen und dort deponiert werden. Die stationären Immunzellen hinter der Atemwegsschleimhaut strecken dann schon ihre Fühler durch die Schleimhaut hindurch; wenn dann nicht verdaute Eiweißpartikel vorbeikommen, kommt es direkt zu einer Immunreaktion, einer Histaminose, zu Schwellungen der Atemwege, zu Juckreiz usw. Auch das gab es früher nicht!

Pilze, Bakterien, Viren (Infektanfälligkeit und Immunschwäche)

Etwa 80% aller Immunzellen werden im Darm gebildet. Jede zehnte Zelle unserer Darmschleimhaut ist eine lympathische Immunzelle. Ohne die entsprechenden Mikroorganismen baut sich kein Immunsystem auf! Ohne die Produktion von effizienten Immun-Botenstoffen dieser Kleinlebewesen werden wir infektanfällig bis hin zu einer möglichen lebensbedrohlichen Immunschwäche: deshalb der Begriff 'Effektive Mikroorganismen', oder abgekürzt 'EM'.

Die Praxen der Kinderärzte sind voll von Kindern, die unter latenter Immunschwäche leiden, die ständige Infektionen haben – und mit der Gabe von Antibiotika schließt sich ein fataler Teufelskreis.

Gerade Pilzerkrankungen haben als Voraussetzung ein saures Körpermilieu. Behandelt man eine Pilzinfektion mit der 'chemischen Keule', sprich mit Antibiotika oder mit Cortison, dann hat man die Gewähr dafür, dass sich diese in Kürze noch unangenehmer zurückmeldet. Aber nicht nur Pilze, auch Bakterien und Viren gedeihen im Sauren prächtig und schwächen das Immunsystem.

ADS (ADHS)-Syndrom

Dieses "Zappelphilipp-Syndrom" wird schulmedizinisch hauptsächlich mit Ritalin angegangen. Als LSD-Abkömmling stört dieses Medikament massiv die Hirnentwicklung. Wer den Beipackzettel gelesen hat und noch einen Funken Verantwortung besitzt, wird sein Kind von dieser Chemikalie fern halten.

Bei so genannten 'ADS-Kindern' findet sich regelmäßig eine Durchlässigkeit der Darmschleimhaut mit den dadurch entstandenen Nahrungsmittelunverträglichkeiten – sie sind durchweg Nahrungsmittel-Allergiker! Dies kann medizinisch durch eine Blut- und Stuhluntersuchung nachgewiesen werden.

Verantwortlich für das 'Aufgedrehtsein', 'Unruhigsein', 'Nervöswerden' ist das Hormon Histamin, das bei der allergischen Reaktion von der Abwehrzelle ausgeschüttet wird und zur Ausschüttung von Adrenalin führt, was wiederum die Herzfrequenz erhöht und unser 'Aggressionshormon' darstellt.

In der Regel verändert sich das Verhalten dieser Kinder zum Positiven innerhalb von 4 bis 6 Wochen nachdem die unverträgliche Nahrung weggelassen wurde. In dieser Zeit beginnt sich die Darmschleimhaut zu regenerieren.

Bei Kindern geht die Erholung recht rasch, im Gegensatz zum Erwachsenen, wenn dieser zum Beispiel schon zehn Jahre und mehr Nahrungsmittel-Allergiker ist (meist ohne es zu wissen). Hier können die Schäden schon teilweise irreversibel sein.

Rheumatische Erkrankungen

Diese gab es sicherlich schon im Altertum, was rheumatische Skelettveränderungen an Menschenknochen zeigen. Oft schiebt der Körper die Gifte über die Gelenkschleimhaut in ein Gelenk ab, wo dann ein zerstörerischer Entzündungsprozess abläuft. Menschen die immer wieder unter Schmerzen leiden – wie zum Beispiel Rückenschmerzen – sind meist chronisch übersäuert.

Je mehr Ablagerungen sich an Gelenk- oder Knochenstellen ansammeln, desto weniger gelangen Sauerstoff und Nährstoffe dorthin. Diese Unterversorgung lässt die Umgebung degenerieren, die Knochenzellen verhungern regelrecht, was zu Knochenabbau und zu Schmerzen führt.

Die Fibromyalgie, das Muskelrheuma ist wohl die Rheumaerkrankung unserer Zeit: einmal tut es am Rücken weh, dann kann der Arm nur schwer bewegt werden, dann sind es die Schmerzen in der Schulter, dann kommt die Müdigkeit und die Schlappheit, auch wieder begleitet von diffusen Symptomen usw. Dies geschieht, weil sich das Binde- und Stützgewebe in einem latenten Entzündungszustand befindet. Der Körper giftet zu, und versucht gleichzeitig dieses Gift durch Entzündungen abzubauen; es ist ein ständiger entzündlicher Prozess im Gange.

Eine sekundäre Folge ist, dass die Immunzellen nicht nur permanent gebraucht, sondern auch verbraucht werden – das Immunsystem arbeitet dann ständig am Rande eines Zusammenbruchs (die Stadien des Zustandes des Immunsystems lassen sich durch Blut- oder Stuhluntersuchungen klassifizieren – entsprechend ist dann die notwendige Therapie).

Osteoporose

Diese Knochenkaries korrespondiert mit den Vorgängen im Mundraum: Wenn zum Beispiel die Zähne nicht geputzt werden, werden die Nahrungsreste im Mund von den dortigen Bakterien durch Gärungsprozesse verstoffwechselt. Die Abfallprodukte sind toxische Säuren, Kariessäuren. Diese Hinterlassenschaften sind so aggressiv, dass sie unseren Zahnschmelz zerstören.

In solcher Art fressen diese Darmbakterien regelrecht Löcher in unser Skelettsystem. Deshalb haben die Osteoporosepatienten keinen Mangel an Kalzium – dieses wird durch die Aggressivität der Bakterien, wie schon erwähnt, regelrecht heraus gefressen.

Die hormonelle Umstellung bei Frauen in den Wechseljahren schafft ein verändertes Milieu, weil die Stoffwechselleistung nachlässt. Der Körper, der die überschüssigen Säuren nun weniger kompensieren kann, baut zu seiner Hilfe das Kalziumphosphat der Knochen ab und schickt es in die Blutbahn. Dort verbindet es sich mit den Säuren und neutralisiert diese (erst dadurch können diese Säuren über die Nieren ausgeschieden werden).

Dauert der Entkalkungsvorgang der Knochen Jahre, dann kann es schon bei geringen Belastungen zu Knochenbrüchen kommen.

Migräne

Migräne ist eine Säureerkrankung, die mittlerweile 15 Millionen Bundesbürger betrifft.

Im Bereich der Halswirbelsäule, in der Muskulatur in Höhe des Querfortsatzes des zweiten Halswirbels, sind Ablagerungen, so genannte 'Gelosen' zu finden. Ein übersäuertes Gewebe gelosiert, härtet aus. Diese Gelosen sitzen auf Nerveaußenpunkten und drücken den Schmerz über die Nervenbahnen direkt ins Zielgebiet.

Die Migräne verschwindet dauerhaft, wenn ursächlich die Darmwandproblematik behoben wird und die Gelosen manuell durch Darüberstreichen aufgelöst werden.

Die schulmedizinischen Erklärungen, dass Migräne eine Gefäßverkrampfung mit anschließender Erweiterung und einer Verschiebung des Serotonin- und Adrenalinhaushaltes sei ist richtig, doch ist diese Erklärung eine Folgeerscheinung des ursächlichen Entzündungsschubes.

Magenerkrankungen

Ähnlich wie der Körper in einer Kamikaze-Reaktion seine eigenen Knochen zerstört, um die Durchblutung der Kapillargefäße aufrecht zu erhalten, so reagiert er auch im Magen: so wie sich Kalziumphosphat mit dem Säure-Müll zur Ausscheidung verbindet und damit die Knochen porös macht, so verbindet sich das Natriumbikarbonat im Magensaft mit den Säuren. Nun kann der Magen diesen Säure-Puffer Natriumbikarbonat nur zusammen mit der ätzenden Magensäure bilden.

Diese verursacht dann, gleichsam als 'Nebenwirkung', Magenschleimhautentzündung, aus der dann die Magengeschwüre entstehen. Diese wiederum können zu Magenkrebs führen.

Darmerkrankungen

- Durchfall,
- Blähbauch,
- Chronische Verstopfung,
- Darmentzündungen (wie Morbus Crohn bis hin zu Colitis ulcerosa)

Durchfälle sind oft eine Rettungsaktion des Körpersystems, um einer weiteren Selbstvergiftung zu entgehen. Es entstehen Durchfallerkrankungen und Darmentzündungen.

Diese sind entzündliche Dünn- oder Dickdarmerkrankungen. Signifikant ist, dass besonders junge Menschen davon betroffen sind. Bei ihnen reagiert die Darmschleimhaut so entzündlich, dass der entzündliche Abbauversuch des Körpers schon direkt im Darm stattfindet und nicht in den Körper verschoben wird. Der schwer angegriffene Körper versucht hier vor Ort das Problem der Toxizität und der Übersäuerung zu lösen.

Bluthochdruck (Gefäßerkrankungen und Durchblutungsstörungen)

Über den Darm übersäuert sich das ganze Körpergewebe; im Körpergewebe sitzen die Blutgefäße. Die Gefäßinnenwandzellen kommen dadurch mit den Säuren in Berührung. Ist die Säurebelastung stark, beginnen diese entzündlich zu reagieren.

Überall wo Entzündung stattfindet, lagert sich Kalk ein. Dies ist durch Röntgenaufnahmen zu belegen: Verkalkungen finden sich in entzündlichen Zysten genauso wie bei Tuberkulose, bei Gallenblasen- oder Nierenentzündung. Die Entzündung läuft immer im sauren Milieu ab, wobei Kalk das Ausfallprodukt darstellt.

Kalk lagert sich an der Gefäßinnenwand ab: Arteriosklerose muss kein langsamer, schleichender Prozess sein – diese kann schon innerhalb eines Jahres dramatische Ausmaße annehmen.

Schon vor Jahren hat man in diesen Plaques (Ablagerungen) der Blutgefäße kleine kugelförmige Bakterien gefunden; dies sind Entzündungskeime, die sich dort wohl fühlen und den Entzündungsprozess aufrechterhalten: die Arteriosklerose. Die Folge ist, dass das Blutgefäß starr wird und irgendwann tritt höchstwahrscheinlich ein Gefäßverschluss, bis hin zum Schlaganfall oder Herzinfarkt ein.

Der hohe Blutdruck ist nur der verzweifelte Versuch unseres Selbstregulations-Systems, das durch Säurepartikel unelastisch gewordene Blut weiterzupumpen, damit die Sauerstoffversorgung nicht zusammenbricht. Dies ist oft der Grund, warum blutdrucksenkende Medikamente meist nicht hilfreich sind – von den möglichen schädlichen Nebenwirkungen ganz zu schweigen.

Unsere kleinsten Blutgefäße sind dünner als ein rotes Blutkörperchen dick ist. Das Blutkörperchen passt nur deshalb durch, weil es sich schlank machen kann, und weil die Blutgefäße elastisch wie Gummibänder sind. Wenn nun der Mensch auf Grund der schlechten Darmsituation übersäuert ist, dann verhärtet sich das rote Blutkörperchen, es entsteht eine regelrechte Starre – bis hin zu einem Blut-'Pfropfen'. Da sich nun das Blutkörperchen nicht mehr gut schlank machen kann, muss der Körper einen höheren Druck aufbauen, damit er das rote Blutkörperchen letztendlich doch durch das Gefäß bekommt: der Bluthochdruck ist auf dem Vormarsch.

Bekommt nun der Hochdruck-Patient als Blutverdünnungsmittel zum Beispiel das Schmerzmittel ASS verschrieben, welches er täglich einnehmen soll (und der Herzspezialist wäre fassungslos, wenn der Patient dies ablehnen würde), dann ist jener unheilvolle Kreislauf losgetreten, wie wir ihn schon kennen.

Depressionen und Angstzustände

Durch die Säurebelastung kommt es häufig zu einer Fehlregulation im Hormonhaushalt, was zu Veränderungen der Psyche führt. Die häufigste spürbare negative Veränderung durch Übersäuerung ist eine allgemeine Antriebslosigkeit.

Oft kann in der Praxis beobachtet werden, wie die Säureproduktion durch eine gezielte Darmtherapie nachlässt und gleichzeitig die Depressionen und Angstzustände verschwinden!

Menschen mit Ängsten und Depressionen können sich durch eine Milieuumstellung – das heißt Ernährungstherapie – selbst so behandeln, dass keine Säurebelastung mehr vorhanden ist. Auf diese Weise ist mit einer positiven psychischen Veränderung zu rechnen.

Wer alles nicht erwünscht ist

Pilze

Pilze finden sich immer dann im Darm, wenn die Abwehr zusammenbricht. Dieses passiert sehr häufig nach einer Antibiotikatherapie, aber auch durch alle anderen negativen Einflüsse auf den Darm. Häufig hören wir die Aussage: „Pilze hat doch jeder“. Ja leider ist es so, dass fast 100% unserer Bevölkerung durch falsche Lebensweise und ständige Fehlernährung weit mehr Pilze im Darm hat als dies dem biologischen System zuträglich ist.

Den Aromen und Konservierungsstoffen in unseren Lebensmitteln ist es hauptsächlich mit zu verdanken, das wir kein gesundes Immunsystem besitzen – und Pilzpopulationen entstehen nur dort, wo die Abwehr nicht funktioniert.

Pilze gehören einfach nicht in den Darm, denn sie können, was kaum jemand weiß, unsere Abwehrzellen völlig außer Kraft setzen.

Der sich seuchenartig ausbreitende 'Candida albicans' zum Beispiel ist in der Lage, in eine Immunzelle des Darms einzudringen, die Abwehrfunktion dieser Immunzelle zu zerstören und sich in der Immunzelle zu vermehren. Es besteht ein ursächlicher Zusammenhang zwischen der Erhöhung von Candida-albicans-Populationen und der Durchlässigkeit der Darmwand (Erhöhung des Alpha 1 Antitrypsinwerts).

Die 'Candida' - Hefepilze, besonders der Candida albicans, sind zu einer regelrechten Volksseuche geworden. Schätzungen gehen davon aus, dass 80% der Bevölkerung, zumindest zeitweise, pathogen befallen ist.

Candida albicans wird in der Literatur als 'fakultativ pathogen' beschrieben. Hefepilze schließen sich zu Kolonien zusammen, indem sie sich an fädrigen Strukturen ausbreiten.

Sie leben als Parasiten, als Schmarotzer im Organismus und können diesen erheblich mit ihren Stoffwechselprodukten belasten. Hierbei gewinnen sie aus dem Abbau von Glukose ihre Energie, wobei als unbrauchbare Nebenprodukte Alkohol und Kohlendioxid entstehen.

Aber auch die sichtbaren und spürbaren Nistplätze, besonders in den Geschlechtsorganen, sind mehr als lästig, besonders wenn der Pilz die Harnröhre befallen hat.

Dieser Hefepilz kann aber nur dort gedeihen, wo das Immunsystem schlecht funktioniert. Wenn nun der Schulmediziner dem Pilz mit Antibiotika zu Leibe rückt, dann treibt er 'den Teufel mit seiner eigenen Großmutter' aus: Das Immunsystem wird weiter geschwächt.

Die wichtigsten Pilze, mit denen wir es zu tun haben können, sind folgende:

- Ascomycota, Actinomycole, Aspergillus,
- Blastomyces Dermatitidis,
- Candida, Coccidioides,
- Dermatophyten,
- Eumycetom, Epidermophyten,
- Favus, Febris/Rochalimaea Quintana,
- Heterobasiciomycetes, Histoplasmen, Histoplasmose,
- Kryptococcose,
- Lupus Tumidus,
- Microspora, Milaria Rubra et profonda, Mykosen (Mucor-Mycose, Blastomycose, Chomoblastomycose, Chromomy-

cose, Kokzidiomycose, Sporothrixmycose), Myzel, Mycetoma,

- Paracoccidioides, Pityriasis Versicolor, Psoriasis Pyrenomyceten,
- Soor,
- Tinea imbricata, Tinea Captis, Tinea Corporis, Tinea Crucis, Tinea Manuum, Tinea Pedis, Trichophytone.

Die Erkenntnis ist schockierend: Pilze sind in der Lage, das Immunsystem einfach auszuschalten.

Wenn Krankheitssymptome bestehen oder die Entzündungswerte der Darmschleimhaut sich bei einer Stuhluntersuchung erhöht darstellen, muss immer die damit einhergehende Pilzinfektion mit behandelt werden. Pilze gehören niemals – auch nicht in geringen Populationen – in den Darm. Die absolute Pilzfreiheit des Darms ist ein wichtiges Ziel.

Pathogen wirkende Bakterien

Ein Bakterium ist ein lebender Organismus, bestehend aus einer einzigen Zelle ohne Zellkern, jedoch mit starker Energie ausgestattet und vermehrungsfähig.

Bakterien verfügen über eine Zellmembran und Zytoplasma. Sie sind Lebewesen die sich durch Zellteilung vermehren und die bestimmte Nährstoffe verstoffwechseln.

Dass es diese Kleinlebewesen gibt, ist erst seit 1850 bekannt. Die Bakteriologen Prof. Dr. Louis Pasteur (1822 –1895) und Prof. Dr. Robert Koch (1843 – 1910) waren die beiden ersten bedeutenden Erforscher von Infektionskrankheiten. Bakterien sind in ausgewogenem Zustand wichtige Helfer.

Als Schutz vor pathogenen, also krankmachenden Bakterien, ist das körpereigene Abwehr- oder Immunsystem zu nennen: Die körpereigenen Fresszellen, die Makrophagen, müssen nicht nur in genügender Anzahl vorhanden sein, auch die B-Gedächtniszellen sind für eine gute Gesundheit vonnöten. Sie erinnern sich an einen schon einmal identifizierten Krankheitskeim, auch wenn dies lange zurückliegt, und machen die Gegenwehr mobil, so dass sich der Eindringling gar nicht vermehren kann. Als wichtigste Bakterien sind zu nennen, die natürlich nur dann unerwünscht sind, wenn sie sich ungleichgewichtig vermehren:

- Aerobe, stäbchenförmige (kokkoide) Bakterien, anaerobe Bakterien,
- Bakterien mit diversen Anhängseln, Bakterien der Mycoplasma-Gruppe,
- Chlamydien, Cyanobakterien,
- Francisellen,
- gestreckte, zylinderförmige Bakterien, gekrümmte Stäbchenbakterien, gleitende Bakterien, knospende Bakterien,
- Kokken, kugelförmige Bakterien,
- obligat parasitische Bakterien, Rickettsien.

Viren

Die Frage, ob ein Virus ein Lebewesen ist oder ein unbelebter Molekülkomplex, ist bis heute nicht geklärt. Dass die Wissenschaft nicht definieren kann, was 'Leben' überhaupt ist, belegt aktuell der Virologe Prof. Dr. L.P Villareal.[12]

Viren gelten in der Biologie als „Wanderer zwischen den Welten, irgendwo angesiedelt in der Grauzone zwischen belebter und unbelebter Natur."[13] Auf der Erde existiert eine unvorstellbare Zahl von Viren, allein das Weltmeer soll 10^{30} Viren beherbergen. So sind die meisten Viren harmlose Untermieter, die nicht nur zu unserem Leben gehören, sondern dies auch evolutionär mitbestimmen. Krankmachenden Viren ist nicht mit Antibiotika beizukommen: die 'chemische Keule' wirkt bei diesen intelligenten Strukturen nicht, die sich in Wirtszellen 'unsichtbar' machen und diese von innen heraus zerstören. Viren bestehen aus Nukleinsäuren zur genetischen Codierung und einer Hülle aus Eiweiß. Sie haben weder einen Stoffwechsel, noch einen Kern. Sie vermehren sich dadurch, dass sie in eine Wirtszelle eindringen, um sich zu vermehren. Ist die Zelle prall mit Viren gefüllt, platzt sie und stirbt. Jedes Virus sucht sich nun eine weitere, eigene Körperzelle – die Vermehrung und mit ihr der vielfache Zelltod kann eine enorme Geschwindigkeit annehmen. Und *nur in dieser Phase* ist das Virus nachzuweisen.

Vom harmlosen Schnupfen bis hin zur tödlich verlaufenden Viruserkrankung gibt es nur eine einzige Lösung: Die körpereigene Armee der Abwehrzellen muss nicht nur optimal ausgerüstet sein, *die optimale Anzahl* dieser 'Soldaten' muss vorhanden sein, dann werden sie mit diesen destruktiven und zerstörerischen Mitbewohnern fertig.

Die wichtigsten Viren, mit denen wir es zu tun haben können, sind:

- Adeno-Viren, Alpha-Herpes-Viren, Animale-Herpes-Viren, Arena-Viren,
- Beta-Herpes-Viren, Borna-Viren, Buyna-Viren,
- Calici-Viren, Cardio-Viren, Corona-Viren, Cytomegalo-Viren,

- Filo-Viren, Flavi-Viren,
- Gamma-Herpes-Viren,
- HMTV-Viren, Humane Herpes-Viren, Hepatitis-Viren,
- Leukämie-Viren,
- Orthomyxo-Viren,
- Papova-Viren, Paramyxo-Viren, Parvo- Viren, Picorna-Viren, Pocken-Viren, Poyoma-Viren,
- Proto-Viren,
- Retro-Viren, Reo-Viren, Rhabdo-Viren,
- SV-40-Viren,
- Toga-Viren,
- Zecken-Viren (FSME-Viren, FSME-Enzephalitis-Viren, Borreliose-Viren, Ehrlichia-Ewigni-Viren).

Sonstige Kleinlebewesen

Durch die Schwächung vieler Immunsysteme sind Kleinlebewesen auf dem Vormarsch, deren Existenz man normalerweise nicht erwartet; hier die wichtigsten:

Gruppe A: Besondere Parasiten:

- Amöben,
- Cryptosporidium,
- Dicrocoelium-Dentriticum, Dirofilaria, Dracunculus,
- Ebola, Echinokokken, Entamoeba histolytica, Enzephalopathia,
- Flavobacteria,

- Giardia lamblia,
- Lambliasis, Leishmania,
- Medinensis, Mansonella, Mikrospoirdia,
- Paracoccidioides brasilienses,
- Trichospora, Trypanosomen.

Gruppe B : Würmer :

- Brugia,
- Fadenwürmer, Fuchsbandwurm,
- Gemüsebandwurm,
- Hakenwürmer, Hühnerbandwurm, Hundebandwurm,
- Lammbandwurm, Lamblia, Lungenegel,
- Madenwürmer,
- Nematoden,
- Onchocera, Loa loa,
- Peitschenwürmer, Protozoen,
- Rinderbandwurm, Rundwürmer,
- Spuhlwürmer, Schweinebandwurm,
- Trematoden,
- Zestoden.

Die gute Nachricht

Erkrankungen, deren primäre Verursachung die Durchlässigkeit der Darmwand und eine Übersäuerung ist, sind sehr einfach zu behandeln:

- Darmsanierung durch Probiotika mit effektiven Mikroorganismen und Entsäuerung (zum Beispiel Pro Mumijo)

- Feststellen der Nahrungsmittel-Unverträglichkeiten durch Blut- Stuhl- oder sonstige effektive Untersuchung (demaskieren der Nahrungsmittel-Unverträglichkeiten), zum Beispiel der Lebensmittel-Antikörpertest Pro Immun M.

- Richtige Ernährung (siehe Kapitel 3: Lösungsmöglichkeiten).

- Zugabe von effektiven Mikroorganismen (in größeren Mengen bis zum Neuaufbau der Darmwand, dann in kleinen Gaben weiter zur Aufrechterhaltung des gesunden Milieus).

- Meist ist es auch notwendig, Nahrungsergänzungsmittel zur Mikronährstoffversorgung und zur Regulation der Zellatmung einzusetzen.

2. Informationen zum Problemkreis: Unser 'Leben an der Laserschwelle'

Prof. Dr. Alexander G. Gurwitsch (1874 - 1954) war Direktor an der 'Akademie für Medizinische Wissenschaften' in Moskau und entdeckte, dass jedes lebende biologische Feld Licht abstrahlt. Gurwitsch nannte diese Strahlung *mitogenetisch*, zusammengesetzt aus *Mitose*, Zellteilung und *Genese*, Entstehung, Geburt.

Bei jeder Teilung einer Zelle entdeckte Gurwitsch eine schwache Lichterscheinung. Er entdeckte: Zellen leuchten bei Ihrer Geburt.

Der Zusammenhang zwischen der mitogenetischen Strahlung und Krebs, der später zum Ausgangspunkt von Popps Wiederentdeckung der *Biophotonen* werden sollte, hat Gurwitsch stark beschäftigt. Gurwitsch fand im Blut seiner Patienten eine Substanz, den so genannten 'Löscher', dessen Vorkommen der Bildung von Tumoren *um einige Monate voranging*, so dass man es für eine Krebs-Frühdiagnose benutzen konnte.

Als 'okkulter Wissenschaftler' wurde Gurwitsch in der Fachpresse diffamiert und hatte mit seinen Methoden keinen Durchbruch in der Wissenschaft. Dies blieb dann, unter äußerst widrigen Umständen, die fast bis zur Existenzvernichtung reichten, Fritz Albert Popp vorbehalten, der das Licht in den Zellen 'Biophotonen' nannte.[1]

Jede Zelle gleicht einem Laser, einer 'Lichtkanone', die mit Lichtgeschwindigkeit arbeitet: Sie schickt ihre Boten, die Photonen, als Informationsträger durch den Körper eines Lebewesens. In Lichtgeschwindigkeit werden alle Zellen eines biologischen Systems über seinen Zustand informiert.

Das Leben an der Laserschwelle: Die DNS als Speicher des Lichts

Eine Körperzelle ist 633 Nanometer lang und hat ein Volumen von 10^{-9} cm^3. Darin eingewickelt (eingeknäult) ist ein Riesen-Molekül, ein DNS-Riesenpolimer mit zwei bis drei Metern Länge und mit 10 Milliarden miteinander verbundenen Molekülen. Hochgerechnet auf die Gesamtzahl der menschlichen Körperzellen wäre dies eine Fadenlänge von 10^{13} Metern, dies ist der Durchmesser unseres Planetensystems.

Ein DNS-Abschnitt von jeweils 600 bis 1800 so genannten Basenpaaren, die an Phosphat- oder Zucker-"Strängen" befestigt sind, wird als Gen bezeichnet. Da diese Stränge und die daran hängenden Basen immer doppelt vorhanden sind, erfolgt bei Schädigung eines Stranges eine körpereigene Reparatur.

Bei der Geburt einer neuen Zelle durch Teilung geht ein halber Strang in die neue Zelle, die sich dann diese Hälfte 'kopiert', so dass wieder ein neuer Doppelstrang (Doppelhelix) vorhanden ist.

Diese menschliche DNS-Kette erschien – bis Popp seine Erkenntnisse vorlegte – der Wissenschaft nur zu 2% bis 3% effektiv. Was ist nun mir den restlichen etwa 98%? Popp gibt die Antwort: Diese DNS ist eine 'Lichtpumpe', ein Lichtspeicher, der a) den genetischen Bauplan enthält (das sind jene 2-3%) und b) unser Lebens- und unser Informationssystem aufrecht erhält (das sind die restlichen 97-98%). Letztere sind die Organisationseinheiten des Lebens.

Über Lichtkoppelung wird den einzelnen Körper-Molekülen im Zellverband mitgeteilt, an welcher Stelle zu welchem Zeitpunkt sie aktiv werden müssen. Es entsteht ein Biophotonenfeld, das mit technischen Geräten gemessen werden kann.

In dieser Informationsdichte werden Photonen kondensiert, sozusagen 'eingefroren', jedenfalls in einen bis jetzt nicht bekannten Aggregatszustand versetzt. In diesem Zustand saugt die DNS das Licht wie in eine Kühlfalle hinein und sorgt so für unsere Stabilität.

Man kann das ganze auch mit einem Kochtopf vergleichen, in dem Wasser kocht. Wird der Topf gut mit Energie versorgt, dann kocht es gut und Dampf entweicht nach außen (der Mensch ist gesund). Ist ein Energiemangel vorhanden, dann regt sich kein Deckel, nichts entweicht nach außen (der Mensch ist krank).

Popp wies nach, dass der Mensch ein Lichtwesen ist, das Licht aussendet, und zwar mit einem breiten Frequenzspektrum, so dass man bestimmte Frequenzen lokalisieren kann.

Die Japaner, die mit Aberhunderten von Millionen Dollars daran arbeiten, eine vollkommen neue Biophotonen-Diagnostik auf den Markt zu bringen ('Ganzkörperanalysen') werden dem ignoranten Teil der Wissenschaft samt Medizinindustrie bald das Fürchten lehren!

Popp fragte nun nach der Wechselwirkung jenes lokalen Feldes, das ein einzelner Mensch darstellt, mit den morphogenetischen Feldern, wie sie heutzutage Sheldrake beschreibt und sagt lapidar: „Heute müssen wir von einem universalen, globalen intelligenten Netzwerk von Wechselwirkungen ausgehen, das alle Teilchen mit allen zu jedem Zeitpunkt verbindet“.

Das bedeutet, dass jeder von uns ist durch sein Biophotonenfeld mit allem Anderen, zumindest hier in Raum und Zeit, verbunden ist.

Diese DNS ist 'die' Quelle der Strahlung aus der Zelle. Das Riesenpolymer DNS speichert Licht und gibt es ab. Immer wenn sich dieser Lichtspeicher öffnet oder schließt wird Licht ausgesendet.

Man spricht von diesem Licht als von einer kohärenten Laserstrahlung: Die Körperzelle ist ein Laser von höchster Qualität, wobei die Doppelspirale des DNS als Hohlraumresonator dient.

Begreifbarer wird dies, wenn Sie eine natürlich gewachsene Bergkristall-Spitze in die Hand nehmen. Der Kristallkörper mit seinen sechs meisterhaft 'geschliffenen' Flächen ist ein solcher Hohlraumresonator. Hier jagen die Photonen in Lichtgeschwindigkeit umher und werden dann als so genannte 'stehende Wellen' über die Spitze des Kristalls nach außen abgegeben. Halten Sie diese Spitze nur wenige Millimeter über den Rand eines Fingernagel-Bettes, schon spüren Sie ein Kribbeln im Finger: Der Laser-Strahl, die gebündelte Photonen-Emission, geht Ihnen tatsächlich 'unter die Haut'!

Den Begriff der Kohärenz, der zur Überprüfung der Lebensmittel- und Materialqualität die wichtigste Stelle einnimmt, müssen wir in seiner Bedeutung ganz und gar verstehen. Der hervorragenden Erklärung von Popp ist wenig hinzuzufügen:

„'Kohärenz', der Schlüsselbegriff zum Verständnis einer Vielfalt von Phänomenen, wie zum Beispiel Harmonie, Struktur und Information, Resonanz, Laser, Rhythmus, Teilchen und Welle,....entpuppt sich mehr und mehr auch als zentrales Thema der modernen Biologie.

Kohärenz (lateinisch: cohaerere = zusammenhängen, verbunden sein, Bestand haben), bedeutet das Gegenteil von 'Chaos', also Sinnhaftigkeit, Nichtzufälligkeit..."

Was Kohärenz zu leisten vermag, erkennen wir bereits an einem so einfachen Beispiel wie der Kinderschaukel. Selbst kräftigste Stöße, *in zufälliger Folge* ausgeübt, reichen *nie* aus, um die Hängeseile und den Sitz zu einer geordneten Pendelbewegung zu führen. Schon der nächste Schub könnte eine einmal in Gang gesetzte Bewegung wieder bremsen, wenn er nicht 'rhythmisch'... erfolgte.

Andererseits vermögen beliebig schwache Impulse, kohärent in die Geschwindigkeitsrichtung der Schaukel angesetzt, ... beständige Schwingungen anzuregen.

Welchen Spaß kann es Kindern machen, selbst die klobigen Schiffschaukeln durch verhältnismäßig geringe, dafür aber im Gleichtakt verabreichte Schübe manchmal fast bis zum Überschlag zu bewegen.

Wir erkennen:

- Je weniger chaotisch die Wechselwirkung ist, um so geringere Energien reichen aus, um nachhaltige Wirkungen zu erzielen.
- Die Schwingung wird um so stabiler, die Lebensdauer damit um so länger, je höher die Kohärenz – hier als Maß für die ‘Nichtzufälligkeit’ der Kopplung – ist.
- Kohärenz hat etwas mit Resonanz zu tun: erforderlich ist die Übereinstimmung der Schwingungsfrequenz von Sender und Empfänger. Je besser diese Abstimmung ausfällt, um so höher können die Amplituden[2] anwachsen.
- Zwischen Impulsgeber (Sender) und Empfänger lässt sich eine bestimmte Eigenschaft der Wechselwirkung erkennen, die wir im gewöhnlichen Sprachgebrauch mit ‘Verständigung’, in der Wissenschaft mit ‘Kommunikationsbasis’ beschreiben.“ [3]

Eine Information zwischen einem Sender und einem Empfänger ist also kohärent, wenn beide 'auf der gleichen Wellenlänge' liegen. Die Schwingung des Senders muss mit der des

Empfängers harmonieren. Je unterschiedlicher beide Schwingungen sind, desto mehr verringert sich die Kohärenz bis zu dem Punkt, an dem beide Schwingungen sich gegeneinander aufheben. Die Kohärenz ist dann gleich null.

Die Photonendichte im Innern der DNS bleibt immer bei einem festen, stabilen Wert - *und dieser Wert ist die Laserschwelle*.

Immer, wenn die Photonendichte zu gering ist, öffnet sich der Speicher und ein Photonensog entsteht. Energie wird von außen 'eingesogen'. Immer wenn die Photonendichte zu groß wird, entsteht ein Überschuss, dann werden Photonen abgegeben (Photonenemission).

Auch hier haben wir Reichs Orgasmus- oder Lebensprinzip, nur in anderer Begrifflichkeit: rhythmisches Öffnen und Schließen, Aufnehmen und Abgeben, Zusammenziehen und Ausdehnen als – sozusagen Ur-Grundlage aller biologischen Rhythmen im lebendigen Organismus.

Es gibt sogar Untersuchungen darüber, dass diese Kontraktion und Expansion einer Körperzelle ein sich veränderndes elektromagnetisches Feld erzeugt!

Hochinteressante Spekulationen gibt es über die Geometrie der DNS und ihre Antennenfunktion, die so genannte 'Antennengeometrie'.

Die DNS „ist durch ihre mehrfache Helixstruktur eine außerordentlich gute Antenne sowohl für das elektrische wie auch für die magnetische Komponente eines Photonenfeldes - die Spirale der Helix hat die ideale Mischform zwischen der Form einer Stabantenne, die als elektrischer Dipol wirkt, und einer Ringantenne, die als magnetischer Dipol die magnetische Feldkomponente empfängt.

Sie ist auch aus anderen Gründen die ideale Antenne für die Resonanzkopplung von Sonnenlicht mit und in Materie.

Ihre Abmessungen haben bestimmte Bezüge zu wichtigen Maßen: Die Distanz zwischen zwei Basenpaaren, also zwei Leitersprossen, beträgt zum Beispiel 0.34 Nanometer, das entspricht genau dem Auflösungsvermögen des Sonnenlichtes in der Zelle; die Spirale dreht sich im Abstand von 3.4 Nanometern (...) einmal um sich selbst; das ist ein wichtiges Maß auch für die Ankopplung von thermischer Strahlung an Materie.“[4]

Das Leben an der Laserschwelle: Die Gesundheit

Wir können einen Zustand der körperlichen und geistigen Gesundheit als solchen Zustand definieren, der besagt, dass *ein optimales Funktionieren dieser 'Laserschwelle' in allen Körperzellen eine optimale Gesundheit bedeutet.*

Gesundheit ist nach dieser Definition eine dynamische Stabilität des Organismus. Die salopp klingende Aussage: „Wir sind Kinder des Lichts“, erfährt hier einen tatsächlichen, einen realen Hintergrund: Wir sind ein riesengroßer elektromagnetischer Speicher, ein Lichtspeicher mit milliardenfachen elektromagnetischen Wechselwirkungen!

Es wird autonom, ohne dass wir etwas dazutun müssen, gebaut, kopiert, Hormone und Sonstiges ausgeschüttet, Reparaturbefehle gegeben, die Ausführung in Rückkoppelung überwacht, Geburtsanzeigen und Todesanzeigen von Körperzellen verschickt, Alarm ausgelöst, Kampftruppen gegen Eindringlinge mobilisiert usw. usf., kurz: unser Körper besitzt ein selbstregulierendes Heilungssystem, das hervorragend funktioniert – wenn man es nur lässt!

Es funktioniert immer dann, wenn es an der Laserschwelle arbeiten kann. Vermindert sich die Energie-Zufuhr durch eine Energie-Blockade, wird der zuständige Meridian, der Energie-Übertragungs-Kanal, mit zu wenig Photonen, zu wenig Energie gespeist, passiert diese von Wilhelm Reich so eindringlich geschilderte 'biopathische Schrumpfung': Verminderte Lebens-Energie bedeutet Erstarrung, Panzerung, Kontraktion, Lähmung der Körperzellen, besonders auch des Blutes – und bedeutet somit Krankheit.

Ein Aspekt unserer Industriegesellschaft ist der, dass viele solche Blockaden durch Schadstoffe ausgelöst werden, mit denen wir in irgendeiner Form in Berührung kommen – das ist der stoffliche Aspekt.

Ein anderer Aspekt unserer Gesellschaft ist der, dass solche Energieblockaden im Körper immer mehr durch seelische Deformationen ausgelöst werden: Die durch die Lebensumstände (und das kann im größten Luxus sein!) gequälte, beengte, eingeschnürte, tagtäglich beleidigte, missachtete Seele schnürt sich erst selbst, dann den Körper ein.

Das Drama daran ist, dass wir die Vergewaltigung unserer Seele zulassen und dieses Tun mit Zwängen, die von außen kommen, entschuldigen.

Der alte Spruch: „Erst wird die Psyche krank, dann der Körper“, kann nicht oft genug wiederholt werden. Die falschen, unseligen Glaubenssätze, die krankmachenden Vorstellungen vom Leben und vom Sein, vom Haben-Wollen und vom Sein-Wollen, vom zwanghaften Anstreben irgendwelcher Lebensziele, das sind die Übeltäter.

Und da nur und ausschließlich nur wir selbst diese Glaubenssätze vom Leben aufstellen, können wir die Schuldfrage nicht nach außen verlagern, wenn dies auch noch so bequem ist.

Das Aufgeben und Verleugnen oder die maßlose Überbewertung des eigenen Ichs, *das* sind oft die Krankheitsherde, die sich dann in alle Richtungen ausbreiten.

Aus diesem Grund ist (in der Regel) jede körperliche Krankheit die Folge einer seelischen Deformation.

Das Leben an der Laserschwelle: Die Information

Alles, was wir 'Materie' nennen, ist Schwingung. Ein 'Teilchen' ist eine 'geknotete Welle' oder eine auf einen Punkt 'zusammengeschrumpfte' Welle, sind Wirbel (Potentialwirbel) – man kann sich dies denken wie man möchte.

Jedes so genannte 'Teilchen' in uns erreicht nur dann seinen Ruhezustand, wenn der eine Pol wie auch der andere Pol vorhanden ist. Zu jedem Teil ist das Gegenteil notwendig, um zur Ruhe, in der neuen Definition, zur 'Laserschwelle' zu kommen, zum Zustand des Yin und Yang, wie es die Philosophie des Ostens benennt, zum Zustand des Göttlichen, des 'Tao', eben des 'Seins', des - 'das da, was ist' - wie ein Übersetzungsversuch von 'Tao' heißt.

Hier treffen sich die östlichen Religionen mit der Neuen Physik. 'Das Tao der Physik' heißt die inzwischen in 5. Auflage erschienene Arbeit des Physikers Fritjof Capra.[5]

Nicht – monotheistische[6] Religionen scheinen zur Neuen Physik eine gemeinsame Schwingung zu haben, sind (in gewissen Bereichen zumindest) kohärent!

In jeder Schwingung ist eine Information enthalten. Ein gutes Beispiel sind hier Informationen, die über 'Ätherwellen' von einem Sender her zu unserem Radioempfänger kommen. Stelle ich bei meinem Empfangsgerät eine bestimmte Frequenz ein, eine bestimmte Wellenlänge, habe ich Verbindung zu einem bestimmten Sender. Erwische ich beim Einstellen eine Sprech- oder Musikpause, höre ich in diesem Moment also überhaupt nichts, besteht trotzdem eine Verbindung dorthin. Die Information, die dann durch Einsetzen von Sprache oder Musik auf mich zukommt, sie ist dann diejenige, die quasi auf der unhörbaren Welle 'sitzt' und auf ihr zu mir gleitet.

Die Art der Information kann millionenfach verschieden sein. Diese Information kann in mir Reaktionen auslösen: Ärgerlichkeit, Freude, Glücksgefühl, Wut, je nach Art der überspielten Information.

Die Information kann aber auch in der Welle an sich sein. Die Art der Welle ist dann die Art der Information. Die Struktur, die Geometrie, das Muster ist die Information.

Die Information ist immer ein Ordnungszustand. (zum Beispiel ein geometrisches Muster) *neben oder auf* der Energie. (Die 'Entelechie', die 'Telelogie', das 'morphogenetische' und das 'morphische' Feld, das 'Orgon', die Nullpunktenergie des Vakuums, Heims 5. Dimension: alle lassen grüßen!)

Carl Friedrich von Weizsäcker versucht folgende Informationsdefinition:

„Was bedeutet die Frage: 'Was ist Information?' Was für eine Antwort können wir erhoffen? 'Information' ist ein Fundamentalbegriff der heutigen Wissenschaft...(?) Für einen fundamentalen Begriff eine Definition zu geben kann nicht leicht sein...(?) Man (kann) zunächst relativ leicht sagen, was Information *nicht* ist. Eine Informationsmenge ist offenbar weder eine Materiemenge noch eine Energiemenge; andernfalls könnten winzige Chips im Computer wohl nicht Träger sehr großer Information sein. Information ist aber auch nicht einfach das, was wir subjektiv wissen. Die Chips im Computer, die DNS im Chromosom enthalten ihre Information objektiv, einerlei was ein Mensch gerade davon weiß. Im Rahmen des in der Naturwissenschaft verbreiteten kartesischen Dualismus fragte man, ob Information Materie oder Bewusstsein sei und erhielt die zutreffende Antwort: keines von beiden. Manche Autoren bezeichneten sie dann als 'eine dritte Art der Realität'.

Wir werden die positive Antwort wählen: Information ist das Maß einer Menge von Form. Wir werden auch sagen: Information ist ein Maß der Gestaltenfülle.“[7]

Wir sehen, wie sich selbst von Weizsäcker sehr schwer tut, mit den zur Verfügung stehenden Begriffen unserer Sprache das zu beschreiben, *was* diese Information eigentlich ist.

Halten wir fest: Information ist nach von Weizsäcker *eine dritte Art* von Realität nach der Realität von Materie und der Realität von Bewusstsein.

Und die Anwendung dieser dritten Realität, beziehungsweise ihre Einbeziehung in unser tägliches, möglichst schadstoffarmes Leben ist ein Thema, das unbedingt weiter aufgegriffen werden muss!

Abschließend nun zu Popps Vorstellungen von Information, in denen er klar den Begriff der 'aktuellen Information' von dem der 'möglichen' oder 'potentiellen' Information trennt:

„*'Aktuelle Information'*, das sind die bekannten energetischen Wirkungen, die mit unseren Sinnesorganen und mit Instrumenten registrierbar und gerade wegen ihrer starken Lokalisierung deutlich wahrnehmbar sind. Die Welt der Biochemie und überhaupt des konventionellen mechanistischen Weltbildes beruht auf diesen *in*kohärenten, nicht weit reichenden und sehr kurzlebigen Wechselwirkungen.

Die *'potentielle Information'* hingegen – die kohärenten, *lang*reichweitigen Wirkungen und Kopplungen mit langer Lebensdauer, der 'Welt der Möglichkeiten' – ist das 'zweite Gesicht' der Information, bei dem auch niedrige Intensitäten einen hohen Informationsgehalt haben können.

Die potentielle Information kann viele Moleküle, Zellen, Zellverbände, ja schließlich sogar ganze Organismen und selbst Gruppen von Organismen einschließen und dazu bringen, als Ganzheit zu agieren.

Dieser Bereich der Information wurde bisher von der Wissenschaft praktisch nicht berücksichtigt und wird sich für die Biologie und generell für die Wissenschaft der Zukunft als bedeutsam erweisen.

Nachdem die gründliche Erforschung der Stoffwechselfunktionen, des Austausches von Energie und Materie, nur zu einem immensen Wissen über tausend isolierte Einzelheiten des biologischen Geschehens geführt hat, wird erst die Untersuchung der Übertragung von Information, der eigentlichen biologischen Kommunikation und Regulation, ein wahres Verständnis des Funktionierens von Lebewesen bringen.

Das Fließgleichgewicht, der Zustand im Fließgleichgewicht, im dynamischen Gleichgewicht, das ist der Zustand, den wir Menschen finden müssen, um gesund zu sein. Und um zu diesem Zustand zu kommen (und um ihn zu halten), brauchen wir die entsprechenden positiven, kohärenten Schwingungsinformationen, materiell, geistig und emotional.

Essen ist mehr als essen

Gesunde Wildtiere haben einen gesunden Appetit: Mit größter Treffsicherheit wählen sie zum Beispiel genau jene Pflanzen zum Fressen aus, die ihnen die bestmögliche Nährstoffversorgung sichern. Gesunde Menschen haben einen gesunden Appetit – vorausgesetzt ihr Bewusstsein und das, was man 'Unterbewusstsein' nennt, sind gesund.

Ein gesunder Appetit ersetzt jede Ernährungswissenschaft und jedes Lehrbuch über gesunde Nahrung.

Nur – der gesunde Appetit setzt den gesunden Menschen voraus, denjenigen, der sich schon bei der Auswahl der Lebensmittel, beim Kauf, seiner gesunden 5 Sinne bedient.

Nur, wenn diese Sinne ihre Ursprünglichkeit verloren haben, wenn diese nicht mehr instinktiv – also gesund – reagieren, wie soll man da gesunde Lebensmittel herausfinden?

Zwei grundlegende Irrtümer in der Bewertung von Lebensmitteln lauten: 1. Ein Lebensmittel, das gut aussieht ist ein gutes Lebensmittel, 2. Kalorienarme Lebensmittel sind gute Lebensmittel.

Durch das Wirken der Lebensmittelindustrie können wir uns heute weder auf unsere fünf Sinne, noch auf unseren Appetit verlassen.

Durch chemische Manipulation wird die Qualität der Nahrung herabgesetzt, wobei gleichzeitig durch diese chemische Manipulation die Optik der Nahrung heraufgesetzt wird.

Auf die Frage, warum trotz dieser schlechten Nahrung die Menschen heute immer älter werden, hat Prof. Dr. Popp eine sarkastische Antwort. Er meint, die Leute werden zwar an Jahren älter, aber sie beginnen früher zu sterben.

Die Ernährungslehren, die wir kennen, zwängen die Menschen in ihre spezifische Ideologie. Bei allen bleiben viele Fragen offen, sei es die Vollwertküche, die Rohköstler, der Vegetarismus oder die Makrobiotik, um nur einige zu nennen.

Besonders bedenklich sind jene Botschaften an uns Verbraucher, die 'Gesundheit' sagen und 'Umsatz' meinen, die 'Kalorienarm' - Botschaften, die 'Du darfst' - Botschaften, die 'Margarine – statt - Butter' - Botschaften. Die Frage, *wer* diese oft als 'wissenschaftlich' deklarierten Botschaften steuert, kann sich leicht jeder selbst beantworten.

Nahrung ist erheblich mehr als das Gemisch aus Kohlehydraten, Fetten, Eiweißen, Mineralsalzen, Spurenelementen und Ballaststoffen!

Der Physiker Ulrich Warnke hat in seinem Buch: 'Gehirn-Magie' (Verlag Popular Academic 1998) ausgerechnet, dass unsere Nahrungszufuhr sich aus der Differenz zwischen zugesandten Energiequanten (Universum) und abgestrahlten Energiequanten (Wärme) berechnet.

Joule, genannt nach seinem Entdecker, ist ein Maß an elektrischer Energie. Die tägliche Zustrahlung je Mensch beträgt etwa 21.000 bis 29.000 Kilojoule, die Abstrahlung 27.000 bis 36.000 Kilojoule. Der tägliche Bedarf an Energie beträgt im Durchschnitt 6.000 bis 7.000 Kilojoule. Dieser muss zwingend durch Nahrung gedeckt werden.

Diese Berechnung zeigt uns, dass nur der vierte Teil der zum Leben benötigten Energie durch die Nahrung aufgenommen wird: Wir ernähren uns von der Energie des Universums *und* von materieller Nahrung.

Gibt es Qualitätsmaßstäbe für Nahrung?

Lebensmittelmanipulationen, wie sie heute gängige Praxis sind, nämlich das so genannte 'Strecken' eines Produktes, ohne Deklaration, zum gleichen Preis, sind erst seit dem 18. Jahrhundert bekannt.

Wir können heute davon ausgehen, dass alle industriell verarbeiteten Lebensmittel Fremdstoffe in sich tragen, die dieses ursprüngliche Lebensmittel qualitativ und mengenmäßig verändern, das heißt verschlechtern. In Desinformationskampagnen der Industrie und mit Hilfe des Gesetzgebers werden solcherart behandelte Lebensmittel als 'gut' deklariert.

Das neue Zauberwort heißt: Lebensmittelfunktionalität:

- Substanzen, die den Genusswert erhöhen werden angereichert.
- Substanzen welche die Frische beeinflussen werden zugefügt.
- Substanzen welche den Verkauf fördern werden beigemischt.
- Substanzen, welche dem Hersteller als nutzlos erscheinen, werden – so weit dies machbar ist – herausmanipuliert

Der Lebensmittelchemiker hat, nach dieser Denkart, einen größeren Sachverstand als die Natur.

Wenn wir von der Biophysik wissen, dass die Nahrung Informationen aussendet, dann ist der Nahrungsaufnehmende, der Mensch, der Empfänger. Je mehr beide auf gleicher Wellenlänge liegen, desto größer ist die Kohärenz, die Übereinstimmung. Eine Information zwischen einem Sender und einem Empfänger ist also kohärent, wenn beide 'auf der gleichen Wellenlänge' liegen. Die Schwingung des Senders muss mit der des Empfängers harmonieren. Je unterschiedlicher beide

Schwingungen sind, desto mehr verringert sich die Kohärenz bis zu dem Punkt, an dem beide Schwingungen sich gegeneinander aufheben. Die Kohärenz ist dann gleich null. Bei vielen technisch verarbeiteten Lebensmitteln ist die Kohärenz zum biologischen System Mensch null – ihre Informationen sind negativ, energetisch abbauend, in letzter Konsequenz krankmachend.

Was ist Lebensmittelqualität?

Die Qualität eines Lebensmittels orientiert sich in der Höhe der Kohärenz zum Biosystem Mensch.

Die Inkohärenz, also die Unverträglichkeit, kann ausgelöst werden

a) durch Chemikalien
b) durch Allergene
c) durch Stress-Informationen

Allergene sind ganz normale, in der Regel völlig harmlose Stoffe wie Blütenpollen, Katzenhaare, Milbenkot usw., die der Körper in seiner desinformierten Not als 'Feinde' fehl-interpretiert. Er beginnt gegen sie einen Abwehrkampf.

Im Begriff 'Stress-Information' verbirgt sich vor allem das oft unsägliche Leid der Tiere die auf brutalste Weise gezüchtet werden, um als immer billiger werdendes 'Menschenfutter' zu dienen. Ich bin sicher, die meisten Menschen würden ihr Putengeschnetzeltes, ihr halbes Hähnchen, ihr Kalbsfrikassee oder ihr Hacksteak in hohem Bogen wegwerfen, wenn sie *nachfühlen* könnten, was zuvor mit diesem Lebewesen geschehen ist, dessen Körperteil sich da so lecker auf dem Teller präsentiert.

Die Biophotonen-Methode ist nun die erste Methode überhaupt, die das Leid der Tiere im Lebensmittel selbst sichtbar machen kann. Diese Methode kann zum Beispiel das Leid der Batterie-Henne, die nie in ihrem Leben das Tageslicht erblickte, die nicht einmal den Platz hatte, um ihren Körper zu drehen, in ihrem Ei aufspüren *und bewerten*.

Nimmt man ein nicht artgemäß gehaltenes Schwein, das nur mit ständigen Medikamentengaben 'gesund' gehalten wurde, das zudem im Schlachthof, als intelligentes Tier mit Bewusstsein, zusehen muss, wie ein Artgenosse nach dem anderen vor ihm 'hingerichtet' wird, dann kann man sich vorstellen, dass das Schnitzel eines solchen Tieres eine andere Abstrahlung hat als das eines natürlich gehaltenen und dann geschlachteten Schweines.

Am Brutalsten wird – zumindest nach meinen Informationen – Putenfleisch erzeugt. Ich bitte Sie eindringlich, falls sie Fleisch essen: Essen Sie niemals mehr in ihrem Leben das Fleisch einer bei uns (nichtbiologisch) erzeugten Pute. Die Qual dieses ehemaligen Steppentieres, das mit abgeschnittenem Schnabel und abgeschnittenen Flügeln auf seinem Kot sitzt, mit Antibiotika vollgestopft und eventuell mit Betablockern besprüht wird schreit zum Himmel. Am Schluss ihres Wachstums können diese Tiere nicht einmal mehr stehen, weil jede Brustseite sechs Kilogramm Schlachtgewicht bringen muss.

Der Begriff 'Sünde', er kommt mir sonst nie über die Lippen, hier muss ich ihn gebrauchen. Den Menschen würden die ach so leckeren Putenstreifen auf dem Salatteller im Halse stecken bleiben, wüssten sie, was mit diesem Tier vor seinem Ableben geschah.

Bei Legehennen – nach Popp – können wir davon ausgehen, dass ein Ei aus Batteriehaltung krank ist; entstände aus diesem Ei ein Huhn, dann wäre auch dieses krank.

Da wir um das System *Leben an der Laserschwelle* wissen, ist uns klar, dass nur eine *gute* Nahrungsaufnahme, das heißt eine kohärent schwingende Nahrung, unser Lebenssystem stabilisiert.

Der Appetit auf ein bestimmtes Nahrungsmittel zeigt uns in der Regel die Richtung, welches in diesem Moment für unser System günstig ist.

Vergessen wir die Kalorien, die Fette und die Halbfette, das Cholesterin, die Triglyzeride und was die Industrie und die Schulwissenschaft uns in seliger Eintracht so andient! Auf was es *allein* bei der Nahrung ankommt, ist die positive Information. Dies kann die fetteste Leberwurst sein. *Kann*. In der Regel wird sie das nicht sein, da die Art, wie wir leben und wie wir uns (nicht) bewegen eher dagegen spricht. Aber sie kann es sein!

Wir müssen uns grundsätzlich von dem mechanistischen Denkansatz befreien, dass es schon von vornherein feststehen könnte, dass ein bestimmtes Lebensmittel gut und ein bestimmtes anderes Lebensmittel schlecht sei.

Das Individuum Mensch x oder y oder z geht *immer für sich alleine* eine Verbindung zum Lebensmittel a) oder b) oder c) ein und immer entscheidet das *beidseitige* Schwingungsverhalten.

Für ein Seminar habe ich einmal eine – wie mir schien – besonders abscheuliche 'Diät'-Margarine mitgenommen. Beim Test reagierten zwei Telnehmer absolut positiv auf dieses, nach allen Regeln der Chemie malträtierte Produkt. Das Erstaunen war unter den Teilnehmern groß. Selbst die zwei Betroffenen starrten ungläubig auf die weit ausholend rechts drehende Einhandrute.

Warum auch immer, in diesem Fall waren die beiden Teilnehmer und die Margarine kohärent. Jede Dogmatik ist auch hier eindeutig fehl am Platze.

In diesen Zeiten der vergifteten Böden ist das gesündeste Brot das Weißbrot – weil sich Giftstoffe in der Körnerschale anreichern. In diesen Zeiten der vergifteten Böden ist das ungesündeste Brot das Vollkorn-Körnerbrot – ist das nicht verrückt?

Der Wandel in der Bewertung der Nahrung ist die Erkenntnis, dass wir uns in allererster Linie *von Licht* ernähren. Der Ausspruch: „Wir sind Kinder des Lichts“ ist eben keine esoterische Aussage, er enthält eine neue physikalisch fassbare Dimension: Wir sind 'Lichtfresser' oder 'Lichtsäuger'. Wenn wir das Kohlendioxyd ausgeatmet und das Wasser sowie die sonstigen unbrauchbaren Teile ausgeschieden haben, *bleibt die Sonnenenergie,* gespeichert in den Zellen, zurück.

Gute Nahrung hat in seinen Zellkernen eine gute Lichtspeicherkapazität, schlechte Nahrung eine schlechte.

Gerade *die* Wellenlänge, die dem Körper momentan fehlt, nimmt er durch die Nahrung besonders gerne auf. Die neu ankommenden Schwingungen verstärken die vorhandenen und man fühlt sich wieder wohler.

Die Lebensmittel, welche diejenigen Wellen aussenden, die *in diesem Moment* die höchste Kohärenz aufweisen und damit die passendsten sind, diese Lebensmittel sind *für mich* am wertvollsten – und das sind niemals großtechnisch bearbeitete Lebensmittel!

Darf es etwas bestrahlt sein?

Wenn Lebensmittel so lange lagern können, bis sie – äußerlich immer noch ansprechend – von innen her verfaulen, dann bekommen Gerüchte neue Nahrung die da behaupten, Lebensmittel würden im (zum Teil fernen) Ausland mit abgebrannten Kernstäben von Atomkraftwerken bestrahlt.

Prof. Dr. Hoffmann[9], einer der kritischen und aufrichtigen Geister der Wissenschaft, gibt dazu folgende an der Sache orientierte Auskunft: „Unter Lebensmittel-Bestrahlung versteht man ein modernes Konservierungsverfahren, bei welchem die Energie ionisierender Strahlen (Gamma-, Elektronen- oder Röntgenstrahlen) zur Abtötung bzw. auch nur Verringerung von Mikroorganismen, Verhinderung von Sprossung oder Reifeverzögerung benutzt werden.

Nach derzeitiger allgemeiner Beurteilung ist der Verzehr bestrahlter Lebensmittel für den Konsumenten mit keinem Strahlungsrisiko verbunden, weil bei kontrollierter Anwendung und geeigneter Technologie nur radioaktive Substanzen erzeugt werden, deren Gesamtaktivität weit unter der Aktivität von in Lebensmitteln natürlich vorkommenden radioaktiven Bestandteilen von Lebensmitteln liegt.“[10]

Wie? Natürlich vorkommende Radioaktivität in Lebensmittel ist gefährlicher als die bei Lebensmittel-Bestrahlung freigesetzte Radioaktivität? Tote Mikroorganismen sind gesund? Reifeverzögerung ist ein Fortschritt? Die Verhinderung von natürlicher Sprossung ist ein Qualitätsmerkmal? Oder was will man uns da, nach derzeitiger allgemeiner Beurteilung suggerieren.

Darf es etwas genmanipuliert sein?

Bei der Gentechnologie werden Erbsubstanzen von einem Lebewesen auf ein anderes übertragen. Damit sollen ganz bestimmte Eigenschaften im Organismus des Empfängers hervorgerufen oder unterdrückt werden. Das 'Lebendige' wird sekundär, die 'Handhabung', sprich die Gewinnerwartung durch das Produkt, wird primär.

Die Motivationen der Lebensmittelindustrie sind hauptsächlich:

- Ertragssteigerung,
- Manipulation am Produkt zur besseren produktionstechnischen Handhabung,
- Manipulation des Reifeprozesses,
- Manipulation des Fäulnisprozesses,
- Veränderung von Geschmack und Geruch.

Die Methoden zur Qualifizierung von Lebensmitteln

Vergessen wir die Qualitätsbeschreibung nach DIN 55359, vergessen wir Kalorienaussagen, Handelsklassen und deklarierende Inhaltsbeschreibungen, denn diese segnen die gängige Produktionspraxis ab. Ignorieren wir auch Pseudo-Bio-Bezeichnungen, welche biologisch erzeugte Ware vortäuschen: 'Frische Eier direkt vom Bauernhof', 'Kontrolliertes Erzeugnis', 'Direkt vom Erzeuger' usw. Die Aussage: 'Aus integriertem, kontrolliertem Anbau' ist nach energetischen Maßstäben ebenso nichts sagend wie die Phantasiebezeichnungen 'neutral', 'extensiv erzeugt', 'naturnah erzeugt', 'umweltverträglich angebaut', 'umweltschonend angebaut', 'umweltgerecht erzeugt' und vieles mehr.

Es gilt: Wo nicht 'Bio' draufsteht ist kein Bio drin! Und 'Bio' oder 'Öko' dürfen sich nach dem Recht der Europäischen Union (Bio-Verordnung 2092/91) nur Produkte nennen, die aus kontrolliertem Öko-Anbau stammen. Diese Betriebe dürfen nachweislich keine synthetischen Stickstoffdüngemittel und keine chemischen Pflanzenschutzmittel verwenden.

Auf der sicheren Seite ist der Verbraucher immer bei jenen Bio-Erzeugern, die den großen Verbänden wie 'Demeter', 'Bioland' oder 'Naturland' angeschlossen sind. Achtung: Wenn 'Bio' nach EU-Recht auf der Ware steht, dann ist dies ein Bio-Mischprodukt, bei dem immerhin 95% der Zutaten aus ökologischem Anbau stammen müssen. (Dann gibt es noch die 70%-Regelung, bei der '70%' im 'Sichtbereich der Verkehrsbezeichnung' erscheinen muss).

Was wir benötigen sind Qualitätsprofile, die sich der *energetischen* Qualität von Lebensmitteln orientieren. Oberstes Qualitätsprinzip ist nach dem Nobelpreisträger für Physik, Erwin Schrödinger die positive Ordnungs- und Strukturierungsfähigkeit eines Lebensmittels. Das heißt, ein Lebensmittel, das dem Wortinhalt nach wirken soll, muss den Ordnungszustand des Organismus gegen thermodynamische Unordnungen schützen. Die traditionelle chemische Analyse (an der sich heute noch die Politik und die Rechtsprechung orientiert) gibt darüber keine Auskunft.

Zwei Analysemethoden gibt es jedoch, welche uns über die tatsächliche Qualität eines Lebensmittels Auskunft geben können: Die Biophotonenmethode des Prof. Dr. Fritz-Albert Popp und die elektrochemische Methode des Prof. Dr. Manfred Hoffmann.

Popp hat nachgewiesen, dass jeder Zellkern als Lichtspeicher fungiert. Je größer die Lichtspeicherfähigkeit und die Kommunikationsfähigkeit der Zellen durch optimalen Photonenfluss, desto energetisch wertvoller ist das Lebensmittel (optimale Lichtspeicherfähigkeit und Kommunikationsfähigkeit ist nach Schrödinger der optimale Ordnungszustand). Lebensmittel der industriellen Landwirtschaft haben nach der Biophotonen-Methode einen nachweislich schlechteren Ordnungszustand als biologisch erzeugte Lebensmittel.

Hoffmann kommt mit seiner Methode prinzipiell zu den gleichen Ergebnissen wie Popp. Er misst die Stromaktivität im Lebensmittel (man stelle sich dies analog zur Hirnstromaktivität im Menschen vor), die so genannten 'elektrochemischen Merkmale'; und zwar das 'Redoxpotential' (rH) und den 'Elektrischen Widerstand' (R). Hoffmann schreibt, „dass über die Nahrung nicht nur die bekannte kalorische Versorgung zur Aufrechterhaltung der chemischen Prozesse erfolgt, sondern auch die elektrische Aufladung unserer 'Lebensbatterie'."[11]

Unser biologisches System, das heißt unsere Körperzellen benötigen zur Gesundheit die wissenschaftlich unumstrittenen 70 Millivolt Ruhepotential bis 120 Millivolt Aktionspotential, unsere 'Lebensbatterie'. Unser menschliches Zellpotential (in Millivolt messbar) wird maßgeblich von dem in Lebensmittel innewohnenden Zellpotential (in Millivolt messbar) bestimmt. Biologisch erzeugte Lebensmittel sind deshalb von solcher Bedeutung, weil sich zeigt, „dass sich die elektrochemischen Merkmale in Abhängigkeit von der Anbauweise, der Stressbelastung durch Düngung bzw. Fütterung, Pflanzenschutzmaßnahmen usw. signifikant ändern.

- Der pH-Wert als Ausdruck der Wasserstoff-Ionen-Konzentration gilt als Milieu-Anzeiger und darf für eine optimale Gesundheit nur innerhalb geringer Grenzen schwanken.
- Das Redoxpotential (messbar in Millivolt) ist ein Gradmesser für den aktuellen elektrischen Status im Zellgeschehen. Der reduzierte Zustand ist dabei immer der elektronenreichere, energiereichere und ist typisch für die besseren Lebensmittelqualitäten.
- Der elektrische Widerstand (messbar in Ohm) kennzeichnet die Ionen-Konzentration in der Probe und informiert beispielsweise über das physiologische Alter.

Der daraus elektrochemisch abgeleitete P-Wert (messbar in Mikro-Watt) integriert die drei Basis-Werte und ist ein guter Index für die Qualität und den energetischen Gesamtstatus der Probe.

Fazit: Während sich Lebensmittel-Proben aus dem Öko-Anbau chemoanalytisch vielfach nicht von konventionell erzeugten Proben unterscheiden lassen, sind elektrochemisch meist noch signifikante Differenzierungen möglich."[12]

Was wir alles so essen...

Margarine statt Butter?

1. *Margarineherstellung*

Der Apothekenassistent Mege Mouriès aus Aix-en-Provence mischte 1869 bestimmte Rinderfette mit Wasser und bekam für dieses streichfähige Erzeugnis von seiner Regierung einen Preis: Die Margarine war erfunden! Sie war als Buttersatz vorgesehen – auch die armen Menschen sollten ihr Streichfett haben!

Napoleon III förderte persönlich die Arbeiten Mouriès und stellte ihm einen königlichen Bauernhof zur Verfügung. Es gab sogar ein Margarine-Patent (Nr. 86480).

Für seine Leistungen wurde Mouriès auf Empfehlung Napoleons III in die Ehrenlegion aufgenommen.

Mouriès nannte das neue Produkt *Margarine*, in Anlehnung an *Margarinsäure* und *Margarin* für unreine *Palmitinsäure.*

Schnell fand Mouriès Lizenznehmer in den anderen europäischen Ländern und in Amerika.

Margarine ist eine künstliche Zubereitung, der Butter oder dem Butterschmalz ähnlich, deren Fettanteil aber nicht der Milch entstammt.

Ihre Zusammensetzung wird chemisch in hohem Maße der Butter nahempfunden: Fett: 80%, Wasser:18%, Kochsalz, Protein, Milchzucker und weitere Zusätze.

In Butter ist diese Zusammensetzung natürlich, im Margarine ist sie künstlich durch den Hersteller 'komponiert', wie es in der Fachsprache heißt.

Der Nährwert wird von der Margarineindustrie als gleichwertig dargestellt, was bezüglich der Kalorien sicherlich zutreffend ist.

Die Herstellung von Margarine regelt in Deutschland ein 'Gesetz über Margarine, Halbfettmargarine und Kunstspeisefett'.

Man unterteilt die zur Herstellung nötigen Stoffe in *Margarinegrundstoffe* und *Margarinehilfsstoffe.* Letztere bestimmen über Aussehen, Geschmack, Haltbarkeit. Die wesentlichen Bestandteile der Margarine sind:

Speisefette, Speiseöle, Trinkwasser, Emulgatoren (Lezithin, Eigelb und/oder Monoglyzeride und Diglyzeride von Speisefettsäuren), Geruchs- und Geschmacksstoffe (Aromastoffe wie Laktone, Diacetyl, niedere Fettsäuren), gesäuerte Milch, Magermilch oder Magermilchpulver in Wasser gerührt, Speisesalz, Stärkesirup, Zitronensäure und/oder andere Genusssäuren, Vitamine, zugelassene Konservierungsmittel, zugelassene Farbstoffe (im allgemeinen Carotin oder auch carotinhaltige Öle), Indikatorzusätze (Stärke).

Die Komposition der Stoffe entscheidet über die allgemeinen Eigenschaften der jeweiligen Margarine. Die reichlichen Möglichkeiten schaffen zahlreiche Margarinesorten, auch außerhalb von Haushaltsmargarinen. Es gibt Margarine für verschiedene gewerbliche Zwecke: Backmargarine, Ziehmargarine und Crememargarine. Innerhalb dieser drei Grundsorten gibt es wiederum zahlreiche Variationen für die jeweilige Zielgruppe.

Zur Komposition von Margarinen:

Von der Haushaltsmargarine wird erwartet, dass sie ohne Geschmacksveränderung längere Zeit lagerfähig ist und in dieser Zeit ihre Struktur erhalten bleibt.

Sie soll sich gut streichen lassen, auch bei Kühlschranklagerung. Deshalb muss die Komposition im Bereich von 5 bis 24 Grad C. eine gute Dilatation (Schmelzausdehnung) besitzen.

Zu jeder Margarine wird deshalb ein Temperatur/ Dilatationsdiagramm erstellt.

Die Margarine soll im Mund leicht zergehen, deshalb muss ein 'zarter Schmelz' komponiert werden. Palmitin- und Stearinsäuren werden deshalb hierbei vermieden.

Die Gefahr des 'Mehligwerdens' ist immer gegeben, darum müssen Kristallmodifikationen vermieden werden, die sich in eine stabile Form konfigurieren. 'Ausölen' zeigt eine fehlerhafte Komposition.

Zwei geeignete Grundkompositionen sind:

1. 40% gehärtetes Sojaöl, Baumwollsaatöl oder ähnliche Öle, 10% - 20% Palmöl, 30% - 40% Kokos- oder Palmkernöl, 10% - 20% Sojaöl, Sonnenblumenöl oder ähnliche Öle.
2. 40% - 50% gehärtetes Walöl oder Fischöl im Verhältnis 3:1, 10% -20% Palmöl, 30% - 35% Kokos- oder Palmkernöl, 10% - 20% Pflanzenöl, meist Sojaöl

Das Wasser muss den Anforderungen genügen, die an Trinkwasser gestellt sind.

Je nach Margarinesorte wird in Wasser gelöstes Magermilchpulver oder Magermilch verwendet. Durch einen anschließenden Säuerungsprozess erhält man die Aromastoffe *Diacetyl, Laktone* und andere, wie sie in Sauerrahm entstehen.

Als Aroma-Hersteller können folgende Streptokokken beigefügt werden: *Streptococcus lactis, Streptococcus cremoris, Streptococcus citrovorus, Streptococcus paracitrovorus.*

Antibiotika verhindern die Milchsäuerung.

Um die Wasser-in-Öl-Emulsion optimal zu gewährleisten benötigt man *Monoglyceride, Sojalezithin* oder *Hühnereigelb.* Letzteres ist zwar ein gutes Färbemittel, aber schwierig steril zu halten. Deshalb wird jetzt meist als Ersatz *Milchcasein* genommen, das ebenfalls eine gute Farbwirkung hat.

Für die Margarinesorten, die ohne Milchzusatz auskommen, nimmt man *Rohrzucker, Milchzucker, Glucose* oder *Stärkesirup,* welche ebenfalls einen guten Farbeffekt ergeben.

Als Farbstoffe sind zulässig: *Carotin, Anatto, Bixin.* In der Regel wird synthetisches Beta-Caroin verwendet, da es mit dem Naturstoff strukturell identisch ist.

Als Vitamine sind zulässig: *Vitamin E (Tocophero)l, Vitamin A, Vitamin* D_2.

Ein butterähnliches Aroma ist bei der Komposition sehr wichtig. Man setzt also Geruchs- und Geschmacksstoffe zu, welche der Butter zuzuordnen sind und die leicht synthetisch zugänglich sind wie: *Diacetyl, Laktone* höherer Gamma- und Delta-Hydroxifettsäuren der Kettenlänge etwa C_8 bis C_{14}, *Nonalakton, Undecalakton* und manchmal auch kleinste Mengen *Buttersäure* (0,05mg/100g Margarine).

„Daneben benutzt man weitere, in der Butter nachgewiesene Aromastoffe, die insgesamt also ein etwas buntes Gemisch ausmachen, den natürlichen Verhältnissen aber durchaus entsprechen und auch zum gewünschten Effekt führen.“[13]

Als Konservierungsstoff ist Sorbinsäure zugelassen. Diese muss deklariert werden. Der wässrige Anteil einer Margarine samt aller Hilfsstoffe darf 20% betragen.

KATALYSE, das Institut für angewandte Umweltforschung schreibt zu Margarine: „Die Schadstoffbelastung der Margarine ist relativ gering, da meist raffinierte Öle zu ihrer Herstellung verwendet werden. Allerdings können trans-Fettsäuren bei der Fetthärtung an den Nickelkatalysatoren entstehen. [...] Ernährungsphysiologisch sind trans-Fettsäuren nicht besser als gesättigte zu bewerten, denn sie haben im Körper nicht mehr die Wirkung der essentiellen Fettsäuren. Sie stören sogar die Stoffwechselprozesse sowie Aufbau und Funktion der Körperzellen. Möglicherweise sind sie an der Ausbildung von Darmentzündungen beteiligt.

Zur Margarineherstellung bedarf es vieler Zusatzstoffe. Emulgatoren sind notwendig, um Fett- und Wasserphase überhaupt mischen zu können. Die Emulsion muss häufig durch Stabilisatoren haltbar gemacht werden, und bei hohem Wasseranteil in der Margarine (Halbfettmargarine) ist die Zugabe des Konservierungsstoffes Sorbinsäure notwendig. Die Vitamine A und D und das Provitamin Beta-Carotin werden zur Vitaminisierung und Färbung der Margarine zugesetzt."[14]

Bezüglich der Verarbeitungs-Hilfsstoffe ist auch in der mir zur Verfügung stehenden Fachliteratur nichts zu finden – außer einem vagen Hinweis, dass verarbeitungstechnisch bis zu 200 Chemikalien gebraucht werden können.

2. *Butterherstellung*[15]

Zur Herstellung von einem Kilogramm Butter braucht man 25 Liter frische Milch. Die Milch wird geschlagen, bis sich Fett und Flüssigkeit trennt. Es entsteht *Süßrahmbutter.* Zusammensetzung und Vitamingehalt der Butter hängen von Fütterung und Jahreszeit ab.

Nur Süßrahmbutter ist nicht weiter manipuliert!

Der *Sauerrahmbutter* werden Bakterienkulturen beigesetzt, ebenso Milcheiweiß, Milchzucker, Mineralstoffe, Lecithin und Aromastoffe. Der *mildgesäuerten Butter* wird zumindest Milchsäure zugesetzt.

Tipp 1: Nur *Süßrahm*butter aus Alpenmilch (zum Beispiel Meggle) oder Süßrahmbutter mit Biosiegel verwenden.

Tipp 2: Zum Braten und Frittieren *Kokosfett* verwenden,

Tipp 3: Für Salate *kaltgepresste, native Öle* verwenden. Dies steht als Kennzeichnung auf der Ölflasche.

Frankenfood im Tiefkühlfach

'Frankenfood im Tiefkühlfach', so hieß schon 1993 im 'Spiegel' ein Gruselartikel über unsere Nahrung. Die berechtigte Frage ist: *Welche Stoffe* setzt man unseren Lebensmitteln, die so wunderschön im Regal stehen oder in der Theke bzw. in der Tiefkühltruhe liegen, zu? Einem mit Sicherheit unvollständigen Überblick sei ein Ausblick vorangestellt:

„In Braunschweig gibt es ein Haus, in dem über 10 000 Arten von Lebewesen eingesperrt sind. Kein Scharren, Brummen oder Krähen dringt aus dem Gebäude, kein Futter wird angeliefert, kein Boden bekackt. Das Gehege der Deutschen Sammlung von Mikroorganismen und Zellkulturen (DSM) misst kaum 70 Quadratmeter Grundfläche.

Das weiß geklinkerte Gebäude Maschenroder Weg 1b ist die Arche Noah der deutschen Biotechnologie. Schleimpilze werden hier in Schubladen gehortet, krakenförmige Viren und propellerartige Bakterien – keine größer als 1.4 tausendstel Millimeter [...] Besonders empfindliche Mikroben werden in todesähnlichen Schlaf versetzt. Sie baden bei minus 196 Grad in Flüssigstickstoff.

Die ‘Hinterlegungsstelle für biologisches Material’ bunkert auch die gezüchteten Hochleistungsstämme der Lebensmittelindustrie: Salami-Röter, Superbazillen für Mixed Pickles, ‘Thermobakterien’ zur Erzeugung von ‘bulgarischem Joghurt’, die

Käsepilze Penicillium camemberti und roqueforti oder das Lactobacillus sp. 20 182 für 'Fleischmarinaden'.

Seit einigen Jahren tummeln sich in der 'nationalen Kulturensammlung' nun auch Einzeller der dritten Art – patentierte Genmutanten, die auf 'vertraulicher Basis' sicherheitsverwahrt werden. Mittlerweile sind es 700 [...].

Im Jahr 1973 [...] gelang es zwei Molekularbiologen der kalifornischen Stanford-Universität, einer Bakterie fremdes Erbgut einzuschleusen. Im Labor brach der achte Tag der Schöpfung an [...].

Unterstützt von Milliardenprogrammen haben die über 3000 Genlabore in aller Welt immer machtvollere Waffen für den Erbguttransfer geschmiedet. Zahlreiche Gentaxis – Plasmide, Phagen, Retroviren, Mikrokanonen – stehen den Forschern mittlerweile zur Verfügung, um in das erbguttragende Riesenmolekül DNS einzudringen [...].

Fast einhelliges Urteil der Fachleute: Gennahrung ist gesund und schmeckt [...].

Während der Umbau der Nahrungsmittel im Eiltempo voranschreitet, sind die möglichen Risiken und Nebenwirkungen kaum erforscht. Bei einigen Lebensmitteln werden die Mikroorganismen durch Erhitzung getötet. Abgestorben wandern sie durch den Schlund des Verbrauchers.

Jeder Bissen Salami, jeder Schluck Milch, jedes Stück Gouda enthält dagegen unzählige lebende Laktobazillen. Gerade bei dieser Gattung loben die Experten 'die hohe Überlebensrate' im fertig verpackten Produkt.

Was da an lebenden Mikroorganismen in die Gedärme rutscht, birgt ein unabweisbares Gefahrenpotential. Seit einiger Zeit erst wissen die Molekularbiologen, dass einige Bakterien die Fähigkeit haben, ihr Erbgut auf andere Einzeller zu übertragen. Wie die Olympioniken ihren Staffelstab, so können die Kleinstlebewesen ihre Erbinformation untereinander weiterreichen.

Da fast alle genmanipulierten Einzeller aus labortechnischen Gründen mit Antibiotikaresistenzen ausgestattet sind, fürchten die Gentechnikgegner eine unheilvolle Allianz: Die verspeisten Genorganismen wandern Richtung Darmflora, treffen dort auf menschliche Krankheitskeime und stecken ihnen die Abwehrformel gegen Antibiotika zu.

Aus medizinisch leicht zu bekämpfenden Plagen könnten theoretisch neue, unheilbare Krankheiten entstehen - für Mediziner eine Horrorvision.“[16]

Über die möglichen Risiken der Gentechnik wird täglich viel geschrieben. Der Protest ist riesengroß, aber die Industrie wird sich durchsetzen.

Die Höchstmengenverordnung am Beispiel Backwaren

Abertausende von Bäckermeistern haben seit Menschengedenken Mehl mit Hefe und Wasser vermischt und nach dem Gehen des Teiges Brötchen oder Brot gebacken. Wenn man heutzutage vor einer Theke stehen, die vor Brot- und Brötchensorten schier überzuquellen scheint, könnte man denken dies wäre noch immer so.

Lesen Sie irgendwo ein Schild auf dem die Inhaltsstoffe der Backwaren stehen? Nein. Sie wiegen sich in der Sicherheit, dass dem Lieblingsbrot oder den leckeren Lieblingsbrötchen *nichts* zugesetzt ist.

Wie schon mehrfach betont, existiert eine 'Höchstmengenverordnung' bei Lebensmitteln. Dies gilt natürlich auch für die - uns so natürlich erscheinenden – Backwaren!

„Für gesundheitsschädliche Beimischungen gilt (jetzt) eine ‘Höchstmengenverordnung’: Solange jede der Einzelkomponenten einen definierten Betrag nicht überschreitet, wird die Qualität so eingestuft, als ob es eine solche Beimischung nicht gäbe.“[17]

Das muss man auf der Zunge zergehen lassen: Wird *nur bis zu einer bestimmten Menge* beigemischt, gilt die Beimischung als *nicht* beigemischt.

Wird hier eventuell das Abnorme zur Norm, das Verrückte zur Normalität erhoben? Erleben wir eine 'Pathologie der Normalität'? Kann in den Menschen, die solche Dinge, solche Verordnungen aushecken überhaupt noch ein gesundes, funktionierendes Gehirn stecken?

Und um den Chemikalien, die unter anderem bei der Brotherstellung so nützlich und hilfreich sind, auch sprachlich entgegenzukommen, heißen diese jetzt 'Feinchemikalien'. Machen sie das Brot und das Brötchen 'fein'? Sind sie ein 'feiner' Zusatz, nach dem Motto 'klein aber fein'? Oder heißen sie so, weil sie sich so 'fein' verteilen, dass sie eigentlich überhaupt nicht vorhanden sind?

„Aus dem ‘Backpulver’ von einst sind inzwischen zirka 100.000 Tonnen *Backmittel* geworden, welche die Deutschen jährlich neben den Grundstoffen Mehl, Wasser und Hefe mitverzehren. Schon längst weiß der Bäcker nicht mehr, welche Mittel mit welchen Langzeitwirkungen den Fertigmischungen zugesetzt sind, die er täglich bequem und schnell verarbeitet. Und selbst das Bundesgesundheitsamt steht auf dem Standpunkt, es würde den Verbraucher mehr verwirren, ihm die inzwischen unübersichtlich gewordene Liste von Zusätzen im Brot anzugeben, als sie ihm hilfsbereit zu verschweigen.

Aus einem Fundus von 1000 Feinchemikalien lässt sich nach Herzenslust zum Beispiel

- der Roggencharakter oder der Vollkorneindruck verstärken oder vortäuschen, mit braunem Zuckerlikör,

- die Härte des zugesetzten Wassers mit Kalziumkarbonat regulieren und damit den Teig knetbarer machen,

- die Schimmelbildung verhindern und so eine längere Haltbarkeit erreichen, mit Stoffen wie Sorbinsäure oder Kalziumsorbat,

- die Farbe frisch und natürlich halten mit Chemikalien wie Schwefeldioxid oder einigen Disulfiten,

- den Natursauer durch Essigsäure ersetzen, den Geschmack von Weizenbroten abrunden, durch Milchsäure,

- mehr Wasser in den Teig einarbeiten, damit das Gebäck schwerer wird, beispielsweise mit Ascorbinsäure,

- die Krume zart mürben, mit Letcitin,

- gleichzeitig Schneidbarkeit und Haltbarkeit verbessern, mit Citronensäure (von Schimmelpilzen produziert),

- die Säuerung verfeinern, mit Kaliumtartrat,

- den Teig standfester machen, mit Natriumorthophosphat,

- Käfer- und Mottenschutz kombinieren, mittels der Verbesserung des Hefewachstums durch Kalziumorthophosphat,

- das Altbackenwerden verzögern, mit Carboxymethylcellulose,

- das Volumen vergrößern und gleichzeitig Froster-Freundlichkeit erreichen, mit Mono- und Diglyceriden von Fettsäuren,

- das Backaroma mit Maltol verfeinern,

- eine ansprechende Bräunung mit Candelillawachs erzielen,

- Volumen, Krustenbräunung, Krumenzartheit und Geschmack mit Amylasen aufpolieren,

- auf tiefgefrorenen Waren 'ofenfrischen' Glanz hervorzaubern, zum Beispiel mit Stoffen wie Monostärkephosphat oder Stärkeacetat.

Diese Beispiele sollen genügen. Das Bäckerhandwerk hat sich zum Zweig einer Wissenschaft entwickelt, die nicht nur erhöhte Allergieanfälligkeit bei Bäckern und Konsumenten in Kauf nimmt. Sie entpuppt sich mehr und mehr als interdisziplinärer wissenschaftlicher Randbereich zwischen Lebensmittelchemie und Pharmakologie. Da aber niemand weiß, welche Langzeitwirkungen zwar nur schwach dosierte, aber dafür beliebig viele natürliche Beimengungen nach sich ziehen, bleibt unklar, ob man sich darüber freuen soll."[18]

Und das beliebte 'ofenfrische' Brötchen? 'Frisch' darf man es nicht nennen, denn es ist in der Regel ein Tage alter Teigling – aber dieser kommt frisch aus dem Ofen!

Überhaupt, was ist mit unserer Freude am Wohlgeschmack? Was heißt hier 'Erdbeer-Sägespäne'?: „Aroma aus dem Chemie-Baukasten täuscht täglich unseren Gaumen. Wer morgens 'Nesquick' trinkt, schluckt Geschmack aus dem Labor, wer Jacobs Kaffee 'Amaretto' mag, genauso. Müllers 'Knusper Joghurt. Schoko Müsli' ist schmackhaft dank der Künste der Chemiker. Auch Pfannis 'Bauernfrühstück', die 'Pasta du Chef' von Maggi oder die Fünf-Minuten-Terrine, sogar die Hummerfonds von Lacroix - alles Aroma.

Laboraroma ist die Leitsubstanz der modernen Lebensmittelproduktion. *Ohne die geheimnisvollen Pülverchen und Säfte wären Industrieprodukte im Supermarkt ungenießbar und unverkäuflich."*[19]

Was sind das für Stoffe, die da klammheimlich mit dem Segen der uns Regierenden zugesetzt werden? Fragen wir einen Mann, der dies wissen muss, nämlich Dr. Karl Heinz Ney, denn „er hatte nach einer physikalisch-chemischen Diplomarbeit und einer physiologisch-chemischen Dissertation auf dem Enzymgebiet die Chance, in den stürmischen 60er und 70er Jahren im deutschen Forschungslabor des international größten Lebensmittelherstellers die Sektion 'Proteine und Aromen' zu leiten [...]. Er wendet sich [...] an alle, *die auf dem faszinierenden Gebiet der Lebensmittelaromen* arbeiten oder dies beabsichtigen [....]"[20]

Nachfolgend einige Beispiele der Aromagliederung nach Ney, wobei jedes Aroma einem Duft, einen Geschmack oder einem 'Eindruck' zuzuordnen ist:

Glycin: Brötchen;

Alanin: gekochte Kartoffel;

Valin: Karamelle;
Leucin: Schokolade;
Isoleucin: beißend;
Phenylalanin: Honig, Marzipan;
Glutaminsäure: angebrannter Zucker;
Prolin: Bratkartoffeln;
Serin: Kartoffel.

Versteht man in Ansehung dieser unterschiedlichen Zweckbestimmungen Aromen als Zubereitungen von Geruchs- oder Geschmacksstoffen, die zur Aromatisierung von Lebensmitteln bestimmt sind, dann liegt die Schlussfolgerung nahe, dass Aromen Zusatzstoffe sind.“[21]

Anscheinend muss man Gesetze nur richtig abfassen, damit die juristischen Wortdeuter festlegen können, was Sache ist. Ney formuliert so wunderbar weiter, dass am Schluss „Geruchs- und Geschmacksstoffe nur dann als Zusatzstoffe anzusehen sind, wenn sie weder natürlicher Herkunft *noch* den natürlichen Stoffen chemisch gleich sind“.[22]

Der Industrie geht es eben darum,

- „die ‘natürliche’ Frische soweit wie möglich zu erhalten,

- den ‘natürlichen’ Geschmack täuschend ähnlich nachzuahmen oder gar zu übertreffen,

- den ‘natürlichen’ Geruch auch dann noch aufrecht zu erhalten, wenn das System ‘Lebensmittel’ unter natürlichen Bedingungen schon längst verfault und von Verwesung befallen wäre,

- das Aussehen so appetitlich zu gestalten, so dass man am liebsten sofort zubeißen möchte und es kaum abwarten kann, die Entlarvung des biochemischen Husarenstreichs in den Dunkelräumen seines Verdauungstraktes zu erleben, freilich ohne jede rechtliche Handhabe.“[23]

Dies wird natürlich *nicht* als Täuschung des Verbrauchers gewertet. Täuschung ist nach § 17 des Lebensmittel- und Bedarfsgegenständegesetzes in Deutschland nämlich verboten. Zuwiderhandlung kann sogar mit bis zu einem Jahr Gefängnis bestraft werden. Es handelt sich ebenfalls *nicht* um Betrug.

„Die Sägespäne, aus denen die Künstler von Haarmann & Reimer ein Erdbeeraroma gewinnen, entstammen australischen *Bäumen*. Diese sind fraglos *natürlichen* Ursprungs. Wie das Rizinus-Öl, aus dem die Chemiker der BASF ein feines Pfirsisch-Aroma herauskitzeln.

Oder der Pilz 'Trichoderma viride', der allerdings oft übersehen wird, denn er lebt im Erdboden. Er produziert neuerdings Kokosaroma.

Wundersame Erzeugnisse kommen mit solch modernen Methoden zustande: Die sächsische Filiale des US-Aromafabrikanten Bell Flavors & Fragrances kann ein ‘natürliches Aroma’ vom ‘Typ Rinderbraten’ anbieten, das so wenig mit einem Rind zu tun hat, dass sie es speziell für Vegetarier empfiehlt. So kommt endlich Abwechslung ins dröge Vegetarierleben.

Solch kreativer Umgang mit der Wahrheit wird zwar nicht bestraft, fördert aber Argwohn und Misstrauen beim Verbraucher.“[24]

„Immer wenn ‘Aroma’ draufsteht, ist mit Sicherheit etwas faul. Ein ‘Schwarzwälder Früchtequark’ der Freiburger Molkerei Breisgaumilch (Slogan: ‘Natürliche Breisgaumilch’) enthält beispielsweise laut Etikett ‘Kirschen aus dem Markgräflerland’. Doch ‘Aroma’ ist ebenfalls drin. Haben die Bauern zu wenig Obst geliefert? Oder schmecken die Früchte aus dem Markgräfler Land nach nichts? Und was bedeutet das staatliche Siegel ‘garantiert aus heimischer Erzeugung’? Stammt das ‘Aroma’ von emsigen Schwarzwälder Boden-Bazillen, genetisch manipuliert von fleißigen Freiburger Universitätsbiologen? Nein, sagt der Verkaufsleiter der in Konstanz ansässigen Firma Deutsch-Schweizerische Früchteverarbeitung, die für die Freiburger Molkerei die ‘Fruchtzubereitung’ aus dem Markgräfler Land zusammenrührt.

Das Aroma braucht er, denn 'wenn man da kein Aroma reintut, schmeckt das wie eingeschlafene Füße.' Er bezieht es von branchenbekannten Lieferanten wie Haarmann & Reimer. *Wie* genau der Fabrik-Geschmack beschaffen ist, das weiß er nicht. Nur eines weiß er: *Von Erdbeeren oder Kirschen, Markgräflern gar,* stammt das Aroma nicht.

Wo die Lage so unübersichtlich geworden ist, stehen auch die Behörden vor einem völligen Rätsel. Zwar versichert die Industrie, ihre Indegrenzien seien absolut unschädlich; zumindest einige der Aroma-Substanzen könnten aber für empfindliche Konsumenten von Schaden sein.

Nach einer Aufstellung des Europarates in Straßburg können von 2176 bekannten Geschmackssubstanzen nur 391 als erwiesenermaßen ungefährlich gelten. Immerhin 189 der Aromastoffe hält das Straßburger Komitee für so fragwürdig, dass von einer Verwendung abzuraten sei. Einige dieser Substanzen, beispielsweise die Allylalkoholester, stehen in Verdacht,

Krebserkrankungen auszulösen oder das Erbgut zu schädigen."[25]

Aber was nützt dieses in Straßburg angesammelte Wissen? Natürlich nichts, denn selbst wenn dieses Parlament etwas beschließen sollte, was hätte dies für eine Bedeutung? Die Straßburger Versammlung, als Versorgungsinstitut bzw. als vorzeitiges Altenheim für verdiente Politiker angelegt, ist absolut machtlos.

Man muss sich vorstellen, dass es für diese Aromabeigaben *keine gesetzlichen Bestimmungen gibt,* welche die Verwendung regeln. Die Industrie kann tun und lassen was sie will, der Stoff wird *natürlich* erzeugt.

Wenn es den Umsätzen dient, kauen wir morgen gnadenlos auf Hühner- oder Taubenmist oder trinken Schweinegülle, denn diese Erzeugnisse sind garantiert natürlich.

Gleichzeitig können selbst anrüchige Zutaten in Fertig-Kost enthalten sein: Mangels gesetzlicher Bestimmungen unterliegen Aromabeigaben in der Nahrung keinerlei lückenloser Kontrolle: „Da werden Stoffe vermarktet", kritisiert Peter Baum, Referent beim Straßburger Aromakomitee, „von denen der Gesetzgeber keine Ahnung hat."[26]

Fa. 'Tarnen und Täuschen & Co'

Ein dem Lebensmittel zugesetzter Aromastoff täuscht einen Geschmack vor, der – aus welchen Gründen auch immer – *so* im Lebensmittel nicht vorhanden ist. Selbst wenn der Aroma-Inhaltsstoff auf der Verpackung stehen *würde,* wüsste ich als Verbraucher überhaupt nichts über diesen Stoff. Der Kunstgriff der *Natürlichkeit* ist eine Perversion des Begriffes.

Das Gesetz ist so angelegt, dass dieser Kunstgriff möglich ist. Die Lebensmittel-Wirklichkeit ist ein Komplott zum Schaden der Konsumenten.

„Besonders gefährlich sind einige industrielle Geschmacksverbesserer, zumal im Verbund mit anderen Zutaten, für Allergiker: Das Bundesgesundheitsblatt warnte bereits vor 'unter Umständen lebensbedrohlichen Schockreaktionen', vor allem für die 'zunehmende Zahl' von Soja- und Erdnussallergikern.

Solche versteckten Allergieauslöser hatten US-Mediziner entdeckt, als sie sechs ungeklärte Todesfälle bei Kindern untersuchten. Die von den Forschern vermutete Ursache: Spuren von Soja und Erdnüssen in Hamburgern und 'Snacks'. Soja- oder Erdnussproteine werden häufig chemisch umgemodelt und verwendet, um Salami- oder Speckgeschmack vorzutäuschen. Das ist natürlich tückisch: Während ein Apfel-Allergiker weiß, dass er keine Äpfel essen soll, ahnt ein Soja-Allergiker kaum, ob in Pizza, Dosenwürstchen oder Tiefkühlklopsen ein Würz-Mix auf Soja-Basis enthalten ist.

Die Gesundheitsbehörden können auch keinen Schutz garantieren: „Ich weiß ja nicht, was für ein Aromastoff wirklich eingesetzt wird', klagt Werner Grunow vom Berliner Bundesinstitut für gesundheitlichen Verbraucherschutz und Veterinärmedizin [...].“[27]

„Einige Hundert Hühner habe er im Angebot, sagt Günther Matheis. Herr Matheis ist kein Hühnerbaron, sondern Lebensmittelchemiker bei der Firma Dragoco im niedersächsischen Holzminden, einer der führenden Geschmacksfabrikanten. Deshalb hat er von den Hühnern auch bloß die chemischen Aroma-Komponenten auf Lager, *vom Typ 'koch' bis Typ 'brat'.* Und dazu, ganz nach Belieben der Kundschaft aus der Lebensmittelindustrie, chemisch nachempfundene Gaumen-Illusionen von Mango, Joghurt, Speck. 7000 Geschmäcker insgesamt.

Selbst das Wiener Würstchen wird oft nicht mehr geräuchert, sondern bloß kurz *mit Flüssigrauch geduscht*. Das ist eigentlich verboten, doch das Bonner Gesundheitsministerium hat schon über 300 Ausnahmegenehmigungen erteilt [...] Einige (Betriebe) beteuern, davon keinen Gebrauch zu machen – was der Verbraucher nur schwer überprüfen kann. *Denn eine Kennzeichnung der 'Duschwürstchen' ist ausdrücklich verboten.* So weiß der Esser häufig nicht, welchen Kunstgriffen der formidable Geschmack zu verdanken ist. Und er genießt die modernen Imitate oft.

Durchschnittlich nimmt jeder täglich ein Pfund aromatisiertes Essen zu sich.

Auch für Hunde und Katzen, Puten und Schweine haben die Aroma-Fabriken diverse Geschmacks-Richtungen nachempfunden, bis hin zu tierischen Lieblings-Speisen wie Maus oder Wurm.

Überraschenderweise ergaben indessen Studien, dass das liebe Vieh bisweilen fast menschliche Geschmacks-Vorlieben zeigt: Ferkel beispielsweise, so fand ein dänischer Konzern heraus, sind ganz begeistert von Erdbeeren mit Schlagsahne - und nahmen bei so aromatisiertem Futter deutlich an Mastgewicht zu.“[28]

Die Suppe lügt – oder: Wie geht man mit dem Unfassbaren um?

'Die Suppe lügt', so heißt der Titel, unter dem Hans-Ulrich Grimm 'die schöne neue Welt des Essens'[29] beschreibt.

Eine lesenswerte, kaum zu glaubende Recherche, bei der einem das Blut in den Adern gefrieren könnte.

Was wir Menschen mit uns machen lassen, ist im Grunde genommen nicht vorstellbar. Wir lassen uns das, was originäres Menschsein ausmacht, Stück für Stück wegnehmen, bis wir entmündigt und hilflos dastehen. Wir brauchen nur noch unseren Mund aufreißen, damit andere ihre Produkte hineinschieben können. Dies raubt – man realisiert es nicht mehr – auch Ehrgefühl und Würde.

Was wir brauchen ist der Widerstand. Nicht das Reden oder gar das Geschrei von Widerstand, wir müssen den Widerstand leben: Das gehandelte Nein ist das einzige 'Nein', welches unsere Manipulateure fürchten.

Vielleicht trägt die Recherche Grimms zu dieser Bewusstseinsveränderung bei, denn die Dimension der ganzen Geschichte geht weit über das reine Aroma-Problem hinaus.

IFF, Flavors & Fragrances, der Welt größter Hersteller von Geschmacksstoffen, hat eine eigene Abteilung für Gerüche. Sie bietet „Düfte an, die in Geschäften als Lockstoff dienen und die Kunden zum Kauf animieren sollen.“ Da Arbeitseifer gefragt ist, werden den Arbeitgebern auch Duftstoffe angeboten, welche die individuelle Arbeitsleistung steigern hilft. Die IFF hat sogar „ein Merkblatt zusammengestellt, das über die Wirkungen [...] auf die Psyche Auskunft gibt.“ Die Düfte gelangen in die Klimaanlage und werden so dosiert, dass sie *nicht bewusst* wahrgenommen werden.

Die Frage ist, was steht an Motivation hinter dieser ganzen Aroma-Geschichte oder welcher Art ist die vorgeschaltete Steuerungsebene. Warum, um aller Teufel willen, brauchen wir diese Fremdstoffe zu unserer Manipulation und zu der Manipulation unserer Lebensmittel? Wieso müssen wir Lebensmittel verändern, welche schon Jahrtausende die Menschheit ernähren?

Wir brauchen diese Aromastoffe, um einem minder- oder unwertigen Produkt einen vorgetäuschten Wert zu geben. Beispiel: „Das US-Patent Nr. 4.985.261 vom 15. Januar 1991 sichert [...] eine Erfindung, mit der ein *Muskelfleischnahrungsmittel* in der Mikrowelle binnen weniger als 600 Sekunden bräunt und, *dank eines speziellen Aroma-Puders,* auch noch so schmeckt.“[30]

Wenn wir die Aromen brauchen, um die 'geschmacklosen Rohstoffe aufzuwerten', dann stellt sich die Frage, *wieso* die seit Jahrhunderten wohlschmeckenden Gewächse plötzlich geschmacklos sind.

In welcher Menge kommen nun diese Geschmacksträume in unsere Tüten- oder Dosennahrung? Beispiel Maggi 'Rinds-Bouillon': Hier hat „die Firma *2.3 Gramm* Rinderfett und mindestens *670 Milligramm* Fleischextrakt pro Liter untergebracht.“ Der Fleischextrakt macht also bedeutend weniger als ein Tausendstel der fertigen Suppenmenge aus. Das kann nun ja wirklich überhaupt nicht schmecken. Die Frage drängt sich auf: Warum wird dieses Tausendstel überhaupt noch beigegeben? Es ginge doch nun ganz und gar ohne diesen kostenträchtigen Aufwand. „Mengenmäßig den größten Anteil nehmen laut Etikett andere Substanzen ein: Jodsalz, Aroma, Geschmacksverstärker (Natriumglutamat, E 631, E 627). Eigentlich ist es vermessen, das Erzeugnis nach jenen winzigen, im Milligrammbereich liegenden Spuren von Fleischextrakt zu taufen.

Eigentlich müsste das Erzeugnis nach jenen wesentlichen Zutaten benannt werden: *Jodsalz-Aroma-Geschmacksverstärkerbouillon.*“[31]

„Für Geschmacksveränderungen genügen oft unvorstellbar kleine Mengen chemischer Substanzen. Das 2-Acetyl-1-Pyrrolon, das für den Geschmack der Weißbrot*kruste* verantwortlich ist, wirkt schon in einer Dosis von 70 Millionstel Gramm pro Kilo. Und Menthenthol löst mit nur 0.2 Milliardstel (0.000.000.0002) Gramm pro Liter den Geschmackseindruck von frischem Grapefruitsaft aus. Und von Filberton, jenem Stoff, der Joghurt beispielsweise nach Haselnüssen schmecken lässt, genügen winzige 5 Milligramm, um *eine Million* Liter Wasser zu aromatisieren.“[32]

Und unser Vorbild Amerika lässt ahnen: Kommen bei uns nur 75% aller verzehrten Lebensmittel aus der Industrieproduktion, so nähert sich Amerika der 100%-Marke. Satte 95% sollen es im Moment sein. „In der Mehrzahl der amerikanischen Mittelstandshaushalte wird schon überhaupt nicht mehr gekocht. Speisen, die am heimischen Herd gekocht werden, hätten in den USA schon einen Platz auf der ‘Liste vom Aussterben bedrohter Arten’, jubelte das Fachblatt *Food Technologie*, das Zentralorgan der US-Lebensmittelingenieure“[33]

Wenn wir um unser Leben an der Laserschwelle wissen, dann bekommt der alte Begriff 'Nährwert' im Sinne von 'Qualitätswert' eine neue, zentrale Bedeutung. Und die Industrie hat nun „ihren ganzen Ehrgeiz darauf gerichtet, den Nutzen aus ihren Produkten zu entfernen: den Nährwert. Patente zuhauf werden eingereicht für Nahrungsmittel, die so überflüssig sind, dass der Körper sie absolut nicht braucht.

„Die imitierten Nahrungsmittel dieser Art sollen keine Speisen mit Ernährungswert sein, sondern sie sollen lediglich das Essvergnügen in unbegrenzten Mengen befriedigen“, wie die

Firma International Flavors & Fragrances in einer Patentschrift schreibt. (DE 36 38 66 2).“[34]

Und jetzt kommt der 'Knaller', der alle 'Mache-Dir-die-Welt-untertan-Fetischisten' erregen und die Mechanistenherzen höher schlagen lässt:

„Die Industrialisierung des Geschmacks machte einen alten Menschheitstraum wahr: die Emanzipation von der Natur. Und das gleich in doppelter Weise. Der synthetische Geschmack emanzipiert die Speisen von ihren natürlichen Zwecken im Körper: Sie können völlig folgenlos durchflutschen und hinterlassen dennoch einen Hauch von Eindruck, ein Aroma.

Und sie sind, endlich, emanzipiert von natürlichen Rohstoffen. Der Erdbeerjoghurt simuliert Früchte, die nicht da sind und umgibt uns dennoch mit jenem Hauch, der in der Natur war.“[35]

Eine wunderschöne, fast poetische Umschreibung von Hans-Ulrich Grimm, mit der sich die absolute Perversion noch schrecklicher darstellen lässt als mit wütenden Worten.

„Wir leben, so eine Studie der Nürnberger Gesellschaft für Konsumforschung im Auftrag des Nahrungs-Multis Nestlé, im Zeitalter der ‘Künstlichen Natürlichkeit’, in der auch die Natur eine Natürlichkeit‘ aus zweiter Hand’ sei.“[36]

Bravo! Wenn das zur Norm wird, dann erklärt man uns für verrückt, getreu einem Spruch des Soziologen und Psychoanalytikers Erich Fromm, der meinte, dass in einer kranken Gesellschaft der Gesunde als verrückt gilt. Und die Krankheit, die wir Kritiker haben, gibt es auch schon: 'Chemophobie'.

Eine Phobie ist immer eine irreale Angst (die natürlich real erlebt wird). So wie die einen eine Spinnen- oder Mäusephobie haben – so will man uns eine Phobie vor der Chemie andichten. Nun, wir wissen ja, 'Narr-Sein' hat eine erstklassige Tradition, nicht nur in deutschen Landen!

'Narr' in Sachen Aroma bin ich erst, seit ich mich mit diesem Thema intensiv beschäftige und ich muss tatsächlich aufpassen, dass sich ob all der Scheußlichkeiten keine tatsächliche Phobie einschleicht, etwa eine 'Restaurant-Phobie' oder eine 'Supermarkt-Phobie'.

In Sachen Margarine habe ich schon lange Zeit eine ganz eindeutige Meinung und ich sage jedem, er möge zumindest lesen, was auf seiner Margarineschachtel draufsteht. Nun scheint es ja tatsächlich so zu kommen, dass ich mit meiner Narrenmeinung mehrheitsfähig zu werden scheine.

Jetzt wird bei der Margarine, wie beim Cholesterin, wohl die große Wende eingeläutet. Ein Industrieerzeugnis, allenfalls geeignet für Wagenschmiere, wird endlich demaskiert:

Herzinfarkt durch Margarine!

Gebetsmühlenartig wird uns seit Jahr und Tag beigebracht, dass Butter ungesund und Margarine gesund sei. Vor allem seien es die ungesättigten Fette, die unsere Gesundheit schützen. Ein 'hoher Anteil von mehrfach ungesättigten Fettsäuren' hieß bis heute der Zauberbegriff. Und nun zeigt sich wieder einmal mehr die Fragwürdigkeit unserer Schulwissenschaft, insbesondere, wenn sie einen ganzen Industriezweig stützt. Die neueste Nachricht heißt „Vorsicht: Zu den angeblich so gesunden ungesättigten Fetten gehören auch stark gesundheitsgefährdende – die so genannten *Trans-Fettsäuren*.

In den USA wird diese Fettart unter Gesundheitspolitikern, Lebensmittelproduzenten und Verbraucherverbänden heftig diskutiert – hierzulande dagegen nur in Expertenkreisen. Anders als in Deutschland geben einige US-Hersteller sogar den Anteil an Trans-Fetten auf ihren Produkten an.

Den ersten Hinweis auf deren gefährliche Eigenschaften lieferten 1993 die 'Nurses Health Studies' – eine Gesundheitsstudie unter 85.000 amerikanischen Krankenschwestern: Frauen, die eine Tagesration von vier Löffeln Margarine zu sich nahmen, hatten ein 66 Prozent höheres Risiko an einem Herzinfarkt zu sterben als solche, die weniger als einmal im Monat Margarine aßen.

Im Gegensatz zu Butter kann Margarine ein Vielfaches an Trans-Fetten enthalten. Deren molekulare Wirkungsweise ist allerdings bis heute nicht entschlüsselt.

Trans-Fette werden, wie ungesättigte Fette auch, im Körper eingelagert oder in Zellmembranen eingebaut. Doch eine Abweichung gibt es.

Chemiker unterscheiden bei ungesättigten Fetten generell zwischen den *Cis-Fettsäuren* und den *Trans-Fettsäuren.*

Man kann es mit einem Paar Fingerhandschuhe vergleichen: Beide Handschuhe sind aus dem gleichen Material und haben dieselbe Größe; trotzdem ist es unmöglich, den linken Handschuh über die rechte Hand zu ziehen."[37] Die cis-Fette 'springen', wie der Chemiker sagt, „von der cis- in die trans-Konfiguration“, sie 'schnappen um'.

Dieser *Strukturunterschied* wirkt sich vermutlich fatal aus, indem Trans-Fette die Synthese lebenswichtiger Moleküle hemmen.

„Die medizinische Fachzeitschrift 'Artherosclerosis' veröffentlichte 1994 eine Studie, bei der 27 Männer eine Diät mit unterschiedlichen Trans-Fettsäure-Anteilen einhielten. Bei der Gruppe, die am meisten der ungesunden Fette schlucken musste, registrierten die Forscher ein 'deutlich atherogenes Lipoprotein-Profil' im Blut. Das heißt: wenige gute und viel schädliche Blutfette, die langfristig koronare Herzkrankheiten verursachen können oder die Bildung von Blutpfropfen verstärken.

'Akut gefährlich sind jedoch erst größere Mengen', erklärt Gerhard Jahreis vom Jenaer Institut für Ernährungsphysiologie.'Derzeit gelten zehn Gramm Trans-Fette pro Tag als kritischer Wert'.

Mit einem durchschnittlichen Verbrauch von täglich drei bis vier Gramm liegen die Deutschen unter dem Grenzwert, US-Amerikaner und Niederländer verzehren mehr als das Doppelte. Bei Liebhabern von Pommes und Snacks sind aber auch hier zu Lande zehn Gramm schnell erreicht.

Kartoffel-Chips enthalten etwa 40 Gramm Fett pro 100 Gramm, *rund ein Drittel davon kann aus Trans-Fetten bestehen.* Anders als etwa beim Cholesterin kann der Hausarzt nicht mit einem einfachen Bluttest die Trans-Fettsäuren bei seinen Patienten bestimmen.

Auf natürliche Weise entstehen Trans-Fette durch Mikroorganismen, die beispielsweise im Pansen von Wiederkäuern Pflanzenfett umbauen. '2 bis 4 Prozent der Butterfette sind solche Trans-Moleküle', sagt Monika Erdmann von der Deutschen Gesellschaft für Ernährung, 'sie sind also natürlich und normal'. Das Fleisch von Kühen enthält etwa 3 Prozent Trans-Fettsäuren, das von Schweinen und Geflügel deutlich weniger. Pflanzen enthalten bis auf wenige Ausnahmen nur die gesunden Cis-Fettsäuren.

Anders ist dies bei Fertigprodukten wie Chips, Nussnougatcremes oder Tütensuppen: Die pflanzlichen Fette mutieren dort durch die industrielle Härtung zum Gesundheitsrisiko. Für die Margarineproduktion etwa benutzen die Hersteller zwar gesunde Pflanzenöle – um die Flüssigkeit streichfähig zu bekommen, wird sie jedoch durch Dehydrierung verfestigt. *In chemischen Umwandlungsprozessen entstehen dann Trans-Fettsäuren.* Gehärtete Fette machen Instant-Suppen und -Soßen leichter verarbeitbar und vor allem besser haltbar. 'Auch Blätterteig ist oft reich an Trans-Fetten', erläutert Monika Erdmann.

Unterschiedliche Ernährungsgewohnheiten wirken sich sogar direkt auf die Muttermilch aus: Bei deutschen Frauen machen Trans-Fette 4,4 Prozent des Milchfettes aus, bei kanadischen Müttern wurde das Doppelte gemessen. 'Gerade bei Säuglingen kann die körperliche und geistige Entwicklung gehemmt werden, wenn zu viele Trans-Fette die normale Funktion der Zellmembran stören', warnt Rainer Schubert vom Institut für Ernährungsphysiologie in Jena.

Trans-Fette können sogar die Plazenta passieren und die Hirnentwicklung des Fötus hemmen, entdeckte der Münchener Kinderarzt Berthold Koletzko.

Einige Margarinehersteller haben mittlerweile den Anteil an Trans-Fetten reduziert. Um die Streichfähigkeit der Masse dennoch zu erhalten, wurde dafür der Anteil an gesättigten Fettsäuren auf 35% erhöht – der Teufel also mit dem Beelzebub ausgetrieben.

Brat- und Backfette enthalten auch heute noch bis zu einem Drittel Trans-Fette – die finden sich dann zum Beispiel in Pommes wieder. 'Schwangere, Stillende und Herzpatienten sollten Frittiertes daher generell meiden', empfiehlt Ernährungsphysiologe Gerhard Jahreis.

Eine Deklarationspflicht für Trans-Fettsäuren gibt es noch nicht. In den USA, aber auch in Deutschland belassen es die meisten Hersteller bei der Angabe des Anteils der mehrfach ungesättigten Fettsäuren. '*Genau das aber führt den Käufer in die Irre',* sagt Gerhard Jahreis, 'besser wäre es, die ungesunden Trans-Fette den ungesunden gesättigten Fettsäuren zuzurechnen'"[38]

Aber, so werden die Industrie und die zuständigen Ministerien urteilen, das Zuschlagen der Trans-Fette zu den ungesunden gesättigten Fettsäuren würde nur den Verbraucher verwirren und das Vertrauen in die Produkte untergraben. Und zudem *stimmt* die Deklaration. Die Trans-Fette gehören nun mal zu den mehrfach ungesättigten Fettsäuren.

Wie nahe liegen doch Dichtung und Wahrheit, Wahrheit und Lüge, Lüge und bewusst verdrehte Manipulation zusammen!

Es muss erst einmal in unseren Kopf, dass selbst gedruckte Deklarationen irreführend oder gar gänzlich falsch sein können. Leider wird die Bedeutung der Zutatenliste immer noch überschätzt.

„Nur wenige wissen, dass die meisten der verwendeten 'Feinchemikalien' hierzulande gar nicht deklariert werden müssen. Im Prinzip gilt die Regelung: Je stärker ein Produkt verarbeitet ist, je mehr Zusatzstoffe zu seiner Produktion erforderlich waren, desto weniger muss davon später draufstehen."[39]

Diese Aussagen sind es wert, noch einmal wiederholt zu werden: „Je stärker ein Produkt verarbeitet ist, je mehr Zusatzstoffe zu seiner Produktion erforderlich waren, desto weniger muss davon später draufstehen."

Wer sagt das und wer will das so? „So will es die deutsche Lebensmittel-Kennzeichnungs-Verordnung. Praktisch alle Verarbeitungshilfen sind von der Deklaration freigestellt, egal wie viel davon im fertigen Produkt noch vorhanden ist. Zugleich dürfen die zahlreichen Verfahrensschritte verschwiegen werden, die den Wert der Lebensmittel manchmal erhöhen, häufig aber mindern. Kein Wort von Mikrowellen, Umkehrosmose, Extrusion und wie die allgegenwärtigen Techniken noch heißen mögen. In Deutschland ist für neuartige Verfahren wie das Ohmsche Konservieren nicht einmal eine Zulassung, geschweige denn eine Gesundheitsprüfung erforderlich.

So wird den Kunden die tatsächliche Beschaffenheit der Nahrung weitgehend verschleiert. Oft kennt nicht einmal der Hersteller die Qualität.

Andersherum gefragt, kann man dann wenigstens die deklarierten Stoffe der Zutatenliste für bare Münze nehmen? Nein. Wer 'Frucht' deklariert, darf stattdessen Fruchtpulver mit Wasser verrühren, wo 'Honig' draufsteht, kann Honigpulver drin sein, das mit Zucker (Maltodextrin) versetzt wurde.

Bei den Zusatzstoffen ist die Lage noch verworrener: Statt der aufgeführten Namen – sollten sie überhaupt deklarationspflichtig sein – können andere, verwandte Stoffe zugesetzt werden.

Was bleibt für den Verbraucher? Doch nur der banale Hinweis: *So wenig Fertigprodukte wie möglich* – gleichgültig, was auf der Zutatenliste steht. Glücklich, wer dies in unserem heutigen arbeitsteiligen Leben zu realisieren vermag. Das mag eine bittere Wahrheit sein, aber sie ist sicher fairer als die stete Selbsttäuschung, der Verbraucher müsse sich 'nur' informieren, um bewusst einkaufen zu können. Wer als Allergiker blind der Zutatenliste vertraut, kann seine Gesundheit nachhaltig gefährden."[40]

Und immer wieder Natur? Natur virtuell!

Ja, „der Begriff 'Natur' hat in Konsumentenohren einen 'sehr positiven Beiklang'", schrieb das Fachorgan *The European Food & Dring Review*. Alles was nach 'künstlich' klingt, ist hingegen von Schaden für die Firmen, die etwas verkaufen wollen: „Das ‘hat negative Auswirkungen auf die Akzeptanz des Produktes beim Käufer’“, wie das Blatt weiß.[41]

Mit der Natur aber hat die Lebensmittel-Industrie so ihre Probleme. „Denn die rohe, unverfälschte Natur liefert Dinge, die für die maschinelle Verarbeitung vom Schöpfer nur ungenügend vorbereitet worden sind. Eine normale Zwiebel beispielsweise, am heimischen Herd Grundstoff etwa für Suppen und Saucen, stellt die Industrie vor ziemliche Probleme, sagt einer der Fachleute der Geschmacksfabrik Haarmann & Reimer: „Mit so einer Zwiebel kann doch eine Firma wie Knorr gar nicht arbeiten.“ Sie ist von wechselnder Größe, je nach Ursprungsort und Klima von variablem Geschmack, zudem verderblich. Lauter natürliche Eigenschaften, die den industriellen Verarbeitungsprozess stören.

Die Geschmacksfabrikanten haben die unzureichende Natur ein bisschen korrigiert, optimiert, ein paar Mängel ausgeglichen. Dragoco beispielsweise kann jetzt einen solchen Käsegeschmack anbieten. Der entspricht zunächst einmal den Konsumentenwünschen, erscheint auf dem Etikett so, wie die Käufer das gerne haben, verkündet freudig der Dragoco-Prospekt: ‘Die Deklaration ist denkbar günstig: In den meisten Ländern und Anwendungsgebieten ist die Deklaration ‘natürlich’.’

Doch während echter Käse sich während seines Daseins verändert, zerläuft, schimmelt, irgendwann streng schmeckt, bleibt Dragocos Käsegeschmack immer gleich: „Unsere natürlichen Käsearomen haben eine standardisierte, stabile geschmackliche Qualität. Sie reifen nicht nach, selbst nach mehrmonatiger Lagerung verändern sie nicht ihren Charakter.“[42]

Ist das nicht toll! Die Tomate, die dreißig Tage frisch bleibt wie gerade gepflückt, die kannten Sie schon. Aber einen

'Mehrmonatskäse, den hatten Sie noch nicht? Nein? Jenes 'Gummiding' in seiner wunderbar weiß-flockigen Kruste, das sich dank dieser im Labor entwickelten Ummantelung selbst auf einem Heizkörper nicht verändert, solange man diese Kruste nicht anschneidet. Macht man dies unvorsichtigerweise, dann läuft das Käseding irgendwann einfach geruchlos aus und das Krustengerüst bleibt stehen.

„Das ist eine ganz neue Natur, in der es keinen Verfall gibt, kein Sterben – und daher auch kein Leben. Für diese neue, virtuelle Natur ist der neue, virtuelle Käse von Dragoco gleichsam maßgeschneidert: 'Käseimitate gewinnen in vielen Märkten an Bedeutung', so weiß der Prospekt: 'Ihnen den typischen und ausgereiften Geschmack eines natürlichen Käses zu geben, ist mit diesen Aromen möglich.'

Diese neue Natur, die künstliche Natürlichkeit, ist die Welt, in der die Etikettendichter schon leben. Diese Welt hat, wie seit jeher in der Dichtung, gewisse Berührungspunkte mit der realen Welt."[43]

Was das Tierfutter mit uns zu tun hat, oder: Antibiotika satt

Aus der Patentschrift des Patentes Nummer 0043486A2, angemeldet und beziehbar beim Europäischen Patentamt in München: „Tiere, insbesondere Haustiere, bevorzugen bestimmte Nahrungsmittel, wobei das Aroma eine ausschlaggebende Rolle spielt. Aus diesem Grunde kommt der Aromatisierung von Tierfutter eine besondere Bedeutung zu."[44] Alle Untersuchungen bestätigen, dass tierischer Aromafraß, genau wie menschlicher, besonders gut schmeckt. Und weit auseinander sind die Qualitätsstufen ja nicht – wie weit, das ist eine Frage der Definition.

Der Traum von 'guten Tierfutter' ist ein Alptraum, gemessen an der hehren Motivation des Käufers, der mit seinen Leckerdöschen dem lieben Vierbeiner eine besondere Freude machen will. „Herrchen und Frauchen, die Hunde und Katzen hätscheln, wähnen sich gemeinhin fernab der bösen Welt der industriellen Quälzucht. Sie kaufen teure Kleinstportionen von liebevoll zubereiteten Leckereien für ihre Liebsten – und wollen kaum zur Kenntnis nehmen, dass sie von den gleichen Produzenten beziehen, die auch die Mastmittel für die geknechteten Massenviecher liefern. Sie wähnen sich in einer anderen, tierfreundlichen Welt – und bewegen sich doch im gleichen Kosmos artwidrigen Umgangs mit der Kreatur. Und oft verfüttern sie an ihre vierbeinigen Lieblinge just den Müll, der sonst nicht mehr zu entsorgen ist.“[45]

Wussten Sie, dass Katzen BSE bekommen können, weil die Abfallteile von BSE-verdächtigen Tieren zu Tiernahrung verarbeitet wurde? Erst im Herbst 1996 wurde von der englischen Regierung eine Anweisung erlassen, dass Haustierfutter getrennt von anderem Viehfutter zu produzieren sei. Der Mikrobiologe Martyn Jones, gleichzeitig Labour-Abgeordneter soll gesagt haben: „Dieses Zeug ist so gefährlich, dass man nicht einmal die Genehmigung hat, es zu vergraben. Stattdessen wird man es los, indem man es an die Haustierfutter-Industrie verkauft.“[46]

Der moderne Entsorgungs-Gedanke in unserer Gesellschaft lässt sich so zusammen fassen: Müll ordentlich so aufarbeiten, dass durch die entsprechenden Bindemittel eine streichfähige Konsistenz entsteht. Dann ein ansprechender Farbstoff und zum Beispiel ‘Vanille-Schoko-Geschmack Marke FLAVODAN TM SW -794’ dazu. Wenn die Schweine es so mögen, dann sicher auch unser Kätzchen! Oder nehmen wir für dieses nicht lieber ‘FLAVODAN TM MC-147’: Sahne?, oder: VODAN TM SB – 185-Erdbeeren? Was hätten wir noch? Fürs Pferd hat

Bell Flavor & Fragrances 'Heu & Kraut', für die Katze sogar ein echter Duft der Natur: 'Maus' und für die Hühner – na, man ahnt es schon, den Geschmacks-Typ 'Regenwurm'.

Bei letzterem fragt man sich natürlich, *wie* konnten die Chemiker dieses Geschmackserlebnis heraustesten?! Aßen sie selbst, sozusagen im Dienste der Wissenschaft, herzhafte Muskelstücke vom Wurm?

Die Idee vom Bio-Müll ist tatsächlich kein Witz – die Wirklichkeit holt den Witz ein und macht ihn zum Aber-Witz: Ganze Forschergruppen wühlen schon im Müll und wollen fündig werden. An gaumenkitzelnde Plastikverwertung wird sicher auch schon hinter vorgehaltener Hand gedacht, doch so abstrus soll nun doch nicht begonnen werden; erst einmal einen ganz harmlosen Anfang beschreiten: „Die europäische Union hat das Projekt 'Abfallfreie Lebensmittelwirtschaft' ins Leben gerufen. Im Rahmen dieses Unternehmens forscht etwa der Lebensmitteltechnologe Benno Kunz an der Universität Bonn nach Möglichkeiten zur Verwertung von Pressrückständen aus der Produktion von Karotten- und anderen Gemüsesäften. Über 100 000 Tonnen dieser Reste wandern allein in Deutschland alljährlich auf den Müll. 'Zu schade zum Wegwerfen', findet Abfallverwerter Kunz. Auch 'Rübenschnitzel, Kartoffelnasspülpe, Kleie oder Kakaoschalen' könnten, meint Kunz, eigentlich noch verspeist werden, wenn sie in ansprechender Form dargeboten würden. Der Bio-Müll könnte beispielsweise getrocknet, gemahlen, ein bisschen aufbereitet und handelsüblichen Fruchtsäften, Milchprodukten und Backwaren beigemengt werden. Auch Brot ließ sich länger frisch halten, Joghurt bekäme eine harmonische Note, wenn der Abfall ein bisschen mit Milchsäurebakterien angesetzt werden würde.

Der besondere Clou: die preisgünstigen Zutaten verschaffen dem Körper allerlei Wohltaten, die er ohnehin dringend braucht, Ballaststoffe, Vitamine, Mineralien. 'Gesundheit aus der Mülltonne', gewissermaßen, wie das Magazin *Geo* im November 1996 schrieb."[47]

Wir bemerken die Angleichung von allen Futterarten, seien sie für Tier oder Mensch bestimmt?

Uns wird langsam klar, dass es in einer Zeit, in der die halbe Menschheit hungert und Abermillionen Menschen elendig sterben müssen, unsere Technologie in der Lage ist, aus fast jedem beliebigen Rohstoff „nahezu jedes gewünschte Nahrungsmittel" zu erzeugen – *das so schmeckt wie das Original.*

„Diät- und Gesundheitsprodukte sind für unsere lieben Freunde, so sie nicht unseren Teller als Endstation haben, die logische Folge ihres menschenähnlichen Verhaltens. Aber, Gott sei Dank, es gibt zum Beispiel das Trockenfutter 'Bont light' für Ihren Hund, die 'Multivitamin-Tropfen Nager' für Ihre Ratte und eine 'Multivitamin-Paste' für das Kätzchen. 'Hair Repair' hilft dem Fell zu glänzen und senkt den oft zu hohen Hunde-Cholestrinspiegel.

Versuchen Sie einmal eine Zwischendurch-Mahlzeit. Fürs Tier darf es etwas teurer sein: Die 200-Gramm-Packung Müsli-Snack der Marke Frolic-Cornaro ist doppelt so teuer wie das Pausensnack-Pendant fürs Herrchen."[48]

Haben Sie den Verdacht, dass Ihre Katze, wie Sie selbst, an Allergien leidet? Dann sollten Sie, Verzeihung, Ihre Katze, einmal das 'Animonda Sensitive cat' probieren. Es klingt wie direkt aus der Apotheke.

Oder entscheiden Sie sich für „Vollkost für ernährungssensible, zu allergischen Reaktionen neigenden Katzen', erhältlich in den 'aktuellen Geschmacksrichtungen Lamm und Reis sowie Pute und Reis'."[49]

Am Schluss dann, bevor Ihnen, mit Verlaub und ganz unter uns, das Kotzen kommt, nehmen Sie die 'Verdauungshilfe' für eine gesunde Darmflora!

Und was sich beim Schoßtierfutter breit macht, ist beim Massentierfutter schon lange üblich: Das oft dem Menschenfutter angeglichene Geschmackserlebnis, siehe Typ ‘Erdbeeren mit Schlagsahne’ für die Ferkel.

„So bekommen unsere Mitgeschöpfe, die ja oft genug in dunklen Ställen, auf rutschigen Böden oder gar in kleinsten Käfigen vegetieren müssen, eine dumpfe Ahnung von den Gaumenfreuden, die ihre Ahnen in der Natur genossen und [...] vererbt haben.“[50]

Handfeste Gründe gibt es für diesen Geschmacksstoff-Zusatz noch mehrere: „Ohne diesen künstlichen Geschmack würden viele Tiere die Futteraufnahme verweigern. Der Dreck ist ‘ohne’ nicht fressbar. Die Firma Agrimerica aus USA wirbt wörtlich damit, dass ihre Kunstgeschmäcker den 'anrüchigen Geschmack von billigen Futterrationen effektiv maskieren'“.[51]

Die Dänische ‘Duftfutter-Firma’ Danisco hat zur Beglückung aller Tierzüchter schon „22 Filialen rund um den Globus: überall in Europa, zudem in Argentinien, Brasilien, Chile, Japan, Kanada, Kolumbien, Malaysia, Mexiko und den USA. Kein Schwein der Welt muss auf sein aromatisches Soja-Fischmehl-Frühstück verzichten.“[52]

Der nächste, noch handfestere Grund sollte uns Menschen, die diese Tiere nun mal essen, erheblich berühren: Unglaubliche Mengen an ekelhaft schmeckenden Arzneien müssen diese Tiere fressen, damit sie noch einigermaßen lebendig ihren Gnaden-Stromstoß bekommen. Das weiß natürlich auch die Firma Bell Flavors & Fragrances, wenn sie schreibt, die Tiere „haben ein Problem mit der Annahme einer Medizin, wenn diese ohne ein überdeckendes Aroma verabreicht wird“.[53]

Die drohenden Schatten nähern sich uns nicht nur rapide, sie haben uns bereits erreicht: Die Schlachttiere stehen direkt vor uns in der Nahrungskette. Wir wissen dank Schrödinger und Popp, *was* wir essen, nämlich energetisch verpackte Information. Ein Stück Fleisch, solcherart erzeugt, *muss* zumindest Teile von negativer Information enthalten. Und dann der Antibiotika-Hammer: „Antibiotika sind überall. Mittlerweile gar dort, wo sie keiner vermutet. Und sie kommen immer näher, rücken ins Wohnzimmer vor. Allerdings inkognito. Denn die Futterindustrie produziert in derartigen Mengen, dass offenbar bisweilen der Überblick verloren geht, für welchen Napf welches Produkt bestimmt ist."[54]

Zum Thema Fisch

Fische, so meinen noch viele Zeitgenossen, kämen irgendwo aus Seen oder werden aus dem großen, freien Meer gefischt. Das gibt es natürlich auch noch, aber rechtzeitig vor dem großen Aussterben unserer Lieblings-Fischarten steuert die Industrie dagegen. Nicht etwa dadurch, dass die Lebensräume unserer Fische gesichert würden. Um Gottes willen nein, damit lässt sich ja nicht das Schwarze unter dem Fingernagel verdienen! Die 'Massentierhaltung Fisch' ist angesagt:

„Noch in den entferntesten Weltgegenden werden die Fische in Massen zusammengepfercht und mit einem Futtercocktail traktiert, der wohl nur mit starken Geschmacksmasken erträglich ist. Denn die Fische sind, ebenso wie die Viecher im Massenstall, ständig krankheitsbedroht. Selbst im Pazifik vor der chilenischen Küste werden Lachse deshalb, wie die *Frankfurter Allgemeine Zeitung* (FAZ, 12/1996) berichtete, mit einem Cocktail von Antibiotika behandelt: Amoxicillin, Sulfamerazin, Nifurpirinol, Erythromycin, Chlortetracyclin. Nur so kann der Lachs, der in der Massenzucht zum 'Schwein des Meeres' (FAZ) mutiert ist, vor Parasiten und Gebrechen geschützt werden. Vor der Furunculosis etwa, oder vor der Seelaus, die sich an der Haut des Lachses einnistet, das Gewebe zerstört und sich laut FAZ 'bei Käfighaltung ins Unerträgliche vermehren kann'.

Die Lachsmäster im Vereinigten Königreich sind daher auf ein Mittel verfallen, das für diesen Zweck eigentlich gar nicht vorgesehen ist: Ivermectin. Es wirkt prima: Ins Fischfutter gegeben, lässt es die Läuse ganz einfach vom Lachsrücken fallen. Dass auf der Packung vermerkt ist, das Mittel dürfe keineswegs in die Nähe von Wasserläufen gelangen, da es 'aquatische Organismen schädigen' kann, kümmert die Quälfischer offenbar nicht: Nach einem 1996 erschienen Bericht des Wissenschaftsblattes *New Scientist* haben britische Veterinäre in den drei Jahren zuvor in zehn Prozent der verkauften Lachse Ivermectin-Spuren entdeckt." [55]

Wenn Sie dann einmal mit eigenen Augen gesehen haben, wie die riesengroßen Lachse, vor Schmerz gekrümmt, meterhoch aus dem Wasser jagen, wenn die chemischen Mittel gegen die Seelaus ins Massenbecken gekippt werden, dann werden Sie nie mehr einen Bissen Lachs zu sich nehmen.

Auch Hormone, wir haben es so oft lesen müssen, werden zur Tiermast missbraucht. Es sind hauptsächlich die Wirkstoffe der Antibabypillen, die *Östrogene* und die *Gestagene* als weibliche und die *Androgene* als männliche Sexualhormone. „Den Tiermästern gefällt genau das, was den Frauen bei der Einnahme ihrer 'Pille' solchen Kummer macht: die Gewichtszunahme. Gängige Tiermast-Präparate haben die Östrogendosis von mehreren hundert Antibabypillen.[56]

Beliebt sind als verbotene Futterbeigaben die *Thyreostatika*, die Schilddrüsenhemmer. Mit täglichen Zugaben von bis zu 5 Gramm lassen sich die Gewichtszunahmen der Tiere um 30 – 100% steigern! Besonders gefährlich sind diese Schilddrüsenhemmer dann, wenn die Beigabe nicht in einer angemessenen Frist vor der Schlachtung abgesetzt wird: „Dr. Holger Herbrüggen von der Veterinärmedizinischen Universität Wien 1983: ‘Diese Effekte kommen vor allem dann zum Tragen, wenn die Absetzfristen vor der Schlachtung kurz sind. Dies bedeutet eine besondere Gefahr hinsichtlich möglicher Rückstände bei der zu erwartenden unkritischen Anwendung dieser Substanzen.’ Herbrüggen verweist darauf, dass bei Kindern ‘die Reifung der wachsenden Hirnrinde’ gestört wird, bei Erwachsenen können Thyreostatika zu ‘psychischen Veränderungen wie Störung der Denkfähigkeit’ führen. Als bedeutsamste Nebenwirkung gilt die hohe Zahl der Allergien, insbesondere ‘die unter Umständen tödlich endende Agranulozytose, eine schwere Blutkrankheit’.“[57]

Wenn wir versuchen das Ganze in einer sachlichen Form vorzutragen, dann klingt dies so: „Die Probleme kamen mit der Intensivtierhaltung. Durch die Züchtung widernatürlicher Fleischberge, denen die modernen Haltungsform die letzte Möglichkeit nahm, Abwehrkräfte zu entwickeln, wurden die Tiere hochanfällig und erkranken heute schon bei geringstem Anlass. Zusätzlich wird der Stall, wie der Fachausdruck heißt, ‘optimal’ belegt. Und das bedeutet: so viele Tiere in der Box wie nur irgend möglich. So lassen sich zum einen mehr Schweine mästen und zum anderen können sie nicht mehr herumlaufen – denn Bewegung macht bekanntlich schlank. Unter den eingepferchten Tieren breitet sich natürlich jede Infektion binnen kürzester Zeit aus, was schließlich einen erheblichen Verlust für den Mäster bedeutet. Deshalb wurde die problematische Intensiv- und Massentierhaltung erst durch den Einsatz von Medikamenten wirtschaftlich, *die den Ausbruch von Krankheiten von vornherein verhindern.*

Als geeignet hierfür erwiesen sich die so genannten *Antibiotika*, die Bakterien abtöten oder ihr Wachstum hemmen.

Doch das ist noch nicht alles. Antibiotika hemmen nicht nur die Bakterien, *sondern fördern zugleich das Wachstum* von Hühnchen, Kälbern und Schweinen. *Und mit dieser Entdeckung begann der massive Einsatz von Antibiotika zu Fütterungszwecken.* Heute wird schätzungsweise die Hälfte der gesamten Weltproduktion an Antibiotika an Tiere *verspritzt, implantiert* und *verfüttert* [...].

Die Vorteile wirken sich vor allem bei minderwertigem, sprich billigerem Futter aus: Mineralstoff-, Vitamin- und Eiweißmangel können damit verschleiert werden. Bei Geflügel wird zudem die Legeleistung erhöht und, durch einen Übergang ('Carry-over') der Antibiotika in die Eier, auch das Wachstum der ausgeschlüpften Küken gesteigert.

Und noch ein weiterer Vorteil für den Mäster verdient Erwähnung, auch wenn er erst nach dem Schlachten zur Geltung kommt: Krankheitserreger wie zum Beispiel Salmonellen werden im Fleisch maskiert, das heißt 'so weit in ihrer Vermehrungsfähigkeit eingeschränkt [...], dass sie dem Untersucher entgehen'."[58]

Neben den Antibiotika werden auch Chemikalien ins Tierfutter gegeben, die das Wachstum stimulieren, die sogenannten *Wachstumsförderer Carbadox, Nitrovin* und *Olaquindox*

- „1968 sterben in Guatemala mehr als 12.000 Menschen, weil sie gegen *alle* gebräuchlichen Anibiotika resistent sind.

- 1977 wird zum ersten Mal der Nachweis erbracht, dass Antibiotika, in der Tierproduktion angewendet, direkt zu schwer beherrschbaren Infektionen beim Menschen führen können [...].

- 1977 will die oberste amerikanische Gesundheitsbehörde [...] bestimmte Antibiotika zur Masthilfe verbieten. Sie scheitert am Widerstand der Arzneimittelkonzerne. Der Jahresumsatz für Fütterungsantibiotika beträgt in den USA eine viertel Milliarde Dollar.

- 1979 erweisen sich *sämtliche Darmflora-Bakterien* von bundesdeutschen Schweinen als resistent. Drei Viertel sind mehrfachresistent, mache sogar gegen sieben verschiedene Antibiotika gleichzeitig.

- 1982 wird an der Universität München festgestellt, dass sämtliche Salmonellen von Rindern mehrfach resistent sind.

- 1986 wird an der Universität Bonn nachgewiesen, dass vom Tier ausgeschiedene Antibiotika in der Gülle wieder in ihre aktive Form umgewandelt werden. Der Abbau auf dem gerodeten Acker erfolgt nur sehr langsam, so dass auf dem Erntegut noch mit Resistenzen gerechnet werden darf."[59]

Neben den Hormonen und den Antibiotika gibt es noch eine dritte große Gruppe der Tiermast-Hilfen, die *Psychopharmaka.* Die Liste reicht von 'normalen' Beruhigungsmittel über Tranquilizer bis hin zu Neuroleptika, die beim Menschen zur Schizophrenie-Behandlung eingesetzt werden.

Deshalb ist das Essen von Leber und Nieren für uns zum Harakiri-Spiel geworden. Vor einigen Jahren noch war es der Schwermetallanteil in den Innereien, der uns den Appetit verdarb, heute kommen Belastungen durch die erwähnten Arzneimittel dazu. Die Rückstände in Leber, *auch von überdosier-*

ten Vitaminen, können beim Menschen Missbildungen hervorrufen.

Schweine sind muntere, gesellige Tiere mit großer Kommunikationslust. Sie sind intelligent, mindestens so wie unsere Hunde-Freunde. Psychopharmaka lähmen sie und vergrößern dadurch den Appetit, oft ins Unermessliche. Das ruhig gestellte Tier ohne Sonne, ohne Platz, ohne Kommunikation frisst und frisst und frisst.

„Extremer Fleischreichtum, Schnellwüchsigkeit und ein schwacher Kreislauf sind unmittelbar mit einer erhöhten Stressempfindlichkeit gekoppelt, so dass selbst 'minimale Belastungen, wie sie beim Transport zur Schlachtstätte unumgänglich sind, zwangsläufig zu einer blassen, weichen, wässrigen Beschaffenheit des Fleisches' führen müssen. Der Fachmann spricht dann von PSE-Fleisch (pale - soft - exudative = bleich - weich - wasserreich). Sein Gehalt an Vitaminen und Mineralstoffen ist vermindert, seine Verarbeitung beeinträchtigt. Es kommt zu erheblichen Verlusten beim Pökeln und Räuchern. Deshalb gelangt diese miserable Fleischqualität weniger in die Wurstfabrik, sondern – oftmals als günstiges Sonderangebot – direkt an den Endverbraucher.

Mindestens ein Drittel aller Schweineschlachtkörper ist mit diesen Mängeln behaftet. Professor Bethcke, Münchener Schlachthofdirektor: 'Wenn alles PSE-Fleisch beanstandet würde, läge die Beanstandungsrate bei 10 Millionen Schweinen im Jahr' - ein Verlust, der 'volkswirtschaftlich nicht tragbar' wäre'.

Kein Blatt vor den Mund nimmt auch Professor Sommer. Seiner Erfahrung nach haben 'die meisten auf den Markt kommenden Schweine – wenn man das Fleischbeschaugesetz streng auslegt – minderwertiges Fleisch. Trotzdem wird es 'dem Verbraucher als vollwertiges Nahrungsmittel angeboten' „[60]

Synercid, Virginiamycin & Co - tödliche Gefahr für den Menschen?

„Fleischtierzüchter verfüttern Antibiotika, weil sie dadurch die Mastzeiten von Rindern, Schweinen und Geflügel um 4 bis 5 Prozent verkürzen können: Schweine, die normalerweise nach fünf bis sechs Monaten schlachtreif sind, machen dank Antibiotika weniger Infekte durch und werden so etwa eine Woche früher schlachtreif."[61]

„Es war nicht gerade der Empfang, den man einem 'Retter' bereitet. Noch vor wenigen Jahren hätten die Fachleute der US-Arzneimittelbehörde FDA den Zulassungsantrag für das neue Antibiotikum Synercid vielleicht sogar ganz abgelehnt, den ihnen der Pharmakonzern Rhone-Poulonc Rorer in der vergangenen Woche präsentierte. Doch die Zeiten haben sich geändert. Synercid verspricht gegen Erreger zu wirken, gegen die alle anderen Antibiotika nichts mehr ausrichten können. Es besteht dringender Bedarf für das Medikament – auch wenn derzeit weder seine Erfolgsquote noch seine Nebenwirkungsrate genau benannt werden können.

Die Nachfrage für Mittel wie Synercid wird rasch steigen, sagen Seuchenexperten voraus: In den vergangenen Jahren wurden immer mehr und immer gefährlichere Bakterienstämme entdeckt, denen die meisten Antibiotika nichts anhaben können, weil sie in ihrem Erbgut Abwehrkräfte gegen diese ehemaligen Wunderwaffen der Medizin gespeichert haben. Die reichen sie nicht nur an ihre unmittelbaren Nachkommen weiter, sondern in Teilen auch an andere Bakterienstämme, die diesen Überlebensvorteil sofort ins eigene Erbgut integrieren. So entstehen 'multiresistente' Keime, die aus einstmals einfachen Infektionskrankheiten tödliche Epidemien machen.

Die Schlupflöcher für solche Resistenzentwicklungen taten sich früher vor allem durch unsachgemäßen Antibiotikaeinsatz in der Humanmedizin auf. Doch nun kommt eine zweite, möglicherweise unterschätzte Gefahrenquelle hinzu: die Massentierhaltung der Schweine- und Rinderzucht. Dort werden einige Keimtöter, die ursprünglich nur akute Infektionen bekämpfen sollten, quasi prophylaktisch als 'Masthilfe' eingesetzt – in Mengen, die den Verbrauch in der Humanmedizin 'um das 100- bis 1000-fache übersteigen', wie Reinhard Kurth kritisiert, Leiter des Robert-Koch-Instituts (RKI) und oberster Seuchenbekämpfer.

Etwa ein halbes Dutzend neuer Antibiotika sollen den Vorsprung der Heilkunde vor der Resistenzentwicklung der Keime wenigstens aufrechterhalten. Benötigt werden die Mittel fast ausschließlich in Krankenhäusern. In Deutschland kommt es dort nach Schätzungen des RKI jährlich zu etwa 500.000 bis 800.000 Infektionen mit Bakterien, die bei Gesunden harmlose Bewohner von Haut und Darm sind.

Bei geschwächten Klinikpatienten, die unter meist schweren Grundkrankheiten und aggressiven Therapien leiden, können diese Erreger Wundinfektionen, Lungenentzündungen oder sogar lebensgefährliche 'Blutvergiftungen' hervorrufen.

Noch lassen sich die Mehrzahl dieser Infektionen mit bereits eingeführten Antibiotika behandeln. Doch machen etwa die so genannten Staphylokokken ernsthafte Sorgen, die alleine rund ein Viertel der Klinik-Infektionen verursachen. Etwa 8 Prozent, in den USA sogar 20 bis 30 Prozent dieser Fälle gehen auf 'multiresistente' Stämme der kugelförmigen Keime' zurück, gegen die von mehr als 100 zugelassenen Antibiotika nur noch ein einziges hilft: Vancomycin.

Seit Anfang der 90er Jahre treten nun jedoch vermehrt Fälle von Infektionen mit so genannten Enterokokken auf, die eben gegen das wichtige Vancomycin resistent sind: 1995 hatten schon 4 Prozent der Enterokokken-Stämme aus deutschen Kliniken diese Eigenschaft, 1996 verursachten diese Keime in mehreren deutschen Krankenhäusern Blutvergiftungen bei fünf leukämiekranken Kindern – überlebt hat keines.

Wenn nun die Enterokokken ihre Widerstandskraft an die Staphylokokken weitergeben, dann versagt auch die letzte Waffe. Aus dem Ausland gibt es schon einzelne Hinweise auf solche Stämme.

Wolfgang Witte, Mikrobiologe am RKI, hat untersucht, woher die Vancomycin-Resistenz der Enerokokken stammt: Seine Spuren führen in die Tiermast: Dort wurde Avoparcin, ein chemisch naher Verwandter zu Vancomycin, tonnenweise als 'Leistungsförderer' verfüttert. Betrug etwa 1994 der dänische Jahresverbrauch von Vancomycin in der Humanmedizin 24 Kilo, wurden an dänisches Mastvieh im selben Zeitraum 24 Tonnen Avoparcin verfüttert. In einer Studie hatte Witte schon 1994 bei 12 Prozent aller untersuchten Supermarkt-Kunden dieselben vancomycinresistenten Enterokokken gefunden, die er damals in jedem im Handel gekauften Geflügel und in Schweinemett nachweisen konnte [...].

In Deutschland wurde Avoparcin als 'Leistungsförderer' in der Tiermast Anfang 1996, im Rest der EU 1997 verboten. Prompt ging die Verbreitung resistenter Keime zurück – sowohl bei Fleischwaren wie im untersuchten menschlichen Gedärm.

Die Hersteller der 'Leistungsförderer' halten das Verbot jedoch für ungerechtfertigt. 'Bislang ist in keinem Fall bewiesen worden, dass eine im Krankenhaus aufgetretene Antibiotika-Resistenz auf den Einsatz von Leistungsförderern in der Tiermast zurückgeht', argumentiert Elvira Süphke, Sprecherin der Arbeitsgemeinschaft für Wirkstoffe in der Tierernährung: Sie glaubt, die Probleme entstünden hauptsächlich 'durch Fehler in den Kliniken'.

Die Gesundheitsschützer des RKI halten dagegen: 'Wenn wir auf die von der Industrie geforderten Beweise warten, riskieren wir die Gefahr schwerster Infekte', so RKI-Leiter Kurth. Die Experten der Weltgesundheitsorganisation (WHO) sehen zwar noch 'Lücken in der Indizienkette'. Doch fordern auch sie ein Ende des 'Leistungsförderer-Einsatzes in der Tiermast' überall dort, wo ein Problem von Resistenzentwicklungen zu humanen Arzneien bestehe. [...].

Sogar Bundeslandwirtschaftsminister Jochen Borchert (CDU) will die Risiken der Tier-Antibiotika 'nicht länger ignorieren'. Seit Mitte 1997 wird deshalb bei weiteren zehn in Deutschland eingesetzten 'Leistungsförderern' die Zulassung überprüft.

Dazu gehört auch Virginiamycin, nach dem Avoparcin-Verbot ein Ausweichpräparat für viele Tiermäster. Das Mittel ist dem neuen Synercid sehr ähnlich, das Ärzte bei Patienten einsetzen sollen, denen Vanomycin nicht mehr helfen kann. Schon hat RKI-Mikrobiologe Wittwew in Deutschland Enterokokken aufgespürt, die unempfindlich waren gegen Synercid – noch bevor das Medikament überhaupt zugelassen ist.

Dabei ist auch den schärfsten Kritikern klar, dass nicht allein ein Generalverbot des Antibiotika-Einsatzes in der Tiermast die Entwicklung multiresistenter Keime stoppen wird. Auch Humanmediziner müssen diese so hilfreiche Medikamentengruppe weit zurückhaltender verschreiben.

Kanadische Studien haben zum Beispiel gezeigt, dass jede zweite Antibiotika-Verordnung überflüssig sein könnte. Ähnliches wird auch in Deutschland vermutet, wo Antibiotika oft gegen Erkältungen ('akute Atemwegsinfekte') verschrieben werden – obwohl die fast immer von Viren verursacht werden, gegen die Antibiotika wirkungslos sind.

Rosamund Williams von der WHO rät indessen zu Realismus: Die Forderungen nach Mäßigung beim Antibiotika-Einsatz blieben fromme Wünsche, so die Fachfrau im Wissenschaftsjournal 'Science', 'solange Ärzte und Kliniken direkt durch das Verschreiben von Antibiotika verdienen'". [62]

... und fertig ist die Leberwurst

nennen die Autoren Kapfelsperger und Pollmer ihr Kapitel über die Wurst.

Das Schlachttier ist nun glücklicherweise verendet und hat sein erbärmliches Dasein hinter sich.

Das Tier, das nur über seinen Zweck für uns Menschen definiert wird, das Schlachttier, ist also tot. Der so genannte 'Schlachtkörper Schwein' wird halbiert, die Muskelfleischstücke, die so genannten 'Qualitätsteile' werden für die Fleischtheke separiert. Der Rest Muskelfleisch ist gut für Rohwurst wie frische Bratwurst oder Mettwurst. Und nun ist da der Durchschnittsrest pro Schlachtsau von 6.7% an eigentlich nutzlosem Fett und Speck. Das, was für unsere Vorfahren so wertvoll war, die Flomen, das Schmalz, der Speck ist heute geradezu 'Schweinedreck', wenn – ja wenn die gute Leberwurst nicht wär!

Für die Leberwurst – übrigens einer der größten Hochgenüsse meiner Kindheit, als auf dem Bauernhof meiner Großmutter die 'Wutz' geschlachtet wurde – „werden zur Produktion 'alle als *Fleisch definierten Teile* des Tierkörpers, mit Ausnahme der Knochen verwendet'."[63] Kapfelsperger/Pollmer meinen jedoch weitergehend, „eine fabrikmäßig hergestellte

Kochwurst oder Brühwurst kann sogar bis 10% *eines Breies aus Knochenfleisch und Knochensubstanz* enthalten". [64]

Und damit unser aller Appetit so richtig angeregt wird, vernehmen wir, dass die *Innereien* nur in *Fleischerzeugnissen, die hitzebehandelt sind*, verarbeitet werden dürfen. Und da bleibt natürlich in großen Mengen die Leberwurst.

Was zählt nun zu den Innereien, welche sich zu den 6.7% Bio-Rest-Mül'" gesellen? „Leber, Niere, Herz, Zunge ohne Schleimhaut, Lunge, Speiseröhre ohne Schleimhaut, bei Kälbern unter 100 kg Lebendgewicht Labmagen, auch mit Schleimhaut, 'Gekröse' von Kälbern unter 100kg Lebendgewicht, Schweinemicker, Euter einschließlich ausgebildetem Schweinegesäuge, aus dem Fleisch entfernte Lymphknoten, Hirn, Rückenmark, Bauchspeicheldrüse und Bries; ferner große Gefäße von Kälbern, Schweinen und Schafen, vom Kopffleisch abzutrennende Speicheldrüse des Rindes."[65]

Ich muss gestehen, was mir hier besonders ins Auge fällt sind die Lymphknoten, denn es ist ja davon auszugehen, dass diese so schön prall geschwollen sind. Aber auch die Bauchspeicheldrüse und dann sogar noch die Speicheldrüse vom Rind! Ist Ihnen noch nicht schlecht – darf es noch etwas mehr sein?

Wie Sie schon ahnen, kann man die 'goldene Wurst-Medaille' nur erreichen, wenn diese ganzen Einzelteile mit viel Einsatz endbehandelt wurden.

Eine *gute* Leberwurstqualität erreicht man wie folgt:

etwa 30% Innereien und Verarbeitungs-Reststücke
etwa 30% Schweinespeck mit Schwarten
etwa 15% Schweinekopf (Ohren abgeschabt)
etwa 20% Schweineleber

etwa 5% Wasser

„Dazu kommen an zugelassenen Zusatzstoffen: Umrötungshilfsmittel, Emulgatoren, Antioxidanten und Geschmacksverstärker. In der Rezeptur einer Zusatzstofffabrik werden folgende Mischpräparate zur gleichzeitigen Anwendung empfohlen:

'für 1 kg Gesamtmasse:

20.0 g Nitritpökelsalz

7.0 g ROSIPUR

1.0 g SMAK S

1.0 g PÖK extra stark BL

5.0 g LEMAL

4.0 g VG-Gewürz Feinleberwurst 'Altmeister'

0.5 g VG-Gewürz Bratzwiebel-Emulsion'

Dahinter verbirgt sich laut Herstellerangaben im Prospekt:

ROSIPUR: 'Biologisch wirksamer Zucker auf Lactosebasis mit dem breiten Anwendungsbereich. Verbessert und stabilisiert Umrötung, Konsistenz, Struktur und Geschmack, mindert Gewichtsverlust.'

SMAK 'S': 'Geschmacksverstärker mit Naturwürzung für alle Wurst- und Fleischwaren.'

PÖK 'extra stark' BL: Umrötehilfsmittel für alle mit Nitritpökelsalz hergestellten brühwurstartigen Erzeugnisse sowie Rohwürste; sichere Umrötung *und stabile Farberhaltung.*

LEMAL: 'Emulgator zur risikolosen Herstellung von Kochstreichwurst einschließlich Leberpasteten, Leberparfaits und Lebercremes." [66]

Zur minderwertigen Erzeugung kommt nun die minderwertige Verarbeitung. Aber, wie wir ja erfahren haben, bedingt das eine das andere.

Die guten Eiernudeln – oder: Was ist faul am Schleuderei?

Immer wieder lesen wir Meldungen, dass Eier belastet sein können. Mal sind es Rückstände von Reinigungsmitteln, mal sind es Lösungsmittel wie Chloroform oder Tetrachlorkohlenstoff, mal Spurenelemente wie Blei, Cadmium, Arsen oder Quecksilber.

Wenn Sie letztere nicht zu sich nehmen wollen, vermeiden Sie das Eiweiß im Ei, denn darin lagern sie sich ab. Wenn Sie den oft beträchtlichen Pestizidanteilen im Ei aus dem Weg gehen wollen, dann vermeiden Sie den Eidotter, denn diese lagern sich dort ab.

Verursacher jener Ablagerungen sind meist die minderwertigen Futtermittel. Mal wird irgendein Metall zerkleinert und untergemischt, mal war es, wie in den achtziger Jahren, „mit chromhaltigen Lederabfällen verfälschtes Legehennenfutter“. Das Ledermehl war als kostengünstiger Eiweißersatz gedacht.

Sollten Sie einen Eiernudel-Hersteller finden, der seine Nudeln mit ganz normalen Eiern produziert, dann greifen Sie zu, denn Sie haben einen ungewöhnlichen Fang gemacht.

Wenn Sie an der meterlangen Eiernudelfront im Supermarkt eine Marke entdecken, die kohärent ist zu Ihrem Biosystem, dann freuen Sie sich! Ich persönlich hatte dieses Vergnügen ein einziges Mal an einem Marktstand. Dort wurden von einem bäuerlichen Betrieb hausgemachte Nudeln angeboten. Ich konnte es kaum fassen: Meine Rute drehte rechts! Seitdem deckt sich unsere Familie nicht nur mit Nudeln von dort, sondern auch mit Geflügel ein. Für ein Brathuhn oder eine Ente müssen wir natürlich mehr als das Doppelte wie üblich bezahlen. Aber wir haben uns an kleine, wunderbar schmeckende Portionen gewöhnt. Man stelle sich vor: rechtsdrehende Brathühnchen! Ein Traum für den, der sich vor diesen Qualzüchtungen ekelt – denn zu all dem fast Unaussprechbaren kommt ja noch der Trichinenbefall:

Trichinen sind Fadenwürmer, die sich im Muskelfleisch einkapseln. Sie können die stattliche Größe von 2.6 mm erreichen. Da sich in der umhüllenden Kapsel Kalk einlagert, kann man sie mit bloßem Auge als weißen Punkt erkennen. Sie werden beim Koch- oder Bratvorgang abgetötet. Es besteht deshalb keine Gefahr für den Verbraucher. Allerdings sollte man bei aufgetauten Tieren gut das Auftauwasser entfernen, die Unterlage abspülen und nach dem Angreifen im Rohzustand die Hände waschen!

Warum ich im Supermarkt bis zum heutigen Tag *keine* rechtsdrehenden Eiernudeln finden konnte? Die Verwendung von *Schleuderei*, so vermute ich, lässt nur in den ganz seltensten Fällen eine Kohärenz zu.

Was hat es nun mit diesem merkwürdigen Begriff auf sich?

Für Eier-Nudeln, aber auch für Speise-Eis oder den leckeren Kuchen vom Konditor oder für Mayonnaise braucht man Eier. Aber selbst die am billigsten produzierten Eier sind zu teuer (sagt die Industrie). Welches Ei ist nun billiger als das billigste? Na? Das faule Ei, natürlich! Und faule Eier gibt es zu Millionen!

Normalerweise, mit einem nicht voll ausgebildeten Verstand, würde man meinen, faule Eier müsste man wegwerfen oder entsorgen. Das ist richtig. Vor allem entsorgen ist richtig. Hier haben wir mal wieder eine hervorragende Bio-Müll-Anwendung!

In den 'Gebrauchsküken-Betrieben' bzw. in deren Brutschränken bleiben etwa 15% aller zu bebrütenden Eier als nicht befruchtet oder mit abgestorbenen Embryonen liegen. Das ist unbefriedigend.

Vor Jahren wurden diese Eier als Futter-Zusatz, zu Lederöl oder zu Shampoo 'mit Ei' verarbeitet. Dies war für kostenbewusste Hersteller von Lebensmitteln auf die Dauer keine Lösung.

Zum Glück konnte die Europäische Union die Sache zur Zufriedenheit bearbeiten: „'Bebrütete Eier können', so die EWG-Verordnung Nr. 2772/75, 'in die Güteklasse C eingestuft werden." [67]

Die faulen Eier sind jetzt Inhaber einer Güteklasse! Und diese „Brut-Eier EG-verbriefter Güte und Klasse sind seither 'für die Nahrungsmittelindustrie bestimmt'. Voraussetzung dafür ist, dass die Eier unbefruchtet sind und nicht länger als 6 Tage im Brutschrank lagen.

Hans Kruppa, Geschäftsführer des größten deutschen Herstellers von Qualitäts-Eiprodukten, hält die Verwendung solcher Brut-Eier dennoch für 'eine große Schweinerei, denn ein Ei verdirbt unter Hitze viel zu schnell. Aber davon ganz abgesehen, gibt es diese 6 Tage alten angebrüteten Eier gar nicht, *weil die Brütereien ihre Schier-Eier frühestens nach 17 Tagen erst aussortieren,* alles andere wäre für sie viel zu teuer'" [68]

Und was macht man mit diesen 17-Tage Eiern, angebrütet, in der Brutwärme gelegen, ohne oder mit abgestorbenem Embryo? Sie werden – so wie sie sind – zerkleinert, „mit Schalen, anhaftendem Dreck und toten Embryonen verrührt und dann – nach dem Wäscheschleuder-Prinzip, zentrifugiert. Dieses absolut unhygienische und in der Regel salmonellenhaltige *Schleuder-Ei* wird schließlich pasteurisiert, wodurch sich vor allem der verräterische Geruch nach faulem Ei verflüchtigt. Nicht wenige Firmen im In- und Ausland wussten diese Verordnung und ihre wohl beabsichtigten Schwächen unternehmerisch zu nutzen."[69]

Und in der Regel ist es dieses Schleuderei, das unsere Nudeln zu den so beliebten Eiernudeln macht.

Das Szenario spitzt sich insgesamt dermaßen zu, dass ganz schnell Rettungsanker *für sich selbst und seine Familie* geworfen werden müssen.

Für viele Speisen, für Fertiggerichte, tiefgekühlt oder in Dosen, für anzurührende Saucen, für giftgrüne Götterspeisen oder Früchtejoghurt brauchen wir die Hilfsmittel Einhandrute oder Pendel zur Beurteilung überhaupt nicht. Auch nicht bei Kopfsalat im November, Erdbeeren zu Weihnachten und Spargel im Februar. Bei all diesen Sachen spüren wir schon *im Augenkontakt*, dass etwas 'oberfaul' sein muss.

Es gibt nur eine Möglichkeit, sich diesem krankmachenden System zu entziehen: Nein sagen und nein handeln.

3. Lösungsmöglichkeiten

Darmgesunde Ernährung

Eine vernünftige Ernährungsumstellung ist unabdingbar, um den Darm wieder in Ordnung zu bringen.

Es kommt darauf an

- alle Lebensmittel zu meiden bei denen sich eine Allergie oder Lebensmittelunverträglichkeit gezeigt hat
- nur gärungsfreie Lebensmittel zu essen, welche im Darm nicht zu Gärungsprozessen und Blähung führen. Gärung bedeutet Tod.

Es gibt sehr viele allgemeine Ernährungsrichtlinien. Einige Menschen sind der Meinung Vollkornernährung sei richtig, während sich andere rein vegetarisch ernähren. Weiterhin werden sonstige Ernährungsvariationen kritik- und ahnungslos praktiziert. Diese Ernährungslehren gelten in der Regel für gesunde Menschen und sind nicht uneingeschränkt positiv bei einem kranken Darm, unter welchem laut Statistik wohl bereits 80 % der Bevölkerung leiden. Das folgende Kapitel soll Ihnen, so lange Ihr Darm belastet ist, eine wichtige Ernährungshilfe sein.

Was wir nicht essen sollten

Zucker

Wenn eine Darmerkrankung besteht, sollte der Zuckerkonsum auf ein absolutes Minimum reduziert werden. Zucker ist für Gärungsbakterien der Hauptenergieträger. Verzichten Sie auf alles was Zucker enthält wie Schokolade, Kuchen, Gebäck, Eiscreme, süße Getränke usw. – so schlimm das auch für Sie sein mag. Zucker ist Nahrungsgrundlage für die schlechten, krankmachenden Bakterien, so dass sich diese stark vermehren und wieder Gifte produzieren. Die schlechten Bakterien können nicht abgetötet, sondern nur zurückgedrängt werden. Sobald wieder Zucker gegessen wird, vermehren sich diese wieder.

Wenn Sie einmal darauf achten, werden Sie schnell feststellen, dass in nahezu allen industriell bearbeiteten Nahrungsmitteln eine hohe Menge an 'verstecktem' Zucker enthalten ist.

Milch

Die Milch gilt als ein wertvolles nahrhaftes Lebensmittel. Ein gesunder Mensch kann in Maßen Vollmilch konsumieren. Für einen übersäuerten Patienten ist Milch hingegen ungeeignet. Wenn wir unbehandelte Vollmilch einfach stehen lassen, wird diese durch Bakterien sauer. Behandelte, das heißt erhitzte Milch kann nicht mehr sauer werden, sondern sie fault.

Das gleiche geschieht nach dem Milchkonsum in unserem Darm. Ferner sind wir keine Wiederkäuer und besitzen auch nicht die notwendigen Verdauungsenzyme, wie das so genannte Labferment, um das Milcheiweiß komplett aufzuspalten. Teile des Milcheiweißes gelangen unverdaut in den Darm und werden durch Fäulnisgärung weiter aufgespalten. Dabei wird wieder Säure produziert, welche die Übersäuerung fördert.

Auch Osteoporose-Patienten sollen keine Milch trinken, weil die anfallende Säure noch weiter Kalzium aus den Knochen ausschwemmt. Das gleiche passiert schließlich auch im Mund: Dort bilden die Bakterien auch Säuren, die so genannten Kariessäuren, welche Kalzium aus dem harten Zahnschmelz lösen und so Kariеslöcher fressen.

Alle Lebensmittel mit Konservierungsstoffen

Diese Stoffe werden bestimmten Nahrungsmitteln zugesetzt, um sie haltbar zu machen. Die Konservierungsstoffe richten sich gegen Bakterien, das heißt auch gegen unsere körpereigenen, guten Darmbakterien und schädigen auf diese Weise bei jedem Verzehr unsere Darmflora.

Konservierungsstoffe hemmen im Lebensmittel das bakterielle Wachstum und machen sie somit haltbar. Das gleiche bewirken sie auch im Darm. Sie hemmen das natürliche Wachstum unserer Darmflora, was zur Folge hat, dass sich die Darmflora nicht mehr richtig erneuern kann. Folglich ist es unmöglich, eine gesunde Bakterienflora aufzubauen, wenn diese gleichzeitig immer wieder durch Konservierungsstoffe geschädigt wird. Fast alle Fast-Food-Produkte sind hochgradig konserviert. Neuste Untersuchungen bestätigen sogar, dass Konservierungsstoffe die Darmschleimhaut angreifen und durchlässig machen. Alle E-Nummern zwischen 200 und 299 bezeichnen Konservierungsstoffe.

Lebensmittel mit E-Nummern, die unbedingt zu meiden sind

E 200 Sorbinsäure
E 202 Kaliumsorbat
E 203 Kalziumsorbat
E 210 Benzoesäure
E 211 Natriumbenzoat
E 213 Kalziumbenzoat
E 214 Ethyl-p-hydroxybenzoat
E 215 Natriumethyl-p-hydroxybenzoat
E 216 Propyl-p-hydroxybenzoat
E 217 Natriumpropyl-p-hydroxybenzoat
E 218 Methyl-p-hydroxybenzoat
E 219 Natriummethyl-p-hydroxybenzoat
E 220 Schwefeldioxid
E 221 Natriumsulfit
E 222 Natriumhydrogensulfit
E 223 Natriummetabisulfit
E 224 Maliummetabisulfit
E 226 Kalziumsulfit
E 227 Kalziumbisulfit
E 228 Kaliumbisulfit
E 262 Natriumacetate
i) Natriumacetat
II) Natriumdiacetat

E 230 Biphenyl
E 231 Orthophenylphenol
E 232 Natriumorthophenylphenol
E 234 Nisin
E 235 Natamycin
E 239 Hexamethylentetramin
E 242 Dimethyldicarbonat
E 249 Kaliumnitrit
E 250 Natriumnitrit
E 252 Kaliumnitrat
E 260 Essigsäure
E 261 Kaliumacetat
E 263 Kalziumacetat
E 270 Milchsäure
E 280 Propionsäure
E 281 Natriumpropionat
E 282 Kalziumpropionat
E 283 Kaliumpropionat
E 284 Borsäure
E 285 Natriumtetraborat (Borax)
E 290 Kohlendioxid
E 296 Apfelsäure

Hefe (bei Darmsanierung)

Frische Hefeprodukte fördern die Gärung und sollten deshalb gemieden werden. Essen Sie entweder hefefreies Brot oder lagern Sie dieses 2 Tage lang, bevor Sie es verzehren.

Getreide/Brot (bei Darmsanierung)

Bei einer bestehenden Darmerkrankung ist es nicht ratsam, rohes Getreide in Form von Müsli oder Frischkornbrei zu essen, da dieses meist zu Gärung und somit wieder zu Übersäuerung führt. Am Anfang wäre es von Vorteil, glutenfreies Getreide zu essen.

Fastfood

Fastfood ist fast immer konserviert! Essen Sie keine fertigen Fleischgerichte! Dosenfleisch, Dosenfisch oder Wurstwaren, sind fast immer mit Konservierungsstoffen belastet. Nehmen Sie eine Scheibe Wurst als Beispiel, sie wird nicht mehr so schnell schlecht, sie trocknet nur aus. Die kleinen Lebewesen fühlen sich sicherlich nicht wohl auf diesem schönen, konservierten Stück Wurst.

Kohl und Hülsenfrüchte (bei Darmsanierung)

Essen Sie diese nur in Maßen, so dass es nicht zu Gärungen (Blähungen) kommt. Die weiche Rohkost wie Salatblätter enthalten viel Stärke (gebundene Kohlehydtate) und sollten deshalb eingeschränkt werden, da diese im Darm durch Fäulnisbakterien gespalten werden und somit zur Übersäuerung beitragen.

Was wir essen dürfen

- Kartoffeln,
- Reis,
- Nudeln,
- Eier,
- Fleisch, wenig Schweinefleisch,
- Fisch,
- Obst, aber auf die Gärung achten,
- Harte Rohkost (kein grüner Salat),
- Gekochtes Getreide,
- Brot ohne Hefe – oder das Brot 2 Tage liegen lassen (am Anfang wäre es von Vorteil, glutenfreies Brot zu essen),
- Milchprodukte wie Käse, Quark, Buttermilch, Molke, Sahne, Joghurt in Maßen (nur wenn keine Nahrungsmittelunverträglichkeit auf Milch besteht!). Besser ist es jedoch, alle Milchprodukte – außer guter Butter – zu meiden;
- Gemüse, viel und in jeglicher Form.

Harte Rohkost kann gegessen werden, zum Beispiel: Möhren, Tomaten, Gurken, Paprika, Rettich, Radieschen usw. Sie enthalten weniger Stärke. Somit führt die harte Rohkost zu deutlich weniger Gärungsprozessen.

Essen Sie wenn möglich, 2x pro Tag eine gekochte Mahlzeit. Gekochte Nahrung kann nicht mehr gären. Man sollte nach Möglichkeit wenig Getreideprodukte essen, jedoch sind zum Beispiel gekochte Nudeln kein Problem.

In der Phase der Milieuumstellung sollte man auch möglichst wenig Obst essen. Bei Pilzbefall sollte zumindest während der Antipilztherapie auf Obst verzichtet, oder der Verzehr von Obst stark eingeschränkt werden. Obst enthält natürlich auch viel Fruchtzucker und kann bei einem belasteten Darm zu Gärungsprozessen führen. Wenn Sie gerne viel Obst essen, dann achten Sie auf Gärungsprozesse.

Meiden Sie Nahrungsmittel, in welchen so genannte 'natürliche Aromen' enthalten sind. 'Natürliche Aromen' sind fast ausschließlich Ausscheidungen von Schimmelpilzen. Diese scheinen stark allergiefördernd zu sein und können auch andere Beschwerden verursachen.

Kaufen Sie nicht bearbeitete und nicht verarbeitete Lebensmittel. Denken Sie immer an die Höchstmengenverordnung, wenn Sie bei einem Lebensmittel lesen: 'Ohne Konservierungsstoffe'.

Noch einige allgemeine Ernährungsrichtlinien:

Leider finden wir kaum noch Nahrungsmittel, die nicht in irgendeiner Form verändert worden sind. Die Nahrungsindustrie diktiert uns was wir zu essen haben. Wenn wir wissen würden, was so alles in unserer Nahrung enthalten ist, würden wir wohl kaum noch etwas essen wollen. Ist das nicht schlimm? Täglich sehe ich die Folgen dieser schlechten Ernährung. Auch ich bin betroffen und habe meine Geschichte, deshalb möchte auch ich ehrlich bedient und behandelt werden. Es ärgert mich zutiefst, wenn Nahrungsmittel mit Zusatzstoffen vollgestopft werden, obwohl es doch auch anders geht.

Da es für viele schwierig ist die richtigen Nahrungsmittel auszuwählen, um so aktiv etwas für die eigene Gesundheit zu tun, noch einige Tipps:

- Verwenden Sie wenig oder keine fertigen Produkte (Dosen, fertige Mayonnaisen, Ketchup und andere Soßen). In diesen Produkten sind fast ausschließlich versteckte Konservierungsstoffe und andere Zusätze enthalten.

- Rühren Sie doch einmal selbst eine Mayonnaise! (Die selbstgemachte Mayonnaise hält etwa zwei Tage, die fertige mehrere Monate oder länger, obwohl darauf steht 'Ohne Konservierungsstoffe').
- Essen Sie viel frisches Obst, Gemüse und Kräuter; wenig Fleisch, mehr Fisch.
- Trinken Sie ausreichend Wasser, wenigstens zwei Liter bei 75 kg Körpergewicht.
- Meiden Sie Produkte, wie schon angeführt, mit Nahrungsmittelzusätzen zwischen E 200 bis E 299, hierbei handelt es sich um Konservierungsstoffe.
- Verwenden Sie viel gutes *Speiseleinöl.*
- Ernähren Sie sich vielseitig, so wie die Asiaten, von allem etwas und von einem nicht zu viel.

Fazit:

Nachdem nun die Probleme in ihrer Verursachung bekannt sind, muss folgerichtig weitergedacht werden:

- Wie gelingt mir als noch gesunder Mensch, nicht in diesen Teufelskreis hineinzukommen?
- Wenn sich bei mir selbst, bei meinem Partner oder bei einem meiner Kinder schon Symptome zeigen, die auf eine verdünnte Darmwand schließen lassen, was kann ich dann schnellstmöglich tun?

Die Antwort ist denkbar einfach, zumal für eine effektive Hilfe keinerlei Medikamente gebraucht werden:

1. Durch einen Arzt oder Heilpraktiker seriös feststellen lassen, gegen welche Nahrungsmittel ich allergisch bin, am besten durch eine Blutuntersuchung (am Schluss des Buches stelle ich Ihnen ein Institut vor, das hier hervorragende Arbeit leistet).

2. Diese Nahrungsmittel konsequent nicht mehr zu sich nehmen (je nach Schwere des Falles bis zu 18 Monate). Zudem keine gärenden Lebensmittel essen.

3. Den Körper entsäuern.

4. Meist ist es auch notwendig, Nahrungsergänzungsmittel zur Mikronährstoffversorgung und zur Regulation der Zellatmung einzusetzen.

5. Zugabe von effektiven Mikroorganismen (in größeren Mengen bis zum Neuaufbau der Darmwand, dann in kleinen Gaben weiter zur Aufrechterhaltung des gesunden Milieus).

Die Idee des Albert Hesse und ihre Umsetzung

Der Heilpraktiker und Chiropraktiker Albert Hesse, Jahrgang 1967 aus Wenden im Sauerland hatte eine Vision: „Man müsste herausfinden, welche verloren gegangenen Mikroorganismen die Dick- und Dünndarmschleimhäute am Dringendsten für ihre Wiederherstellung benötigen. Dann müsste man diese Organismen züchten, optimal vermehren und daraus, mit hilfreichen Kräutern vermischt, ein wohlschmeckendes Probiotikum herstellen".

Mit großem Elan ging Hesse an die Arbeit, studierte die wissenschaftliche und die erfahrungsheilkundige Literatur, tauschte sich mit Kollegen und mit Ärzten aus, setzte im Labor Kulturen an und kam seinem Ziel immer näher.

Heute heißen seine Produkte:

'Pro Curmin', die biologische 'Waffe' gegen Krebs

Dies ist hochdosiertes, standartisiertes Curcuma longa (Curcuma Longae, Gelbwurz) in Pulverform mit höchstem Curcurmin-Wirkstoffanteil. Die Gelbwurz hat sich als die genaueste biologische Waffe gegen Krebs gezeigt, mit den umfangreichsten wissenschaftlich dokumentierten Ergebnissen.

Aber nicht nur dem Krebs wirkt das Curcurmin entgegen: Curcurmin wirkt allen entzündlichen Prozessen entgegen und wird erfolgreich bei Schleimhautentzündungen, Allergien und rheumatischen Erkrankungen eingesetzt (ausführliche Informationen siehe Anhang 2).

'Pro Mumijo' zur Entsäuerung des Körpers

Das Naturmaterial Mumijo besteht aus zwei verschiedenen Inhaltstoffgruppen, a) der Minerale, b) die der kohlenstoffhaltigen Elemente, also auf pflanzlichen Ursprung hindeutende Bestandteile.

Folgende organische Inhaltsstoffe sind in Mumijo gesichert nachgewiesen: Alkaloide, Aminosäuren, Ätherische Öle, Harze und Balsame, Huminsäuren, Kohlenhydrate, Lipide, Mineralstoffe, Polyphenole, Steroide, Vitamine der B- und K-Gruppe in Spuren, Wachse, Wasser.

'Pro Basan' - Effektive Mikroorganismen für den Dünndarm

Mit einer Konzentration von mehr als 10^9 lebender Mikroorganismen, pro Gramm Pulver bei Produktionsabschluss. Hergestellt mit 6 verschiedenen Stämmen hochdosierter, effektiver Mikroorganismen: Lactobacillus acidophilus, Lactococcus lactis, Enterokokkus faecium, Bifidobakterium bifidum, Lactobacillus casei, Lactobacillus salivarius

'Pro EMsan' - Effektive Mikroorganismen für den Dickdarm

Dies ist ein flüssiges Probiotikum mit bis zu 1.8 Milliarden lebenden, vermehrungsfähigen Darmbakterien (Symbionten) je Milliliter Flüssigkeit bei Produktionsabschluss. Hergestellt mit über 12 verschiedenen Hauptstämmen hochdosierter, effektiver Mikroorganismen, welche 80 verschiedene Unterarten bilden! Die Hauptstämme sind: Lactobacillus acidophilus, Lactobacillus paracasei, Lactobacillus salivarius, Lactobacillus plantarum, Bifidobacterium bifidum, Streptococcus thermophilus, Streptococcus lactis, Enterococcus faecium, Lactococcus lactis subsp Cremoris, Leucononostoc mensenteroides subsp. Cremoris, Lactococcus lactis subsp. Diacetylactis, Saccharomyces Cerivisiae

Weiter sind in Pro EMsan enthalten:

- 24 verschiedene Kräuter und Pflanzenextrakte,

- Ling Zhi (Der König der Heilpilze),
- Grapefruitkernextrakt,
- O.P.C. (Weintraubenkernextrakt),
- Huminsäure produzierende Mikroorganismen (Fulvate),
- hoher Gehalt an Antioxidantien,
- Vitamine, Mineralstoffe, Spurenelemente und Bioflavonoide

Indikationen:

- Alle Arten von Darmerkrankungen einschl. Entzündungen
- Darmpilze und Parasiten
- Leaky-Gut Syndrom (erhöhte Durchlässigkeit d. Darmschleimhaut)
- Darmfäulnis
- Alle Formen von Verdauungsstörungen
- Allergieerkrankungen einschl. Neurodermitis
- Rheuma und Fibromyalgie
- Migräne
- Asthma
- Schwermetalldekorporation über entero-hepatischen Kreislauf (die Darmsymbionten produzieren eigenständige Schwefelverbindungen, die Schwermetall dekorporieren können).

'Pro Dialvit 44': biologische Krebsabwehr + Superantoxidans + Immunstabilisator + Zellschutzmittel + Anti-Agingmittel + Regulator der Zellatmung + Stoffwechselaktivator.

'Pro Dialvit 44' stellt das zur Zeit wohl kompletteste und wichtigste Präparat dar, das Therapeuten heute zur Verfügung steht!

Ich weiß natürlich, dass man mit solchen Behauptungen sehr vorsichtig sein muss. Wir sind, wenn wir die Werbung betrachten, nur von Superlativen umgeben. Schaut man dahinter, will man in den meisten Fällen nur an unseren Geldbeutel.

Hier überzeugen nicht nur die Resultate der damit arbeitenden Ärzte und Heilpraktiker, es überzeugt auch der physikalische Wirkmechanismus, der dem chemischen übergeordnet ist.

Die in Folge beschriebenen Eigenschaften der Inhaltstoffe (eine Ausführliche Darstellung siehe Anhang 4) werden von dem biologischen Effekt des Mittels untermauert: 'Pro Dialvit 44' hat bei Photonenemissions-Messungen (Lichtmessungen) bewiesen, dass dieses Zellmittel in der Lage ist, den Licht- bzw. Energieverlust menschlicher Blutzellen – unmittelbar nach Zugabe von 'Pro Dialvit 44' – zu stoppen (dies bei Patienten mit chronischen inneren Erkrankungen, deren Messergebnisse vor und nach der Einnahme dokumentiert wurden).

Wenn gesagt werden kann: „'Pro Dialvit 44' reduziert Lichtverluste aus menschlichen Blutzellen erheblich“, dann ist dieser lapidare Satz eine Sensation, denn eine Krebszelle definiert sich physikalisch als eine Zelle mit überproportionaler Lichtabstrahlung, was Lichtverlust *innerhalb* der Zelle bedeutet.

Da die Energiegewinnung innerhalb der Zelle (innerhalb den Mitochondrien) auch lichtmoduliert (Licht angetrieben, gesteuert) ist, kann davon ausgegangen werden, dass die aerobe Energiegewinnung in der Zelle (Energiegewinnung mit Hilfe von Sauerstoff), die bei jedem chronisch kranken Menschen gestört und verschoben ist, ganz maßgeblich verbessert werden kann.

'Pro Dialvit 44' kann somit wohl als momentan komplettester gesamtzellulärer Schutzfaktor und Stabilisator angesehen werden.

Die Entsäuerung des Körpers

Was ist Mumijo?

- Mumijo ist eine sehr stark mineralhaltige, humusartige Substanz, die alle heute bekannten Spurenelemente enthält. Mumijo besitzt über 80 (Elektrolyte) Mineralien und Spurenelemente.

- Mumijo bindet saure Komponenten im Körper.

- Mumijo ist nicht nur sehr entsäuernd und extrem basisch, es besitzt einen hohen anti-entzündlichen Effekt durch den hohen Schwefelanteil, was sich besonders im Magen-Darm-Bereich (Darmschleimhaut) auswirkt.

- Mit entscheidender Faktor zur Zellregeneration mit Hilfe von Mumijo ist der sehr hohe Schwefelanteil. Schwefel ist das Haupt-Antioxidans in der Zelle. Mit Mumijo wird die Zelle wieder in die Lage versetzt, selbst den lebensnotwendigen Schwefel zu produzieren.

- Der Schwefelanteil in Mumijo ist der am höchsten Bekannte, was alle mineralischen Präparate angeht.

- Mumijo ist organisch. Allein dadurch ist die Resorption in die Zelle extrem hoch.

- Die Verträglichkeit ist hervorragend – auf Grund des organischen Ursprungs – und weil es basisch verstoffwechselt wird.

- Mumijo ist konservierungsstofffrei – es gibt keinerlei bekannte Unverträglichkeiten!

- Mumijo hat einen 4%-igen Huminsäureanteil (Sie wird zum Beispiel im Waldboden von Mikroorganismen produziert, welche die Blätter zu wiederverfügbaren Elektrolyten zerlegt).

Mumijo ist eine Substanz von rein pflanzlich-mineralischer Herkunft, die der Wissenschaft immer noch Rätsel aufgibt. Sicherlich gibt es einen staken Synergie-Effekt durch die einzelnen organischen Inhaltsstoffe, wobei den Humus-Inhaltsstoffen eventuell eine überragende Bedeutung zukommt.

Freuen wir uns, dass dieser Rohstoff, den die Natur 'komponiert' hat, uns zur Verfügung steht!

Der Körper bekommt mit Mumijo nicht nur ein exzellentes Entsäuerungsprodukt – er bekommt eine regelrechte Menükarte, sozusagen ein Fünf-Sterne-Angebot und das Zellsystem kann sich das heraussuchen, auf was es Appetit hat.

Der Begriff 'Mumijo' stammt aus dem Griechischen und bedeutet soviel wie 'den Körper schützen' (vor Krankheiten). Schon der griechische Philosoph und Naturarzt Aristoteles befasste sich mit den Wirkungen von Mumijo und berichtete darüber.

Seit Jahrtausenden setzen heilkundige Menschen in China, Indien und Osteuropa Mumijo bei bestimmten Krankheitsbildern ein – die Nachrichten die uns darüber erreichen sind eine einzige Erfolgsstory!

Besonders in Osteuropa, in den Regionen Kasachstan, Kyrghistan, Usbekistan und in den meisten GUS-Staaten existieren uralte Überlieferungen, die Mumijo als eine Art 'Wundermittel' beschreiben.

Kein Wunder, dass in der ehemaligen UdSSR Mumijo von der dortigen Schulmedizin eingesetzt wurde. Man liest, dass die sowjetische Raumfahrtbehörde ein spezielles Nahrungsmittel für Astronauten eingesetzt habe, das auf Mumijobasis entwickelt wurde.

Zur Zeit beschäftigen sich mehrere Forschungsinstitute Osteuropas wissenschaftlich mit der Anwendung von Mumijo.

Auch im Westen arbeiten immer mehr forschende Ärzte an dem Phänomen Mumijo, wobei die Zusammensetzung der Inhaltsstoffe ein weiteres, hochwirksames Ergebnis zeigt:

Die basischen Mineralbestandteile und Spurenelementanteile in ProMumijo sind in der Lage, saure Stoffwechselkomponenten zu puffern, damit deren Ausscheidung zu erleichtern und zugleich die dadurch entstehenden Defizite zu ersetzen. Pro Mumijo wird somit zu einem hochwirksamen Mittel, um den Körper zu entsäuern!

Bereits im Altertum wurde es für die Behandlung vieler Krankheiten beim Menschen angewandt. Viele Ärzte in den vergangenen Zeiten beschäftigten sich mit den vielfachen und positiven Eigenschaften des Naturproduktes Mumijo (Falls Sie ein älteres Fachlexikon besitzen kann es sein, dass Sie eine völlig falsche Darstellung lesen: Mumijo hat nichts, aber auch gar nichts mit einem Pulver zu tun, das die alten Ägypter angeblich aus zerfallenden Mumien gewannen).

Historische schriftliche Überlieferungen zu den Wirkungen von Mumijo gibt es bei

- Aristoteles (Philosoph und Pharmakologe des Altertums).

- Alexander dem Großen (er unterstützte die Arbeiten seines Lehrers Aristoteles).

- Avicenna (berühmter persischer Arzt und Philosoph des 11. Jahrhunderts beschrieb Mumijo als ein umfassendes Heilmittel).

- Muhammed Tabib (ein berühmter Arzt des 12.Jahrhunderts beschrieb Mumijo in seiner Schrift 'Lassatui Nisso' als ein wirksames Heilmittel).

- Muhammed Hussein Schirasi (ein berühmter persischer Arzt des 18. Jahrhunderts beschrieb die Wirkungen von Mumijo in seinem Buch: 'Machsachuldwija').

- Robert James (Pharmakologe des 18.Jahrhunderts, beschrieb Mumijo als Hilfe gegen Entzündungen und Vergiftungen).

Ab 1960 gibt es eine große Anzahl wissenschaftlicher Veröffentlichungen über Mumijo, insbesondere über die antibakteriellen Eigenschaften.

Roh-Mumijo ist in reiner Form eine gelblichbraunschwarze homogene, zähe Masse mit eigenartigem, rauchig-aromatischen Geruch, der etwas an die Öle verschiedener auch bei uns heimischer Taxus-Arten erinnert.

Fundstätten gibt es nur in Zentralasien in den Ausläufern des Himalaja, des Altai, sowie in einigen Bergregionen Südkasachstans.

Bislang ist jedoch die Entstehung des Mumijo noch nicht vollständig aufgeklärt. Der Reifeprozess des Mumijo wird in der Fachwelt zurzeit mit etwa 25 - 50 Jahren diskutiert.

Der russische Pharmakologe D. D. Djenchorow formulierte 1995 folgende Antwort auf die Frage, was Mumijo sei: Ein „[...] komplexes hochmolekulares organisch-mineralisches Stoffwechselprodukt aerober Mikroorganismen, entstanden im Zerfallsprozess von Pflanzenresten, Flechten und aus Tannen-, Fichten- und Kieferharzen, die aus der Wurzel herrühren."

Man kann sich vorstellen, dass vor Jahrmillionen verschüttete und zersetzte prähistorische Pflanzen (besonders Wurzeln und deren Inhaltsstoffe) und Tiere mit zur Mumijo-Bildung beitrugen.

Grundsätzlich besteht Mumijo aus zwei verschiedenen Inhaltsstoffgruppen, wie sie in der Natur überall vorkommen. Eine Inhaltsstoffgruppe ist die der Minerale, die zweite die der kohlenstoffhaltigen Elemente, also auf pflanzlichen Ursprung hindeutende Bestandteile.

Mineralische Verbindungen: Interessant ist der Gehalt an Schwefel, Eisen, Aluminium, Kalzium, Kalium, Magnesium,

Phosphor und vor allem Strontium, zu dessen Wirkung es bemerkenswerte medizinische Studien in der Sowjetunion gab.

Heute gibt es Fundstätten in Zentralasien, in den Ausläufern des Himalajas und im Altai-Gebirge, sowie in einigen Bergregionen Afghanistans.

Allen Fundstätten ist gemeinsam,

- dass sie einer langen und intensiven Sonnenbestrahlung unterliegen,
- dass die Luft besonders sauber ist und
- dass eine spezielle Vegetation vorliegt.

Mumijo ist ab etwa 1000 m bis zu 4000 m über dem Meeresspiegel zu finden. Es wird auch von tibetischen Funden in Höhenlagen bis 5000 m berichtet. Mumijo wird ebenso in Kalksandsteingebirgen gefunden wie in Granitgestein – je nachdem sind die molekularen Verbindungen verschieden

Folgende organische Inhaltstoffe sind in Mumijo gesichert nachgewiesen:

- Alkaloide,
- Aminosäuren,
- Ätherische Öle,
- Harze und Balsame,
- Huminsäuren,

- Kohlenhydrate,
- Lipide,
- Mineralstoffe,
- Polyphenole,
- Steroide,
- Vitamine der B- und K-Gruppe in Spuren,
- Wachse,
- Wasser.

Im Mumijo konnten folgende Aminosäuren nachgewiesen werden:

- Arginin,
- Asparaginsäure,
- Glutaminsäure,
- Glycin,
- Histidin,
- Leucin,
- Methianin,
- Prolin,
- Serin,
- Threonin,
- Thyrosin.

Sicher ist bei Mumijo, dass dies ein Endprodukt einer langen biologischen Entwicklungskette der Natur ist. Wirkfaktoren sind die Bodenbeschaffenheit, Flora und Fauna und die sich entwickelnden Mikroben, innerhalb dieses speziellen regionalen Klimas. Dazu kommt die intensive Beschickung mit Photonen. Denkbar wäre auch, dass die energetischen Informationen aus dem Kosmos durch Neutrinos (Strings) in dieser Höhe eine besondere Wechselwirkung mit der Materie eingehen.

Biochemisch ist Mumijo verwandt mit dem Antibiotikum Mykoin. Es enthält außer Salicylsäure etwa 80 Mikroelemente sowie die genannten Aminosäuren.

In den verschiedenen wissenschaftlichen und erfahrungsheilkundlichen Veröffentlichungen werden folgende Wirkungen beschrieben und Indikationen empfohlen:

- Bakterizide Wirkung auf Darm-, Typhus- und Parathyphus-, Diphterie - und Dysenteriebakterien sowie auf Staphylococcus aureus,
- Linderung akuter Strahlenschäden, Verbesserung des Blutbildes,
- Verminderung der neutrophilen Lymphozyten und Senkung des Blutzuckers,
- die Aktivität des vegetativen Nervensystems veränderte sich positiv,
- Erhöhung der Zahl der Erythrozyten, Retikulozyten und des Hämoglobulins,
- galletreibend, geschwürhemmend und positiv erregend auf das zentrale Nervensystem,
- maßgebliche Unterstützung der Regeneration von verletztem Gewebe,

- bei Problemen im Magen- und Darmtrakt insbesondere bei Ulkuserkrankungen des Magens und des Zwölffingerdarms,
- bei traumatischer Neuritis und Entzündungen der peripheren Nervenstämme,
- bei Verbrennungen und toxischen Durchblutungsstörungen,
- bei hohen Körpertemperaturen,
- bei Diabetes,
- bei Schmerzen der Harn- und Geschlechtsorgane,
- bei Erkältungskrankheiten,
- bei Ödemen und Hämatomen,
- zur Verbesserung der Blutwerte, besonders zur Erhöhung des Kalzium-, Phosphor- und Kaliumgehaltes.

Aktuelle Indikationen:

- Allergien,
- Diarrhöe,
- Entsäuerung des Organismus,
- Hämorrhoiden,
- Immunmodulation (zur Stärkung des Immunsystems und allgemeinen Leistungssteigerung),
- Knochenaufbau, vor allem nach komplizierten Frakturen,
- Magen-Darm-Schleimhautentzündungen,
- Mineralstoffmangelerscheinung (bei Selen-, Magnesium-, Zink-, Jod-, Kalium-, Kalzium-, Schwefel-, Mangan-, Na-

trium- oder Kupfermangel und zum Beispiel bei Eisenmangelanämien,

- Nachbehandlung von Frakturen (beschleunigte Callusbildung),
- Normalisierung der Potenz, bei Libidoverlust oder bei Unfruchtbarkeit,
- Osteoporose (vorbeugend auch bei Altersosteoporose /Klimakterium).

Die wichtigen Mumijo-Inhaltsstoffe kurz betrachtet:

Als ich vor einigen Jahren zum ersten Mal mit Mumijo in Berührung kam, war ich skeptisch, als ich diese erdige Masse sah, die dumpf roch, als wäre sie ein moderiges Blumenerden-Harzgemisch. Meine subjektiven radiästhetischen und radionischen Messungen jedoch waren unglaublich positiv: Auf allen Ebenen eine hundertprozentige Resonanz zu meinem biologischen System; die Körperzellen gierten geradezu nach dieser Substanz!

Es ist nicht deutlich genug zu betonen, dass es sich bei Mumijo um eine natürliche Substanz handelt, welche uns die Erde zur Verfügung stellt. Da wir Menschen ein Teil dieses Planeten sind (und diese Mumijo-Inhaltsstoffe ja Ur-Teile von uns selbst sind), wirken sie als Eigenstoffe primär in unseren Körperzellen und entfalten von dort ihre synergetische Wirkung.

Natürlich sind synthetische Produkte die den gleichen Namen tragen besser als keine, wenn der Körper unter Mangel leidet – Mumijo jedoch ist einzigartig. Lassen Sie es mich so ausdrücken – Mumijo ist ein Gottesgeschenk.

Bor

Bor ist chemisch ein Nichtmetall mit metallischen Eigenschaften. Es ist nach dem Kohlenstoff das härteste aller Elemente.

Entdeckt wurde Bor im Jahr 1808 von den französischen Chemikern Gay-Lussac und Thénard sowie dem Engländer Sir H. Davy. Erst um 1980 wurde wahrgenommen, dass Bor wichtig für die menschliche Ernährung ist - wissenschaftliche Studien sind im Gange.

Bor scheint mitzuwirken

- bei der Herstellung der Geschlechtshormone Östrogen und Testosteron,
- bei der Stabilisation der Proteine im Zellplasma (deshalb wohl seine positive Wirkung bei Osteoporose),
- bei der Stabilisierung des Immunsystems (Bildung von Antikörpern).

Bor befindet sich in Milchprodukten, im Trinkwasser sowie in Obst, Nüssen und Gemüse. Bei einer ausgewogenen Ernährung werden täglich etwa 1 bis 3 mg Bor aufgenommen, was dem Tagesbedarf entspricht.

Kalzium

Kalzium ist derjenige Mineralstoff mit dem höchsten Anteil am Körpergewicht des Menschen. Es können bis zu 1.4 kg Kalzium im menschlichen Köper gespeichert sein.

In unseren Knochen und Zähnen befinden sich ungefähr 99 Prozent des im Körper enthaltenen Kalziums. Das Knochengewebe wird als Kalziumdepot verwendet, das Schwankungen ausgleicht.

Das restliche 1% Kalzium wird im Gewebe und in den Organen gespeichert. Die Körperflüssigkeiten enthalten Kalzium überwiegend in Form von Ca 2+ - Ionen. Das Blut transportiert Kalziumionen zu den Knochen, wo es eingelagert wird. Dieser Vorgang nimmt mit zunehmendem Alter ab.

Kalzium wird im Dünndarm durch die Darmwand resorbiert. Um diese Resorption optimal zu gewährleisten sind besonders Vitamin D und Eiweiße hilfreich.

Kalzium benötigen wir hauptsächlich

- zum Aufbau von Knochen und Zähnen,
- zur Entzündungshemmung,
- zur Erregung von Muskeln und Nerven,
- zur Stabilität der Herztätigkeit,
- zur Hemmung von Blutungen.

Schädlich für die Kalziumaufnahme sind:

- fettreiche Ernährung (ungesättigte Fettsäuren),
- Proteine,
- übermäßiger Kochsalzkonsum (NaCl),
- hoher Kaffeekonsum,
- übermäßiger Alkoholkonsum.

Wichtig: Die Höhe des Kalziumgehalts in Lebensmitteln ist nicht ausschlaggebend für die Verwertbarkeit des Minerals durch den Körper. Entscheidend ist die Ausgewogenheit der Ernährung!

Die wichtigsten Kalziumlieferanten sind Milchprodukte wie Quark, Joghurt und Käse, Eigelb und grünes Gemüse.

Milch ist in jedem Falle zu meiden, denn sie ist für den Organismus nachgerade schädlich. Mindestens die Hälfte der Menschheit ist milchunverträglich und trinkt schon deshalb keine. Wir hätten diese Schutzfunktion besser ebenfalls, dann wäre die Sache schon dadurch geklärt, dass es uns beim Milchtrinken schlecht wird.

Milch ist für unser biologisches System nutzlos – sie verfault im Verdauungstrakt und destabilisiert dadurch das Immunsystem. H-Milch ist dazu schon ein 'totes' Produkt, wenn sie abgefüllt wird – eine optische Illusion von Milch!

Chrom

Das Schwermetall Chrom wurde von dem französischen Chemiker L. N. Vauquelin 1797 entdeckt.

Es ist ein essentielles Spurenelement, das in geringen Mengen lebensnotwendig ist.

In der Erdkruste ist es in einer Konzentration zwischen 10 bis 90 mg pro Kilogramm Erde vorhanden.

Chrom ist wichtig

- für den Kohlehydrat- (Zucker) und Fettstoffwechsel,
- als Co-Faktor einiger Enzyme,
- für den Zellkern zum Ablesen und vervielfältigen der DNS,
- zur Erhaltung und Funktionstüchtigkeit der Hornhaut und der Augenlinse.

Chrom ist von entscheidender Wichtigkeit für die Elektronenübertragung in der Atmungskette jeder einzelnen Körperzelle. Fehlt Chrom, bricht das sauerstoffangetriebene Energie-Hochleistungsmodell einer Zelle zusammen. Dann schaltet die Zelle um auf Glucoseverbrennung. Dabei entstehen Polyamine, welche die Zellteilung antreiben: Krebs entsteht (siehe: Interview mit Heilpraktiker Ralf Meyer und Anhang 2).

Im Alter werden die Chromdepots abgebaut. Fehlernährung oder extreme Stresssituationen führen zu einem Mehrbedarf an Chrom.

Chromhaltige Lebensmittel sind Fleischprodukte, vor allem Innereien und Muskelfleisch; ebenso Bierhefe, Nüsse, Vollkornprodukte, Pfeffer und brauner Zucker.

Eisen

In der Medizin ist die wichtigste Funktion von Eisen die Bindung von Sauerstoff an das Molekül Hämoglobin in den roten Blutkörperchen. Auf diese Weise wird der Sauerstoff aus den Lungenbläschen zu den Körperzellen transportiert.

- Eisenmangel bedeutet eine Minderversorgung des Organismus mit Sauerstoff und kann zu vielfältigen und gravierenden Schäden führen!
- Im Kampf des Immunsystems gegen Krankheitserreger spielt Eisen eine weitere wichtige Rolle, jedoch hat sich herausgestellt, dass sowohl ein Mangel als auch ein Überschuss an Eisen die Fresszellen des Körpers (Makrophagen) in ihrer Funktion hemmt, Erreger zu verspeisen.

Die biologische Verfügbarkeit von Eisen hängt von der Art der Nahrung ab: Eisen wird in zweiwertiger Form vom Körper gut aufgenommen (das im Fleisch befindliche Eisen). Pflanzliches Eisen (Gemüse, Salate und Obst) muss erst zu zweiwertigem Eisen reduziert werden und kann daher im Darm schlechter aufgenommen werden. Vegetarier müssen ihrem Organismus größere Mengen eisenhaltiger Lebensmittel zuführen.

Ein erhöhter Eisenbedarf ist notwendig bei Kindern im Wachstum, bei Senioren, Sportlern, häufigen Blutspendern und bei Erkrankungen wie Blut- und Rheumaerkrankungen und Krebs.

Fluor

Fluor ist ein nicht-metallisches gasförmiges Element aus der Gruppe der Halogene. Es wurde von dem französischen Chemiker H. Moissan zum ersten Mal im Jahr 1886 gewonnen.

Unser Körper, der einige Gramm dieses natürlichen Bausteins enthält, nimmt Fluor in Form von Fluoriden auf. In den Zähnen und Knochen befinden sich über 95% des im Körper befindlichen Fluors.

Fluoride

- sind an Knochenbildung und Wachstum maßgeblich beteiligt (Fluorid wird in das Apatit der Knochen und Zähne eingebaut).
- tragen zur Härtung von Zähnen und Knochen bei (Apatit härtet den Zahnschmelz und trägt somit zur Widerstandsfähigkeit der Zähne gegen Umwelteinflüsse bei. Es schützt vor den Säuren der Kariesbakterien).

Ebenso wie beim Jod, gibt es auch wegen dem Zusatz von künstlichem Fluorid in Trink- und Mineralwasser und in Speisesalz heftige Diskussionen.

- Mineralwässer sind schon ohne künstliche Zusätze mit Vorsicht zu genießen.
- Wasser, das unser Körper braucht, ist nicht manipuliertes Quellwasser ohne Kohlensäure (die meisten von uns sind sauer genug).
- Salz, das unser biologisches System benötigt, ist unbehandeltes Stein- oder Meersalz. NaCl, das so genannte Speisesalz, ist schon an sich abzulehnen.

Germanium (organisches Germanium)

Organisches Germanium wird aus der Kohle gewonnen und stammt aus den primär lebenden Stoffen. Der japanische Arzt und Forscher Dr. Kazuhiko Asai fand es in allen Pflanzen, die er untersuchte. Davon enthielten die chinesischen Heilpflanzen, und von denen wiederum diejenigen, die erfolgreich gegen bösartige Tumoren eingesetzt wurden, die größten Mengen Germanium. Dr. Asai entdeckte, dass diese Pflanzen Germanium als Abwehrstoff gegen Viren benutzen.

In Selbstmedikation konnte Dr. Asai sich von seiner schweren rheumatischen Arthritis heilen und sich weiter mit aller Energie der Forschung widmen. Nachdem er Wirkungen auch bei schwersten Krankheiten, bis hin zum Krebs feststellte, lehrt er seitdem, dass Germanium eine radikale Wende der fundamentalen Lebensphilosophie in der medizinischen Welt herbeiführen wird.

Die aktuelle Literatur nennt die Einnahme von organischem Germanium (unter ärztlicher Kontrolle) als empfehlenswert bei

- Beck'sche Krankheit,
- CO-Vergiftung,
- Dermatitis,
- Diabetes,
- Drüsenproblemen,
- gastrischer Ulcus,
- Gehirnthrombose,
- geistige Störungen, Schizophrenie,
- Gelenksrheumatismus,
- Herzinfarkt,
- Hepatom mit nachlassender Sehkraft,
- Kleinhirndegeneration,
- Leberfehlfunktion (zum Beispiel Zirrhose) und Serumhepatitis,
- Nephrose-Syndrom auf der Haut,
- Schwangerschaft und Geburt,
- sensorische und motorische Störungen mit Muskelatrophie,
- Schlaganfall,
- Schwerhörigkeit.

Huminsäure (Fulvosäure)

Huminstoffe (wasserlöslicher Humus) entstehen bei der Umwandlung pflanzlicher und tierischer Materialen durch Mikroorganismen. Ihr wichtigster Inhaltsstoff ist natürliche Huminsäure (Fulvosäure). Huminsäure ist in Mumijo mit etwa 4% der bedeutendste Inhaltsstoff.

Es gibt viele wissenschaftliche Aussagen zu Huminsäure, die Pflanzen und den Boden betreffend. Dass Humus als Therapeutikum für den Menschen ein Segen sein kann, das lernen wir gerade. Es gilt jedenfalls: Was für die Pflanzen dermaßen gesund ist, das sollte auch für uns Menschen hilfreich sein – es ist jedenfalls mehr als denkbar, dass die folgenden wissenschaftlichen Beschreibungen auch beim Menschen eine heilende Wirkung zeigen, wenn Mumijo zu sich genommen wird.

Huminsäure

- hat eine hohe Kationenaustauschkapazität,
- hat einen hohen Sauerstoffgehalt,
- hat eine überdurchschnittliche Wasserspeicherkapazität,
- hat die hervorragende Fähigkeit, unlösliche Metallionen, Oxide und Hydroxide zu binden,
- neutralisiert sowohl saure als auch alkalische Böden. Sie reguliert den pH-Wert,
- optimiert die Nährstoff- und Wasserversorgung von Pflanzen,
- erhöht die Saug- und Pufferfähigkeit des Bodens,
- ist überreich sowohl an organischer Substanz als auch Mineralsubstanz – lebensnotwendig für eine gesunde Pflanzenentwicklung,
- fördert die Umsetzung von Stoffen (N, P, K + Fe, Zn und anderen Spurelementen) in eine für den Pflanzenkörper aufnehmbare Form,
- hilft beim Abbau von Eisenmangel und Bleichsucht in Pflanzen,

- reduziert die Verfügbarkeit toxischer Stoffe im Boden,
- stimuliert Pflanzenenzyme,
- wirkt als organischer Katalysator bei vielen biologischen Prozessen,
- erhöht die Widerstandsfähigkeit der Pflanzen gegenüber Krankheiten und Schädlingen,
- färbt den Boden dunkler und erhöht dadurch die Effizienz der Photonen.

Jod

Jod ist ein nicht-metallisches Element aus der Gruppe der Halogene. Es wurde 1811 von dem französischen Chemiker Bernard Courtois als Element gewonnen.

Für den Menschen ist Jod ein essentielles Spurenelement und findet in der Medizin Anwendung als Schilddrüsenmedikament und als Röntgenkontrastmittel.

Zu wenig Jod in der Nahrung und im Trinkwasser führt neben anderen Ursachen zur Vergrößerung der Schilddrüse (Kropf). Es wird behauptet, dass Deutschland zu den Jodmangelgebieten gehört, weshalb dem Speisesalz Jod beizufügen ist. Dies ist heftig umstritten. Naturheilkundliche und alternative Mediziner empfehlen, auf herkömmliches Speisesalz sowieso und gänzlich zu verzichten und stattdessen auf naturbelassenes Stein- oder Meersalz umzusteigen.

Reich an natürlichem Jod sind Seefische, besonders Kabeljau und Schellfisch. Gute Jodgeber sind auch Fleisch und Milchprodukte, allerdings nicht alle Käsesorten, da Jod manchmal bei der Fermentierung verloren geht.

Für den Fall eines radioaktiven Unfalls steht Jod in staatlichen Lagern als Kaliumiodid zur Verfügung. Mit ihm wird die

Schilddrüse mit Jod 'abgesättigt' und der Einbau von radioaktiv verseuchtem Jod vermindert.

- Buchtipp zur Jodproblematik: „Jodkrank - der Jahrhundertirrtum“, Dagmar Braunschweig-Pauly

Kalium

Das Element Kalium wurde im Jahr 1807 von dem englischen Chemiker Sir Humphrey Davy zusammen mit Natrium entdeckt.

Kalium ist ein wichtiger Elektrolyt im Körper und die Kaliumkonzentration im Blut beträgt zwischen 3.5 und 5.5 mmol/l.

Kalium ist beteiligt:

- an der Gewinnung von Energie und am Wasser-Elektrolyt-Haushalt,
- an der Aufrechterhaltung des osmotischen Drucks in den Zellen,
- an der Aktivierung einiger Enzyme,
- an der Biosynthese von Eiweiß,
- am Kohlenhydratstoffwechsel und damit an der Energieproduktion.

Kalium

- wirkt auf die Herzmuskeltätigkeit ein.

- ist für die Erregbarkeit von Muskel- und Nervenzellen zuständig, indem es das elektrische Potential von 70 Millivolt bis 120 Millivolt mit entscheidend steuert (Konzentrations- und Strömungsunterschiede zwischen K^+ und Cl^- und einer Reihe weiterer Ionen).

Kupfer

Kupfer ist elementarer Bestandteil der Erdhülle: alle Böden enthalten das Spurenelement Kupfer.

Im menschlichen Körper befinden sich etwa 100 mg Kupfer, vor allem im Skelett, aber auch in den Muskeln, den inneren Organen und im Gehirn.

Kupfer

- ist an der Bildung der roten Blutkörperchen beteiligt,
- spielt eine Rolle für die Funktion des zentralen Nervensystems,
- ist am Pigmentstoffwechsel beteiligt,
- wirkt stark keimtötend.

Besonders kupferhaltige Lebensmittel sind: Innereien, Schalentiere, Schokolade, Nüsse, sowie etliche Gewürze. Eine 100 g Tafel Schokolade beinhaltet zum Beispiel 12 mg Kupfer, ein zehnfacher Tagesbedarf.

Lithium

Lithium kommt auf der Erde nicht elementar vor, aber in etwa 150 Verbindungen. Es wurde 1817 von dem schwedischen Chemiker J. A. Arfvedson entdeckt.

In der Medizin ist der genaue Wirkungsmechanismus von Lithium noch nicht vollständig geklärt.

Lithium

- wurde schon in der Antike zur Behandlung psychischer Krankheiten eingesetzt,
- hat eine Funktion im zentralen Nervensystem (es wirkt wahrscheinlich innerhalb der Nervenzelle nach der synaptischen Signal-Übertragung an der Weiterleitung des Signals mit),
- wird in den Lymphknoten und im Skelett eingelagert (hier sind die Funktionen noch nicht erforscht),
- wird etwa seit 1950 in der Therapie affektiver Störungen (Manien) und zur Vorbeugung von Schüben bei manisch-depressiven Psychosen eingesetzt.

Da Lithium in Butter enthalten ist, empfiehlt sich auch aus diesem guten Grund: Butter statt Margarine!

Magnesium

Magnesium (Mg), ein Leichtmetall, das an der Luft zu silbergrauem Magnesiumoxid oxidiert, wird im Periodensystem der Elemente den Erdalkalimetallen zugeteilt. Als Element wurde es im Jahr 1755 von dem englischen Chemiker Joseph Black

(1728-1799) entdeckt. Es wurde nach der griechischen Halbinsel Magnesia benannt.

In der Medizin gilt Magnesium als Mengenelement. Ein menschlicher Körper enthält etwa 25 Gramm Magnesium. Über die Hälfte dieses Magnesiums ist in den Knochen eingelagert.

Magnesium ist an fast jeder wichtigen Körperfunktion beteiligt und für die Zellfunktionen unabdingbar. Besonders an der Erhaltung des Skelettsystems und der Zähne ist Magnesium entscheidend beteiligt.

Magnesium

- aktiviert über 300 Enzyme, die zur Vitamin B-Reihe nötig sind,
- unterstützt die Fettverbrennung und die Energiegewinnung,
- ist für die Funktion von Nerven und Muskeln wichtig,
- Ist bedeutsam bei der Umwandlung von Blutzucker in Energie. Im Energiestoffwechsel wird das positiv geladene Magnesiumion (Mg^{2+}) zur Stabilisierung der negativ geladenen Phosphationen (PO_4^{3-}) im Molekül ATP (Adenosintriphosphat) benötigt. ATP ist zusammen mit ADP (Adenosindiphosphat) eine Schlüsselsubstanz der biologischen Energieübertragung.

Mangan

Mangan ist das 14. häufigste Element in der Erdhülle. Reines Mangan kommt auf der Erde nicht vor, es liegt vor allem als Braunstein (Mangandioxid) oder als Manganblende (Mangansulfid) vor.

Mangan ist für den Menschen ein essentielles Spurenelement. Der Körper benötigt es für das Wachstum der Knochen, außerdem ist es an der Bildung verschiedener Enzyme beteiligt. Der menschliche Körper enthält etwa 10 bis 40 mg Mangan. Davon befinden sich ca. 40 Prozent in den Knochen. Weiterhin ist Mangan in der Leber, den Nieren, im Pankreas, in den Muskeln sowie in Haarpigmenten zu finden.

Mangan

- aktiviert den Aufbau von Knorpel- und Knochengewebe,
- wirkt an der Neubildung von Glukose mit,
- aktiviert das Enzym Arginase, das im Harnstoffzyklus eine Rolle spielt,
- aktiviert Pankreasenzyme, die beim Abbau von Eiweißbausteinen (Aminosäuren) beteiligt sind,
- ist für die Synthese und die Freisetzung von Insulin erforderlich,
- ist über die Produktion von Prothrombin an der Blutgerinnung beteiligt,
- ist an der Herstellung des Pigments Melanin beteiligt,
- ist an der Herstellung des Neurotransmitters Dopamin beteiligt,
- aktiviert eine Reihe von Enzymen, die als Antioxidans wirken (Mn-Superoxiddismutase). Diese sind auch für die Verwertung von Vitamin B1 wichtig (Phosphatase).

Fehlt Mangan, bricht die ganze Abwehr, die gesamte Antioxidation der Zellen zusammen und der vermehrten Zellteilung steht keine Barriere mehr entgegen!

Mangel an Mangan kann durch unausgewogene Ernährung entstehen (besonders bei übermäßigem Zucker- oder Alkoholkonsum), ebenso durch oxidativen Stress (vermehrtes Anfallen hochreaktiver Oxidantien, also freier Radikale).

Molybdän

Der Gesamtbestand im Körper beträgt etwa 10 mg dieses Schwermetalls. Die erste synthetische Herstellung des Metalls gelang im Jahr 1781 dem schwedischen Chemiker Peter Jakob Hjelm.

Molybdän ist im Stoffwechsel ein wichtiger Faktor bei vielen Enzymen, vor allem bei solchen, die für den Abbau von stickstoff- oder schwefelhaltigen Verbindungen zuständig sind (zum Beispiel Aminosäuren, die zu Harnstoff abgebaut werden).

Molybdän

- hat eine starke antioxydative Wirkung,
- wird benötigt, um die Harnsäure aufzubauen,
- ist mit verantwortlich für den Alkoholabbau in der Leber,
- ist Bestandteil der Zähne. Es hat hier eine antibakterielle Wirkung, indem es die Bakterien beim Wachstum behindert.

Eine überdurchschnittliche Molybdänaufnahme ist empfehlenswert bei

- Atembeschwerden,
- Beschwerden im Magen-Darm-Trakt: Durchfall, Morbus Crohn, Colitis ulcerosa,
- Gicht,
- Haarausfall,
- Müdigkeit,
- Karies,
- Krebsprävention und -therapie,
- Magersucht,
- Nierensteine (Xanthinsteine),
- niedriger Harnsäure im Blut,
- neurologischen Störungen bei Kindern,
- Schwangerschaftsstörungen,
- Schwellungen an den Gliedmaßen und an den Augen.

Natrium

In diversen Fertiggerichten, sowie in Käse, in industriell verarbeiteten Fleisch- und Wurstwaren, Suppen, Brot usw. essen wir Natrium im Überfluss. Der menschliche Körper speichert etwa 100 g davon.

Der Tagesbedarf liegt bei 5 bis 6 g, jedoch wird im Bevölkerungsdurchschnitt durch die Ernährungsgewohnheiten die doppelte Menge aufgenommen. Mengen über 10 g pro Tag gelten als gefährlich. Es besteht ein hohes Risiko für Hypertonie, Schlaganfall, Osteoporose

Natrium

- ist notwendig für ein ausgewogenes Säure-Basen-Gleichgewicht,
- regelt den Wasserhaushalt und hat eine Elektrolytfunktion im extrazellulären Raum,
- ist notwendig für unsere Nerven- und Muskelfunktionen,
- ist notwendig für die Glukose-Resorption und den Nährstofftransport.

Natrium-Mangelzustände entstehen

- bei Durchfall und Erbrechen (vor allem bei Säuglingen),
- bei Leber- und Nierenerkrankungen,
- bei den meisten Krebsformen,
- bei Fisteln im Magen- und Darmbereich,
- bei Verbrennungen und starkem Schwitzen bei alleiniger Wasserzufuhr.

Phosphor

Phosphor ist ein nicht-metallisches Element und kommt in der Natur nicht in elementarer Form vor, sondern nur in Form der Phosphate (meist organische oder anorganische sauerstoffhaltige Verbindungen).

Phosphor wurde durch den Alchimisten Henning Brand 1669 entdeckt. Er fand ihn durch Destillation menschlichen Urins.

Im menschlichen Körper befinden sich etwa 700 g Phosphor, davon der Hauptteil in Knochen und Zähnen.

Phosphor (als Phosphat)

- ist für den gesamten Stoffwechsel mit verantwortlich,
- dient als Baustoff in den Knochen und Zähnen.
- wird im Energiestoffwechsel für die Synthese der Phosphate im Molekül ATP (Adenosintriphosphat) benötigt (ATP liefert die Energie für den Stoffwechsel für die Zellen),
- ist Bestandteil der DNS und RNS (die Lipide des Phosphors sind ein wichtiger Bestandteil der Zellmembranen).

Die besten Phosphorlieferanten sind Hartkäse und Bohnen.

Schwefel

In jedem tierischen und pflanzlichen Eiweiß ist Schwefel enthalten. Schwefel ist ein wichtiger Bestandteil einer jeden Körperzelle. Schwefel ist Teil der schwefelhaltigen Aminosäuren Cystin und Methionin und der Vitamine B1 (Thiamin), B5 (Pantothensäure) und H (Biotin).

Im Interview mit Herrn Meyer ist ausgeführt, warum dieser Schwefel so unglaublich wichtig ist: „Um den Zellkern herum befinden sich etwa 1500 solcher Mitochondrien, Zellorganellen. Es sind lebendige Zellen innerhalb einer Zelle. Diese produzieren mit Hilfe des Sauerstoffs die nötige Energie.

Bei diesem Vorgang der Energiegewinnung entstehen – ganz normal – Sauerstoffradikale, das sind toxische Abfallprodukte, die entgiftet werden müssen.

Frage: „Diese freien Sauerstoffradikale fallen natürlicherweise an, auch beim gesündesten Menschen?“

Antwort: „Ja und die gesunde Zelle macht diese problemlos unschädlich mit eigenproduzierter Schwefelverbindung.

Schwefel ist unsere Haupt-Antioxidans; die Zelle, welche die Sauerstoffradikale freisetzt produziert gleichzeitig das Gegenmittel und so entsteht ein gesundes Gleichgewicht."

Schwefel ist mit etwa 600mg je 100g Mumijo einer der Hauptbestandteile!

Selen

Selen gehört zu den Halbmetallen. Es kommt in der Natur sehr selten in elementarer Form vor, meist findet man es in Verbindungen mit Schwefel. Selenminerale sind ebenfalls sehr selten. Die Gewinnung des Selens erfolgt daher hauptsächlich aus bei der Kupferherstellung entstandenen Nebenprodukten.

Selen gilt als ein essentielles Spurenelement. Im Körper kommt es in den Zähnen und Knochen sowie in Enzymen vor.

Pflanzen enthalten Selen, wenn sie auf selenhaltigen Böden gewachsen sind, besonders Paranuss, Weizen, Soja und Mais.

Selen

- ist aktiv in der Immunabwehr und bei der Ausleitung von Schwermetallen,
- spielt eine wichtige Rolle in der Entgiftung des Körpers,
- ist Bestandteil einiger Enzyme und ist besonders an das Enzym Glutathionperoxidase gebunden (dieses Enzym verstärkt die Umwandlung von freien Radikalen mit Hilfe von Glutathion in harmlose Derivate);
- ist Bestandteil des Enzyms Thyroxin-5-Deiodase, unabdingbar für die Aktivierung der Schilddrüsenhormone.

Medizinische Studien deuten auf einen Zusammenhang zwischen Selenmangel und Bluthochdruck und verschiedenen Herzkrankheiten hin. Auch Verbindungen zwischen Selenmangel und der Häufigkeit von Krebs wie Leber-, Darm- und Lungenkrebs sind in Studien dargelegt. Bei Weidetieren, die in selenarmen Gegenden grasten, wurden Lähmungen, Leberschäden und Stoffwechselstörungen beobachtet. Außerdem gibt es Hinweise darauf, dass ein Selenmangel zur Unfruchtbarkeit bei Männern führen kann. Dies geschieht dadurch, dass erstens die Reifung der Spermien bei einem Selenmangel gestört wird und sich zweitens ihre Beweglichkeit verringert.

Als gesichert gilt, dass die Einnahme von Selen bei Krebserkrankungen, bestimmten Herz-Kreislauf-Erkrankungen und speziellen Formen der Arthritis empfehlenswert ist.

Vanadium

Das Schwermetall Vanadium ist in der Natur vor allem in fossilen Brennstoffen (Erdöl) enthalten. Als Entdecker dieses Elements gilt der Mexikaner A. M. del Rio (1765-1849).

Im menschlichen Organismus befinden sich etwa 100 g Vanadium, vor allem im Skelett und einigen inneren Organen.

Vanadium

- wird zum Aufbau und zur Erhaltung von Knochen und Zähnen benötigt,
- wird im Stoffwechsel zur Regulation eingesetzt,
- wird bei der Entstehung der elektrischen Aktionspotentialen in den Nerven und Muskeln benötigt,

- wird bei der Regulierung des Blutzuckerspiegels benötigt. dient als Schutz vor überhöhten Werten von LDL und Triglycerid beim Fettstoffwechsel.

Vanadium kommt vor allem in Speiseöl, Hülsenfrüchten und Nüssen vor.

Zink

Zink ist *das* Spurenelement des Immunsystems und ist für dieses unentbehrlich. Es wurde in der westlichen Welt das erste Mal im Jahre 1740 durch den Arzt Johann Friedrich Henckel beschrieben.

- Mehr als 200 Enzyme benötigen Zink.
- Zink entfernt giftige Schwermetalle aus dem Körper oder macht sie durch Bindung unschädlich: Das Körper-Protein Metallothionein weist sieben freie Plätze auf. Einer dieser Plätze *muss* mit Zink besetzt sein, denn Zink ist quasi der Fahrer dieses Proteins. Auf den sechs anderen freien Plätzen haben giftige Schwermetalle Platz. Mit den an Zink gebundenen Giftstoffen fährt dann das 'Schwermetall-Taxi' aus dem Körper über die Nieren hinaus.
- Ohne Zink verlieren die Abwehrzellen (T-Lymphozyten, Makrophagen) ihre Kraft und Krankheitserreger können dominieren.
- Zink ist notwendig für die Funktionen von Gehirn, Leber, Nieren und Schilddrüse.
- Zink ist notwendig für das Enzym Alkoholdehydrogenase, das Alkohol abbaut.

- Zink fixiert Eiweiße zu einer Membranbildung und wirkt dadurch entzündungshemmend, austrocknend, blutstillend und antibakteriell.
- Zink ist essentiell für die Funktion verschiedener Hormone, wie zum Beispiel Insulin, den Schilddrüsenhormonen, Sexualhormonen und den Wachstumshormonen.
- Zink ist am Zellwachstum und an der Zelldifferenzierung beteiligt.
- Zink spielt eine Rolle bei der Geschmackswahrnehmung.

Bei einer rein vegetarischen Kost (Veganer) kann es zu einem Zinkmangel kommen.

Die Wirkung von probiotischen Bakterien/ Effektiven Mikroorganismen

„Der Mensch ist, was er isst." (Paracelsus)

Das griechische 'pro bios' heißt 'für das Leben' im Gegensatz zu 'anti-bios': 'gegen das Leben'.

Außer in lebensbedrohlichen Notfällen sollte man sich deshalb für die Einnahme von Pro-Biotika entscheiden, da diese die immunstabilisierende Darmwände aufbauen und nicht die Darmbesiedlung zerstören (wie dies eine Antibiotikabehandlung tut).

'Pro-Biotika' sind definierte lebende Mikroorganismen, die im Darm, besonders angedockt an der Darmschleimhaut, positiv auf das biologische System wirken. 'Pro-Biotika' hat sich allgemein als Begriff etabliert, wobei der von Prof. Dr. Higa[1] geprägte Begriff 'EM' (Effektive Mikroorganismen) inzwischen ebenfalls weit bekannt ist.

Das Bundesinstitut für gesundheitlichen Verbraucherschutz definiert Probiotika als „lebende Mikroorganismen, die in ausreichender Menge in aktiver Form in den Darm gelangen und hierbei positive Wirkungen erzielen."

Probiotische Bakterien haben eine gute Widerstandsfähigkeit gegen Magen-und Gallensäuren, so dass sie im menschlichen Darm nicht wie andere Bakterien abgetötet werden, sondern lebend in tiefere Darmabschnitte gelangen. Auch dort vermehren sie sich kräftig und entfalten ihre gesundheitsfördernden Wirkungen.

Probiotika sind in der Hauptsache lebende Milchsäurebakterien (Lactobazillen), die unsere Gesundheit mit ihren etwa 400 (!) Stämmen in Balance halten. Diese probiotischen Bakterien produzieren in großem Maßstab Milchsäure, was zu ihrem Namen geführt hat.

Diese einfachen Keime sind evolutionär an sämtlichen Lebensprozessen beteiligt, sie stabilisieren das Leben, erhalten es und schaffen ein Gleichgewicht. Es sind 'physiologische Keime', Ordner des Lebens, sie sind segensreich und beschützen die lebenden Wesen seit Millionen Jahren, indem sie zum Beispiel schädliche Fäulnisbakterien oder Pilze abtöten und Entzündungsprozesse hemmen.

Diese Urkeime schließen auch die Nahrung auf allen Wegen des Verdauungskanals auf, produzieren dabei Hefen, attackieren die Fäulnisbakterien und die sich ausbreitenden Pilze und sorgen für absolute Körperhygiene.

Bei einer Kur mit EMs macht sich dies deutlich beim Toilettengang bemerkbar: die Geruchsausscheidungen werden – je nach Darmmilieu – schier unerträglich und verändern sich dann drastisch ins Positive.

Urkeime/Effektive Mikroorganismen passen sich allen Lebensvorgängen optimal an und vermehren sich dort explosionsartig, wo sich Fäulnis- oder sonstige Keime aufhalten, die das Lebensgleichgewicht bedrohen. Dies kann im Darm sein, in den Schleimhäuten – besonders an den Darmzotten - die von diesen Urkeimen durchforstet werden, dies kann in Wasserbehältern oder in Klärbecken sein.

All die Jahrtausende standen diese Keime im Dienste des Lebens. Wo sind nun in unserer hygienischen westlichen Zivilisation all diese Helfer geblieben? Wer hat das Gleichgewicht unter den Kleinlebewesen so nachteilig zerstört, dass selbst die Krankenhausärzte jenen Infektionen nicht mehr Herr werden, die dort entstehen, eben weil ein Mensch dort behandelt wird? Man spricht von 'Killerbakterien', denen kein Antibiotika mehr gewachsen ist, weil der Mensch antibiotikaresistent wurde. Wie konnten diese Überhand nehmen?

Mehr als 90% unserer Nahrungsmittel werden sterilisiert, pasteurisiert, durch Erhitzung entkeimt, durch chemische Beigaben verändert, vielleicht sogar bestrahlt oder elektromagnetisch manipuliert.

Durch eine intensive Landwirtschaft, in der viel Chemie angewendet wird, entstehen zahlreiche Probleme. Fäulnisbakterien breiten sich aus und werden in der Regel durch den Einsatz weiterer Chemie bekämpft.

Um den Ertrag zu steigern werden die natürlichen Bakterien im Boden zerstört. Der Boden ist tot. Es findet keine natürliche Kompostierung mehr statt.

Die Folge: Unsere Nahrungsmittel enthalten nicht mehr ausreichend Nährstoffe sondern immer mehr Giftstoffe.

Auch im Abwassersystem, in Flüssen, in Seen und in der Tierzucht finden sich häufig negative Fäulnisprozesse. Riechen Sie mal in einen Schweinestall oder kommen Sie nur in die Nähe eines Schweinemästers: dort stinkt es stark nach Ammoniak, dass einem die Luft wegbleibt.

Ammoniak entsteht bei Fäulnisprozessen. Beispiel: Unter einem Kuhfladen wächst auf Grund der Fäulnisgifte für fast 3 Monate kein Gras mehr. Bekommt die Kuh probiotische, effektive Mikroorganismen, wächst nach 14 Tagen bereits wieder das Gras durch den Kuhfladen hindurch.

Unser Trinkwasser wird mit Fluor und Chlor versetzt, Düngemittel und Pflanzenschutzmittel befinden sich im Wasser und ganze Regionen trinken aufbereitetes „Oberflächenwasser“ aus unseren Flüssen, in denen vor gelösten Dünge- und Pflanzenschutzmittel kaum noch Fische leben können.

Unsere Hygiene im Haushaltsbereich macht zwar alles blitzblank, aber für Keime ist nun wirklich kein Platz mehr. Der westliche, 'zivilisierte' Mensch hat keine Gelegenheit mehr schützende Urkeime in seinen Körper aufzunehmen, denn er kommt nur noch mit manipulierter Natur in Berührung!

Die Kenntnis über diese Zusammenhänge und die Möglichkeit, jene Urkeime als 'Effektive Mikroorganismen' zu erhalten sehe ich als ein Gottesgeschenk. Die Kunde davon muss weitergetragen werden!

Auch für unsere vierbeinigen Freunde sind diese Mikroorganismen ein unglaublicher Segen, verbringen sie doch in der Regel die meiste Zeit im Haus oder an der Leine, das heißt – entgegen ihrer evolutionären Bestimmung – fast keimfrei. Gerade Tiere in städtischen Gebieten ohne freien Auslauf können so Urkeime für ihre Gesundheit und für ein langes Leben aufnehmen: Der Darm reinigt sich, toxische Stoffe werden ausgeschieden und der pH-Wert steigt auf Idealhöhe. Infektionen aller Art verschwinden und das Tier regeneriert sich in kurzer Zeit, da sich das Aktionspotential in den Zellen wieder optimieren kann. Und was für das Tier gilt, gilt auch für den Menschen!

Was sagt die Forschung zu probiotischen Bakterien/ Effektiven Mikroorganismen?

Die Forschung auf dem Gebiet dieser Mikroorganismen begann mit dem russisch-französischen Naturwissenschaftler Ilja Metschnikoff, der für seine Erkenntnisse hinsichtlich der Wirkung von Lactobazillen auf die menschliche Darmflora und den damit verbundenen positiven Effekten auf das Immunsystem 1908 den Nobelpreis erhielt.

Im Einzelfall gilt heute noch wissenschaftlich der genaue Wirkmechanismus der Mikroorganismen als nicht bekannt. Es ist jedoch anzunehmen, dass Pro-Biotika

- die Durchblutung des Darms steigern,
- und so die Passage des Stuhls beschleunigen,
- dazu Substanzen produzieren welche Krankheitserreger abtöten oder in ihrem Wachstum hemmen,
- das Immunsystem stärken oder regulieren,
- und die Erneuerung von Darmzellen beschleunigen.

Generell ist zu sagen, dass probiotische Bakterien als Wächter des ökologischen Gleichgewichts der Darmflora fungieren.

Sie

- produzieren Milch- und Essigsäure, welche den Darminhalt leicht sauer stabilisieren,
- unterstützen die natürliche Barrierefunktion des Darmes. Fremde Keime werden daran gehindert sich in Darm oder Darmschleimhaut anzusiedeln – unter anderem werden Entzündungen vermieden;
- produzieren Schwefelwasserstoff und Wasserstoffperoxyd, welche als mikrobizide Substanzen das Gleichgewicht innerhalb der Mikroflora des Darmes stabilisieren,
- bilden als wichtige Unterstützung der Verdauung kurzkettige Fettsäuren,
- unterstützen die Bildung verschiedener lebensnotwendiger Vitamine,
- deaktivieren pathogene Erreger.

Wissenschaftlich gesichert ist:

Durch die Vergärung von Glukose zu Milchsäure bewirken die Lactobacillen eine Senkung des pH-Wertes im Darm. Dadurch werden viele der Erreger in ihrem Wachstum gehemmt oder sogar inaktiviert. Darüber hinaus wird eine Fremdbesiedlung des Darms mit pathogenen Bakterien durch direkte antimikrobielle Wirkung verhindert bzw. reduziert.

Krebsvermeidung und Zusatz bei Krebstherapie

Durch medizinische Studien sind weitere Wirkungen probiotischer Keime bestätigt – auch dass Milchsäurebakterien die Entstehung krebserregender Verbindungen hemmen. Das Risiko einer Krebsentstehung und das Wachstum von Krebszellen im Darm wird vermindert.

Bei akuter Krebstherapie ist die Einnahme von probiotischen Bakterienstämmen als begleitende Maßnahme zur Krebstherapie empfohlen: Strahlen- und Chemotherapie stören oder vernichten das Gleichgewicht innerhalb der verschiedenen bakteriellen Spezies und begünstigen dadurch eine Kolonisation mit Fremdkeimen.

Nachgewiesen ist, dass die probiotischen Bakterien *Lactobacillus acidophilus*, *Lactobacillus bifidum und Lactobacillus casei* die Aktivität von Enzymen verringern, welche die Nahrungsreste im Darm zu krebserregenden Substanzen umwandeln.

Krebsentstehung und Krebsvermeidung im Darm sind noch nicht endgültig geklärt. Mutationen sowie erhöhte Zellteilungen spielen eine wesentliche Rolle. Lebensmittelinhaltsstoffe (zum Beispiel Kanzerogene) oder Stoffe wie Nitrosamine, Faecapemtaene, kurzkettige Fettsäuren, Gallensäuren usw. können Mutationen oder vermehrte Zellteilungen auslösen. Milchsäurebakterien scheinen Antikanzerogene zu produzieren, welche die Krebsentstehung verhindern. Von 10 untersuchten Milchsäurebakterienstämmen wirkten 8 Stämme vorbeugend gegen Krebs.

Hilfe bei Antibiotika-Therapie

In der „ÄRZTE WOCHE rezeptfrei“ vom März 2000 lesen wir:

„Prof. Dr. H. Kasper von der Medizinischen Klinik der Universität Würzburg und Prof. Dr. Claus Leitzmann vom Institut für Ernähungswissenschaft der Justus Liebig-Universität in Gießen halten eine ganze Reihe positiver Effekte für belegt bzw. wahrscheinlich. Der Darm werde gegen bakterielle, virale und Pilzinfekte geschützt, Nebenwirkungen von Breitbandantibiotika-Therapien gemildert und möglicherweise sogar der

Entstehung von Darmkrebs entgegenwirkt. Generell scheinen Probiotika den Darm bei dessen Funktion als wichtiges Organ der Immunabwehr zu unterstützen."

Zuviel Hygiene ist äußerst ungesund!

Unter der Überschrift: „Zu viel Hygiene schadet", lesen wir unter www.pharmazeutische-zeitung.de/pza/2002-47, dass nicht nur die Fehlernährung, sondern auch die übertriebene Hygiene schuld am Mangel effektiver Organismen in unserem Körper ist:

„In einer sehr umfassenden Übersichtsarbeit zeigt Müller, dass ein Verdrängen ortsüblicher Keime aus dem Lebensumfeld von Säuglingen, zum Beispiel durch den (unnötigen!) Einsatz von Desinfektionsmitteln im Haushalt, der physiologischen Prägung des Immunsystems entgegensteht. Dabei sind die Hinweise auf einen Zusammenhang zwischen hygienischen Maßnahmen und der Entstehung atopischer Erkrankungen derart erdrückend, dass Müller die Hygiene vor einem Paradigmenwechsel stehen sieht. Auch das Umweltbundesamt, das Bundesinstitut für gesundheitlichen Verbraucherschutz und Veterinärmedizin und das Robert-Koch-Institut warnen vor antibakteriellen Reinigungsmitteln im Haushalt.

Weitere Arbeiten zur Entwicklung der kindlichen Darmflora zeigten, dass sich die vorherrschenden Mikroorganismen im Darm von Säuglingen in Entwicklungsländern signifikant von denen in Ländern der westlichen Welt unterscheiden. Ähnliche Ergebnisse resultieren aus Vergleichen zwischen konsequent gestillten Kindern und solchen, die in den ersten Lebensmonaten mit der Flasche ernährt wurden. Sowohl bei Kindern aus Entwicklungsländern als auch bei gestillten Säuglingen herrschen Bifidobakterien und Lactobazillen vor. Beide Untersuchungen deuten darauf hin, dass die initiale Zusammensetzung der Darmflora für die Entstehung atopischer Erkrankungen mit von Bedeutung sein kann.

Man weiß heute, dass gerade die ersten Keime in der Besiedlung des noch 'sterilen' Darms eines Neugeborenen die 'Prägung' des darmassoziierten Immunsystems entscheidend mitgestalten."

Vitaminbildung im Darm!

Probiotische Mikroorganismen in optimalem Darmmilieu erzeugen folgende Vitamine:

- Thiamin ,
- Riboflavin,
- Vitamin B12,
- Vitamin K,
- Folsäure.

Was diese Mikroorganismen noch so leisten:

- An den Epithelkontaktstellen der Darmschleimhaut konkurrieren sie um Nährstoffe. Jeder Nährstoff, den sich ein probiotischer Organismus „schnappen" kann, steht einem pathogenen Mikroorganismus nicht mehr zur Verfügung – krankmachende Keime werden so geschwächt.

- Sie scheiden bakteriozid bzw. bakteriostatisch wirkende Substanzen aus wie kurzkettige organische Säuren – Propionsäure, Essigsäure, Buttersäure und Milchsäure – welche das Wachstum zahlreicher Krankheitserreger ebenfalls unterdrücken. Sie wirken dann gegen andere Stämme antimikrobiell.

Wie viele probiotische Keime am Tag sind sinnvoll?

Reichen normale milchsauer vergorene Lebensmittel aus?

Normalerweise wären diese Mitlebewesen in vielen gesunden und natürlichen Lebensmitteln enthalten. Unsere Nahrung ist jedoch heute weitgehend steril oder mit Konservierungsstoffen versetzt, dass diese Bakterien gehemmt werden oder sich überhaupt nicht mehr vermehren können. Auch wenn wir biologisch erzeugte Lebensmittel zu uns nehmen, genügen die wenigen 'guten' Bakterien bei weitem nicht (so sie denn die Darmwand erreichen)!

Das normale Zuführen von Sauerkraut, Rote Beete, Salzgurken, Dickmilch, Kefir und Joghurt reicht heute nicht mehr aus.

Liest man, dass einem probiotischen Joghurt, eine Million Darmbakterien zugesetzt sind, dann hört sich dies viel an (so sie denn alle bis zum Verzehr erhalten bleiben); ein Gramm oder ein Milliliter Probiotikum hat allerdings eine Milliarde Keime. Verzehrempfehlung pro Tag bei einer Aufbaukur sind in der Regel zwei Gramm (das wären täglich 2.000 Yoghurts à 1.000.000 Keime).

In EU.L.E.n-Spiegel 4/1999, dem wissenschaftlichen Informationsdienst des Europäischen Instituts für Lebensmittel- und Ernährungswissenschaften (EU.L.E.) e.V. lesen wir, dass es mit dem Zusatz von Mikroorganismen in Lebensmitteln oft nicht weit her ist:

„Damit genügend Bakterien ihren Zielort lebend erreichen, müssen sie zunächst einmal in ausreichender Zahl verspeist werden. Bereits das stellt die Hersteller vor Probleme: Denn die angeblich so robusten Mikroben machen oft schon im Lebensmittel schlapp. Während der deutsche Gesetzgeber keine Anforderungen an probiotische Joghurts stellt, ist in der Schweiz ein Mindestgehalt an lebenden Keimen gefordert. Fermentierte Sauermilchprodukte müssen im Alpenland mindestens 10^6 lebende Keime pro Milliliter enthalten, um sich 'probiotisch' nennen zu dürfen. Forscher des Fachbereiches Lebensmittelwissenschaft und Biotechnologie der TU Berlin untersuchten den Lebendkeimgehalt von sechs verschiedenen Joghurts aus deutschen Regalen. Laut Etikett sollten sie Lactobacillus acidophilus, L. casei, L. Goldin Gorbach oder "LA 7" enthalten. In vier Produkten fanden sie nur 10^3-10^4 Keime pro ml. In den beiden anderen waren gar keine lebenden Keime mehr enthalten. Schuld am Bakteriensterben ist offensichtlich der pH-Wert der Sauermilchprodukte. Joghurt säuert während der Lagerung nach, so dass sein Keimgehalt unaufhaltsam sinkt. Nach Überlegungen der Autoren führt der Verzehr der untersuchten Produkte dazu, dass bestenfalls <u>ein</u> probiotischer Keim einer Million anderer Keime der schon ansässigen Darmflora gegenübersteht. Diese Relation würde eventuell noch homöopathischen Ansprüchen genügen."

Während der Sanierungszeit: 2 Milliarden Keime täglich!

Ist der Darm bei einem Menschen bestens saniert und sind die Darmschleimhäute intakt, dann ist der Verzehr von probiotischen Nahrungsmitteln sicherlich sinnvoll – bedarf es aber einer Darmsanierung, dann ist diese zusätzliche Geldausgabe absolut sinnlos. Nach wissenschaftlichen Untersuchungen ist es notwendig, während der Sanierungszeit täglich 100 Millionen bis 1 Milliarde Keime zu sich zu nehmen; letzteres sind bei Probasan 1 Gramm und bei ProEMsan 1 Milliliter.

Um die Darmkolonisation voranzutreiben ist es sicher für die Dauer von einigen Wochen empfehlenswert, die tägliche Dosis auf 2 Gramm/2 Milliliter zu steigern, was 2 Milliarden Keime bedeutet!

Rechtsdrehend oder linksdrehend?

Zum Thema 'rechtsdrehend' bei Mikroorganismen ist zu sagen, dass sich der Begriff 'drehend' auf eine physikalische Eigenschaft der Kleinlebewesen bezieht: Bringt man diese in einen starken Lichtstrahl, dann dreht sich dieser entweder nach links oder nach rechts. Im menschlichen Darm zeigt die rechtsdrehende Milchsäure eine besonders schnelle und positive Wirkung (L-plus-Laktat), die linksdrehende (D-minus-Laktat) ist langsamer und für Säuglinge nicht geeignet.

Zwei Gegebenheiten sind für die Ansiedlung von Darmbakterien von grundsätzlicher Bedingung:

- Sie müssen die Passage durch den Magen lebend überstehen! Nicht nur durch die natürliche Salzsäure-Produktion ist dort ein extrem ungünstiges Milieu: die generelle Übersäuerung ist oft ein Todesurteil – nur etwa 10 bis 40 Prozent der probiotischen Bakterien erreichen den Darm lebend!

- Die Darmwand muss in einem positiven Zustand sein, damit diese Darmzellen andocken können; die Ansiedlung geschieht durch Anheften.

Wie bereits gesagt: Als Säugling kommen wir steril auf die Welt und bekommen erst durch den Geburtskontakt und das Stillen unsere Darmbakterien (hier liegt ein Kernproblem, das sich als immer dramatischer erweist: Wenn die Mutter bereits zu wenig Darmbakterien besitzt, wie soll das Kind dann die seinen bekommen?).

Wie gesagt, der Säugling wird keimfrei geboren. In den ersten Lebenstagen erfolgt die Besiedlung des Magen-Darm-Traktes über die Nahrungsaufnahme. Diese Keimbesiedlung wird weitgehend von der Keimflora der Mutter bestimmt. Die Art der Säuglingsnahrung (Muttermilch oder Flaschenmilch) übt einen starken Einfluss auf die Zusammensetzung der Schleimhaut-Besiedlung während der ersten Lebensmonate aus. Bei Brustkindern ist ein hoher Anteil von Bifidobakterien nachweisbar.

Natürlich ist schon vor einer Schwangerschaft beziehungsweise generell eine gezielte Gabe von Lactobacillen notwendig, damit es zum Aufbau einer physiologischen Darmflora und damit zu einem Verdrängen der schädlichen Mikroorganismen kommt.

Die Darmflora kann sich durch Stress und andere einseitige Belastungen verändern, so dass ihre natürliche Zusammensetzung nicht mehr im Gleichgewicht ist. Es können sich dann solche Bakterien übermäßig vermehren, die in ihrem Stoffwechsel gärende und saure Stoffe produzieren. Solche Abbauprodukte können den Stoffwechsel ungünstig beeinflussen. Die Übersäuerung kommt auf den Weg!

Eine Hauptaufgabe der Darmflora ist neben dem Aufschluss von Nahrungs- bzw. Verdauungsbestandteilen und der Produktion von Vitaminen (Biotin, B12, Pantothensäure) die Unterstützung und Stimulierung des Abwehrsystems des Darms. Gleichzeitig verhindert die Darmflora die Ansiedlung pathogener Erreger. Für die unterschiedliche Besiedlung mit über 400 Keimarten im gesamten Magen-Darm-Trakt ist hauptsächlich der pH-Wert verantwortlich.

Der Mensch wird durch und durch sauer durch

- Lebensmittel, die nicht mehr diesen Namen verdienen,
- Fehl- oder Mangelernährung,
- vielfältige Umweltbelastung wie Gifte, Elektrosmog,
- Stress, negative Gedanken und Gefühle,
- Arzneimittel,
- bakterielle bzw. virale Infektionen.

Wie lange sollte man Effektive Mikroorganismen zu sich nehmen?

Auf Grund der heutigen Lebensweise (zum Beispiel viel Stress, Lärm, ungesunde Ernährung, giftverseuchte Lebensmittel etc.) und zunehmender Umweltbelastung, ist die Darmflora permanent gefährdet. Schnell kann sie wieder ins ungesunde Milieu entgleisen.

Lässt der Gehalt an gesunden Bakterien im Darm nach, dann gewinnen die schlechten Keime wieder die Oberhand. Es ist deshalb eine tägliche, lebenslange Zufuhr an gesunden Darmkeimen dringend zu empfehlen. Die Tagesdosis sollte bei 30 ml liegen, beginnend mit 1 ml, steigernd auf 30 ml für 18 Monate, danach halbe Dosis, also 15 ml.

Es ist überaus sinnvoll, Effektive Mikroorganismen vorbeugend einzunehmen, gerade dann, wenn man von einem kranken Zustand noch weit entfernt ist! Damit erfolgt eine Neubesiedelung der betroffenen Darm-Abschnitte mit den entsprechenden gewünschten und notwendigen Keimen. Sie verhindern auch, dass Kolibakterien aus den untersten Darmabschnitten aufsteigen können. Kolibakterien sind nämlich nur im

Dickdarm erwünscht, wo sie unverdauliche Nahrungsbestandteile verwerten und Vitamine produzieren.

Bei Laborversuchen wurden Fischabfälle auf ihre Keimzahl hin untersucht. In diesen Abfällen wurden erwartungsgemäß allerlei Erreger gefunden: Von Salmonellen über Kolibakterien bis hin zu Pilzen. Diese Fischabfälle wurden dann zu einem Brei püriert, mit den effektiven Mikroorganismen nach Hesse versetzt und 24 Stunden lang bei 37°Celsius im Brutschrank gelagert. Dann ist das eingetroffen, was man kaum glaubt: Nach 24 Stunden haben es die effektiven Mikroorganismen geschafft, die meisten Erreger zu vernichten und die anderen unter die Nachweisbarkeitsgrenze zu drücken.

Dieser Fischbrei stank auch nicht mehr und blieb solange stabil, bis die gesunden Bakterien ihre Nahrung und Energie aufgebraucht hatten. Dann, nach einigen Tagen, begann sich die gesunde Keimzahl zu reduzieren und die Zahl einiger schlechter Keime wieder zu steigen. Das zeigt uns: Wir sollten Lactobakterien ständig zum Schutz unseres gesunden Darmmilieus einnehmen. Auch unter 'normalen' Bedingungen brauchen wir probiotische Unterstützung, zumindest in kleinen Mengen!

Die wichtigsten Effektiven Mikroorganismen im Dünndarm

Erkenntnisse der Wissenschaft und der Erfahrungsheilkunde

1. Lactobacillus acidophilus,
2. Lactococcus lactis,

3. Enterokokkus faecium
4. Bifidobakterium bifidum
5. Lactobacillus casei,
6. Lactobacillus salivarius,

1. Lactobacillus acidophilus

Es ist ein stäbchenförmiges Milchsäurebakterium, das nur unter dem Mikroskop beobachtet werden kann. Zum Wachstum braucht es Sauerstoff. Es kann daher nur im oberen Darmabschnitt siedeln.

In den Pressemitteilungen von Nestlé vom 28.1.2000 kann man lesen:

„In über vierjähriger Forschungsarbeit selektionierten die Wissenschafter des Nestlé Forschungszentrums in Lausanne aus rund 4000 Bakterienstämmen gezielt die wirksamsten probiotischen Stämme [...].

Auf Grund der hervorragenden Resultate wurde schließlich der probiotische Stamm Lactobacillus acidophilus 1 (La1/Lactobacillus johnsonii) als optimal identifiziert [...].

Durch die starke Adhäsion an Darmzellen erreicht La1 eine kompetitive Verdrängung pathogener Keime. Der in Studien – unter anderem mit abgeschwächten Salmonellen – bestätigte Effekt war besonders stark, wenn La1 vorbeugend eingenommen wurde. Dies lässt vermuten, dass La1 eine hohe Präventivwirkung insbesondere gegen Durchfallkrankheiten erreichen kann. [...]

Mehrere klinische Studien zeigen zudem eine durch La1 induzierte Zunahme der unspezifischen Immunreaktion: Die Fähigkeit körpereigener Zellen (Makrophagen), Fremdkörper durch Phagozytose ('Auffressen') zu inaktivieren, erhöhte sich von 35% auf 50%. Auch die spezifische Immunreaktion mittels Antikörper kann durch die Aufnahme von La1 deutlich gesteigert werden (Erhöhung der Produktion von Immunglobulin A). Beides weist auf eine deutliche Stärkung der natürlichen Abwehrkräfte hin. In einer weiteren Serie von Studienschwerpunkten konnte an der Universität Lausanne gezeigt werden, dass der regelmäßige Verzehr von La1 sowohl die Entzündungsparameter wie auch die Besiedelungsdichte einer von Helicobacter pylori verursachten Magenentzündung reduzieren hilft [...].

Diese Forschungsergebnisse von Nestlé wurden mit mehreren internationalen Preisen (u.a. Prix Jaubert 1996 der Universität Genf) ausgezeichnet, an zahlreichen wissenschaftlichen Tagungen präsentiert und anschließend auch publiziert. Weitere Forschungsanstrengungen zum Beispiel zur möglichen anti-karzinogenen und anti-allergenen Wirkung von Probiotika sind seitdem in Gange.“

Ein Newsletter der Stiftung Warentest vom 2.2. 2005 berichtet:

„Eine gesunde Scheidenhaut ist von Milchsäurebakterien besiedelt. Zwei dieser Arten sind Lactobacillus gasseri und Lactobacillus acidophilus. Die von ihnen produzierte Milchsäure sorgt für ein saures Scheidenmilieu. In einer solchen Umgebung können sich andere Bakterien kaum vermehren.“

Die IWF Wissen und Medien GmbH berichtet im Internet (www.iwf.de), dass der Lactobacillus acidophilus eine Schutzfunktion für die Dünndarmschleimhaut und ihre Bakterienflora ausübt. Auch von einer bakteriziden Wirkung auf pathogene Keime wird berichtet: „In einer Kultur von Darmschleimhautzellen werden schädliche Bakterien passiv in eine Zelle aufgenommen, werden beweglich, vermehren sich und zerstören die Zelle. Die an der Zelloberfläche lebenden, azidophilen Laktobazillen schützen die Zelle vor dem Eindringen von Bakterien".

2. Lactobacillus lactis

Als Laktobazillus der Milch weist Lactobacillus lactis schon mit seinem Namen auf seine Bedeutung hin, besonders zur Käseherstellung. L. lactis vergärt alle Zuckerarten zu Milchsäure, wobei er keine Gase bildet.

Bereits 1873 wird dieser Bacillus wegen seiner Wichtigkeit für die Käseherstellung wissenschaftlich beschrieben und erforscht! Er bietet Schutz gegenüber Fäulnisbakterien.

3. Enterokokkus faecium

Diese Enterokokken sind im Erdboden zu finden, in Nahrungsmitteln, im Wasser und in vielen Lebewesen. Es sind Urkeime, die in unserem biologischen System Mensch nicht fehlen dürfen!

Ihr bevorzugter Lebensraum ist der Magendarmtrakt (von Menschen und Tieren). Sie bilden einen bedeutenden Teil der normalen Darmflora.

In geringem Umfang findet man Enterokokken auch in Sekreten im Mund- und Rachenraum, der Vagina sowie auf der Haut besonders im Dammbereich.

Der bgvv – Pressedienst des Bundesinstituts für gesundheitlichen Verbraucherschutz und Veterinärmedizin schreibt im Internet unter 14/2002 vom 5. Juni 2002:

„Rund 25 verschiedene Enterokokken-Spezies sind bisher bekannt. Die bedeutendsten sind E. faecium und E. faecialis. Beide spielen als Bestandteil der gesunden menschlichen Darmflora auch eine wichtige Rolle im Verdauungssystem von Mensch und Tier. Enterokokken, insbesondere E. faecium-Stämme, nehmen deshalb in der neuen Klasse der probiotischen Lebensmittel eine besondere Stellung ein. Studien zeigen, dass als Probiotika eingesetzte Stämme die Mikroflora des Verdauungssystems positiv beeinflussen können. Definierte Enterokokken-Stämme werden deshalb auch in der Humanmedizin zu therapeutischen Zwecken eingesetzt. In der Tiermedizin und Tierernährung werden probiotische Enterokokken-Stämme ebenfalls angewandt. Es hat sich gezeigt, dass sie hier geeignet sind, den Einsatz von Antibiotika zu vermindern."

4. Bifidobacterium bifidum

Synonym: Bacillus bifidus, Lactobacillus bifidus;

Bifidus-Bakterien sind Anaerobier, das heißt, sie wachsen auch unter Abwesenheit von Sauerstoff im unteren Dünndarm. Das Bifidus-Bakterium liegt meist als Stäbchen oder verzweigter Faden vor und ist wesentlicher Bestandteil der Darmflora des gestillten Säuglings (es ist in der Muttermilch enthalten).

Es ist ein stark sauerstoffempfindliches Milchsäurebakterium, das aus Milchzucker Essigsäure und Milchsäure bildet. Es ist eine Bakterienart der Gattung "Bifidobacterium" (unregelmäßig geformte, grampositive Stäbchen). Bifidobacterium bifidum ist aber auch wichtiger Bestandteil des erwachsenen Menschen.

5. Lactobacillus casei

Der gesundheitsfördernde *Lactobacillus casei* wurde 1930 von dem japanischen Wissenschaftler Dr. Minoru Shirota entdeckt, der die Arbeiten des Nobelpreisträgers E. Metchinkoff weiterführte.

Die Firma Yakult teilt zu Lactobacillus casei im Internet mit:

„In einer mehrjährigen klinischen Studie am Hyogo College of Medicine in Osaka untersuchte der japanische Wissenschaftler Dr. Hideki Ishikawa, ob das Milchsäurebakterium *Lactobacillus casei* Shirota [...] das Auftreten von Dickdarmkrebs verhindern kann. An der Studie nahmen rund 380 Frauen und Männer im Alter von 40 bis 65 Jahren teil. Als Voraussetzung für die Teilnahme an der Studie galten zwei oder mehr kolorektale Tumore, die in einem Zeitraum von bis zu 3 Monaten zuvor operativ entfernt worden waren.

Von den 380 Patienten erhielten 192 *Lactobacillus casei* Shirota. Sie nahmen nach jeder Mahlzeit ein Gramm [...] ein. Die zweite Patientengruppe mit 188 Personen bekam keinen *Lactobacillus casei* Shirota. Die *Lactobacillus casei* - Gruppe wie auch die Kontrollgruppe nahmen an einer Ernährungsberatung teil, die zum Ziel hatte, den Fettkonsum zu senken (auf einen Anteil von 18 bis 20 Prozent der gesamten Kalorienaufnahme). Diese Ernährungsvorgaben wurden für vier Jahre beibehalten. Nach zwei Jahren wurde eine Darmspiegelung durchgeführt, zum Abschluss der Studie nach vier Jahren noch einmal. Hier galt es festzustellen, ob sich im Studienzeitraum neue Tumore gebildet hatten.“ Ergebnis: „Das Risiko für die Patienten, erneut an Darmkrebs zu erkranken, sank nach vier Jahren signifikant [...]. Fazit: Die Ergebnisse weisen darauf hin, dass *Lactobacillus casei* [...] vor der Entwicklung bösartiger Tumore schützt.“

Die Deutsche Morbus Crohn/Colitis ulcerosa Vereinigung e.V. schreibt in ihrem Newsletter 54 von 2002:

„Lactobacillen hemmen Entzündungsfaktoren von Morbus Crohn im Reagenzglas. Lactobacillen gehören zu denjenigen Probiotika, für die eine therapeutische Wirkung bei chronisch entzündlichen Darmerkrankungen nachgewiesen wurde oder vermutet wird. Manche Typen von Lactobacillen sind tatsächlich in der Lage, in der Darmschleimhaut von Morbus Crohn Patienten die Freisetzung wichtiger Entzündungsfaktoren – des Tumornekrosefaktors alpha (TNF-alpha) und von CD4-Zellen – zu verringern. Diese entzündungshemmende Wirkung bestimmter Arten von Milchsäurebakterien haben spanische Wissenschaftler durch Untersuchung von Gewebeproben jetzt nachgewiesen [...].

Es konnte danach gezeigt werden, dass sich die Freisetzung von TNF-alpha und die Zahl von CD4-Zellen in den Proben mit entzündeter Darmschleimhaut von Crohn-Patienten durch Kontakt mit Lactobacillus casei DN-114 001 und mit Lactobacillus delbrueckii bulgaricus statistisch bedeutsam verringerte [...].

Die Forscher sehen diese Ergebnisse als Beleg dafür, dass bestimmte Probiotika in der Lage sind, über die Schnittstelle der Darmschleimhaut in Wechselwirkung mit wesentlichen Schaltstellen des Immunsystems zu treten und am Ort des Entzündungsgeschehens die Produktion entzündungsfördernder Botenstoffe zu beeinflussen. Diese Befunde seien eine Grundlage für zukünftige klinische Studien mit probiotischen Bakterien in der Behandlung des aktiven Morbus Crohn."

6. Lactobacillus salivarius

Prof. Fergus Shanahan von der National University of Ireland Cork teilt im Internet mit:

„Probiotica erleichtern das Leben von Menschen, die an Beschwerden im Magen-Darm-Trakt leiden. Die Wirksamkeit von zwei probiotischen Stämmen wird in einjährigen klinischen Versuchen mit Freiwilligen untersucht, die in Irland, Spanien und Finnland leben und an Beschwerden im Magen-Darm-Trakt leiden.

Das Hauptziel dieses von der EU finanzierten Projekts besteht darin, die Wirkungen dieser Probiotica bei der Linderung der Symptome von Magen-Darm-Erkrankungen (IBD) zu evaluieren.

Die probiotischen Stämme, die für die Untersuchung ausgewählt wurden, sind *Lactobacillus salivarius UCC118* und *Bifidobacterium infantis UCC35624*. Die Wahl dieser Stämme basierte auf früheren Untersuchungen. Die Patienten, die an der Untersuchung teilnehmen, bekommen das eine oder andere Probioticum in einem Produkt auf Milchbasis verabreicht, oder sie erhalten ein Placebo-Produkt. Nach dem Beginn werden an den Patienten Kontrolluntersuchungen vorgenommen, und zwar zunächst nach einem Monat und anschließend jeden dritten Monat, wobei sowohl eine breite Skala an Körperfunktionen gemessen als auch das subjektive Empfinden der Lebensqualität erfragt wird.

Die Wirkung der Behandlung wird anhand einer Befragung beobachtet, in der das Wohlbefinden des Patienten erfragt sowie Fäkalien-, Blut- und Speichelproben untersucht werden.

Die an der Untersuchung teilnehmenden Freiwilligen leiden entweder an der Crohn's Krankheit oder an Colitis ulcerosa, also an Darmentzündungen (inflammatory bowel diseases =

IBD). Es handelt sich um bedeutende Krankheiten mit ständig wiederkehrenden intestinalen Symptomen, die das Leben der Betroffenen erheblich erschweren.

An diesen lebenslangen Beschwerden leiden in den USA und in Europa zwischen 50 000 und 100 000 Menschen, und zur Zeit gibt es noch keine Heilungsmöglichkeit. Manche Wissenschaftler sind der Ansicht, dass bei IDB die Darmentzündung von einer anormalen Reaktion des Immunsystems auf gewisse Bakterien im Verdauungstrakt herrührt. Es könnte daher möglich sein, das mikrobiale Ökosystem im Darm dahingehend zu verändern, dass diese anormale Immunreaktion nicht mehr auftritt.

Weitere Untersuchungen werden sich mit der Rolle befassen, die die im Verdauungstrakt des Menschen lebenden Bakterien für diese Krankheiten spielen. Es besteht die Möglichkeit, dass sich dadurch neue therapeutische Ansätze auftun werden, um diesen Krankheiten vorzubeugen.

Zur Zeit sind in jedem Land für die Untersuchung die erforderlichen ethischen Genehmigungen eingeholt worden, und in allen beteiligten Forschungszentren hat die Rekrutierung der Patienten und die Kultivierung der Stämme begonnen.“

Weitere Informationen sind erhältlich bei Clinical Sciences Building, Cork University Hospital Cork, Ireland.

Tel: +353 21 490 1226; Fax: +353 21 434 5300

eMail: F.Shanahan@ucc.ie

Die wichtigsten Effektiven Mikroorganismen im Dickdarm

Erkenntnisse der Wissenschaft und der Erfahrungsheilkunde

1. Lactobacillus acidophilus,
2. Lactobacillus paracasei,
3. Lactobacillus salivarius,
4. Lactobacillus plantarum,
5. Bifidobacterium bifidum,
6. Streptococcus thermophilus,
7. Streptococcus lactis,
8. Enterococcus faecium,
9. Lactococcus lactis subsp Cremoris,
10. Leucononostoc mensenteroides subsp. Cremoris,
11. Lactococcus lactis subsp. Diacetylactis,
12. Saccharomyces cerivisiae.

1. Lactobacillus acidophilus

Dieser Lactobacillus ist sowohl hervorragend für den Dickdarm, als auch - wie bereits erwähnt - für den Dünndarm.

2. Lactobacillus paracasei

„Das probiotische Bakterium *Lactobacillus paracasei* wird fermentierten Milchprodukten beigemengt und beeinflusst dadurch die Gesundheit der Konsumenten positiv", lesen wir in einer Verlautbarung eines Yoghurtherstellers.

Das Labor für Lebensmittel-Biotechnologie der ETH Zürich hat den Lactobacillus paracasei als eine so genannte „Schutzkultur“ für Joghurt identifiziert, weil er Hefen und Schimmel „schachmatt“ setzt, wie sie in den zugefügten Früchten enthalten sind (es wurden über 1000 verschiedene Bakterien untersucht. Lactobacillus paracasei war einer der hervorragenden unter 80 Bakterien der engeren Auswahl).

Das Prinzip, mit dem dieses Bakterium arbeitet, erscheint recht einfach: in der richtigen Menge vorhanden unterdrückt es die Stoffwechselleistung von Fäulnisbakterien.

Ein großer deutscher Gewürzhersteller bietet Lactobacillus paracasei zur Wurstherstellung an, damit er dort ebenfalls seine Schutzfunktion ausüben kann.

In einer klinischen Studie (Friedrich-Schiller Universität Jena und der Universität Hohenheim, Stuttgart) konnte nachgewiesen werden, dass der Stamm infolge einer guten Resistenz gegenüber Magensäure und Galle den Intestinaltrakt lebend und in hohen Keimzahlen erreicht. Dort konnte seine positive Wirkung auf die Verdauung festgestellt werden, ebenso seine 'modulatorische Wirkung auf das Immunsystem', was zu einer Anhebung des Wohlbefindens beiträgt.

Und was dem Yoghurt und der Wurst recht ist, ist unserem Darm mehr als billig!

3. Lactobacillus salivarius

Wie bereits genannt, wird die Wirksamkeit von zwei probiotischen Stämmen in einjährigen klinischen Versuchen mit Freiwilligen untersucht, die in Irland, Spanien und Finnland leben und an Beschwerden im Magen-Darm-Trakt leiden.

4. Lactobacillus plantarum

Unter der Überschrift: „Probiotika, Präbiotika und Synbiotika: Stellenwert in Klinik und Praxis“ lesen wir im Deutschen Ärzteblatt Nr. 11/2005, dass gegen das Reizdarmsyndrom der Lactobacillus plantarum am häufigsten erfolgreich eingesetzt wurde.

Leider, so erfahren wir, „ist der Wirkungsmechanismen von Probiotika trotz nachgewiesenem klinischen Nutzen weitgehend unbekannt".

Aber, so werden wir weiter informiert, ist ein Probiotika wie der Lactobacillus plantarum „in der Lage, Muzingene[1] zu induzieren und damit die Funktion der Darmbarriere[2] zu verbessern".

Trotz vieler „Wenn und Aber" kommen die Autoren, (u.a. Prof. Dr. med. Stephan C. Bischoff von der Universität Hohenheim), zu dem Schluss : „Die Wirksamkeit einzelner Probiotika zur Behandlung und Prävention von intestinalen Erkrankungen wie infektiösen Diarrhöen, chronisch entzündlichen Darmerkrankungen und Nahrungsmittelallergien konnte in prospektiven, randomisierten klinischen Untersuchungen belegt werden."

Übrigens:

- Lactobacillus plantarum ist Hauptbestandteil der Bakterienflora des Sauerteiges.
- Lactobacillus plantarum wird bei der Silierung von Mais als Tierfuttermittel eingesetzt, weil das Bakterium Zucker so effektiv verarbeitet, dass unerwünschte Bakterien sicher abgetötet werden und Silierverluste effektiv reduziert werden.

Lactobacillus plantarum soll Erreger von Infektionen des Urinaltrakts und der Vagina unschädlich machen (einige dieser Keime können Frühgeburten und Infektionen bei Neugeborenen hervorrufen) berichtet die britische Wissenschafts-Zeitschrift "New Scientist" in ihrer neuen Ausgabe (Forscher der schwedischen Universität Umeaa berichten, dass dieses Bakterium besonders gut dafür geeignet ist).

5. Bifidobacterium bifidum

Wie bereits ausführlich beschrieben, liegt das Bifidus-Bakterium meist als Stäbchen oder verzweigter Faden vor und ist wesentlicher Bestandteil der Darmflora des gestillten Säuglings.

6. Streptococcus thermophilus

Steptokokken sind grampositive Kokken, die sich in gewundenen (streptos) Ketten anordnen. Sie sind anaerob, stabil gegen Kochsalz und in einem pH-Spektrum von 3.0 bis 9.6 überlebensfähig.

Was macht den Joghurt mild?: Streptococcus thermophilus!

Die 'klassische' Joghurtkultur mit dem linksdrehenden Lactobacillus bulgaricus wird hier durch die Arbeit des (rechtsdrehenden) Streptococcus thermophilus ersetzt. Er scheidet insbesondere Polysaccharide aus, welche das saure Milieu zurückdrängen – das ist ein sehr erwünschter Effekt, der sich natürlich auch im Darm – ganz ohne Yoghurt – manifestiert. Was für uns Menschen im Darmprozess weiter wichtig ist: Streptococcus thermophilus sekretiert in hohem Maße antibiotische Proteine – die so genannten Bakteriozine – die konkurrierende Mikroorganismen hemmen oder abtöten können.

7. Streptococcus lactis

In der „ÄRZTE WOCHE rezeptfrei" vom März 2000 lesen wir über probiotische Zubereitungen, in welchen auch der Streptococcus lactis positiv erwähnt wird:

„Prof. Dr. H. Kasper von der Medizinischen Klinik der Universität Würzburg und Prof. Dr. Claus Leitzmann vom Institut für Ernähungswissenschaft der Justus Liebig-Universität in Gießen halten eine ganze Reihe positiver Effekte für belegt bzw. wahrscheinlich. Der Darm werde gegen bakterielle, virale und Pilzinfekte geschützt, Nebenwirkungen von Breitbandantibiotika-Therapien gemildert und möglicherweise sogar der Entstehung von Darmkrebs entgegenwirkt. Generell scheinen Probiotika den Darm bei dessen Funktion als wichtiges Organ der Immunabwehr zu unterstützen. Am besten abgesichert ist Kasper zufolge der positive Effekt fermentierter Milchprodukte bei Laktasemangel im Dünndarm. Für ihn sind Probiotika – sei es in (angereicherten) Lebensmitteln oder auch in gefriergetrockneter Form – prinzipiell ernährungsphysiologisch wertvoll."

Es wird auch von einem Wiener Hospital berichtet, das verlauten lässt: „Abgesehen von Hinweisen, wonach Patienten mit Autoimmunerkrankungen bei solchen Präparaten Vorsicht walten lassen sollten, sprechen experimentelle Untersuchungen und klinische Studien für generell günstige Wirkungen."

8. Enterokokkus faecium

Enterokokken, insbesondere E. faecium-Stämme, nehmen in der neuen Klasse der probiotischen Lebensmittel, wie bereits beschrieben, eine besondere Stellung ein.

9., 10. Lactococus lactis (subsp Cremoris) und Lactococcus lactis (subsp. Diacetylactis) und 11. Leuconostoc mesenteroides

'Excerpta Medica' (das interdisziplinäre Organ für Prävention und Therapie von Krankheiten durch Ernährung) nennt auch die Milchsäure-Streptokokken (Lactococcus lactis) und Leuconostoc mesenteroides als wirkungsreich beim gesunden und kranken Menschen.

Außer von „Stimulation der Immunabwehr durch Steigerung der Bildung von Antikörpern und Steigerung der Aktivität von Makrophagen" gelten folgende Wirkungen am Menschen als nachgewiesen:

- Beeinflussung von Komponenten der Immunabwehr oder Krebsentstehung,
- Therapeutische Wirkung bei Durchfallerkrankungen und urogenitalen Infekten,
- Verbesserung von Symptomen der Laktoseintoleranz,
- Senkung des Cholesterinspiegels,
- Beeinflussung der Folgen von Bestrahlung oder Nierenversagen.

12. Saccharomyces cerivisiae

Das Institut für Bakteriologie und Mykologie der Veterinärmedizinischen Fakultät der Universität Leipzig arbeitet an Untersuchungen zum Einfluss von sekundären Pflanzeninhaltsstoffen auf Tierfutter. Natürlich, so wird betont, sind die Ergebnisse auch auf den Menschen übertragbar. Diese Forschung bezieht den einzelligen Hefepilz Saccharomyces cerivisiae mit ein.

„Auch hier liegt das Ziel der Forschungsarbeiten darin, Substitute zu finden, die die Toxinbildung unterdrücken bzw. Toxine binden und damit für den Körper nicht verfügbar machen. Die Untersuchungen werden neben den KMU vom Bundesministerium für Landwirtschaft und Landesministerium für Landwirtschaft des Freistaates Sachsen gefördert." (Kontakt: Prof. Dr. Monika Krüger, Universität Leipzig, Institut für Bakteriologie und Mykologie)

Kräuter und Pflanzen in ProEMsan:

Energetische Zellgesundheit als paralleles Ziel

Mit den im Folgenden beschriebenen 24 Kräutern komplettiert Albert Hesse die Wirkung der Bakterienstämme auf das Immunsystem in idealer Weise: Jedes der Heilkräuter besitzt durch seine relevanten Inhaltsstoffe ein hochwirksames Informationssystem, das diese Informationen an unsere Körperzellen weitergibt.

Die Informationsmenge eines Stoffes kann materiell gänzlich gering sein, wichtig ist, dass der Körper sich an diesen Stoff erinnert.

Wenn wir wissen, dass unser Körper lediglich Vitamin C und essentielle Aminosäuren nicht selbst herstellen kann, dann schwingen sich hier nach der Einnahme 24 Hauptinformationen (Pflanzen/Kräuter) – jedes mit mindestens hundert Unterinformationen – in unser Zellsystem und lösen einen *Erinnerungseffekt* aus: die Zellen erinnern sich, dass ihnen dieser oder jener Stoff ausgegangen ist und sie beginnen ihn neu zu synthetisieren, indem sie das vergessene Programm wieder einspielen!

Für diesen Informationstransfer genügen täglich einige wenige materielle Gramm dieser Mischung.

Wir können davon ausgehen, dass pro Einnahme von ProEMsan (allein durch die 24 Kräuter) bis zu 2500 verschiedene Informationsimpulse auf unser Zellsystem treffen! Und dieses Wissen ist durch die Erkenntnisse der Biologie- und Physikwissenschaft bestens abgesichert.

Seit dem Nobelpreis des französischen Grafen de Broglie 1924 müssten es nachgerade „die Spatzen von den Dächern pfeifen" – das homöopathische Wirk-Prinzip der geringen Dosierung Hahnemanns ist physikalisch nachvollziehbar: Jede Materie strahlt Information von sich ab in den umgebenden Raum. Die so genannten „Broglie-Wellen" sind nicht elektromagnetischer Art (es sind übergeordnete energetische Informationen, die von der Neuen Physik als Skalarwellen dargestellt werden).

Wenn dieser Informationstransfer auf einen materiellen Empfänger stößt, dann übernimmt dieser jene neuen Informationen und gibt sie seinem System bekannt.

Sehr gute Empfänger (und Speicher) sind Quarze, Silikate und Wasser. Da wir Menschen aus mehr als 70% Wasser bestehen, ist unser Körper ein idealer Informationsempfänger. Wenn wir essen, dann nehmen wir natürlich auch Fette, Kohlenhydrate, Eiweiße usw. zu uns – diese Stoffe sind notwendig, aber nach den neuen Erkenntnissen der Biologie und der Biophysik sekundär!

Für die Gesundheit des biologischen Systems Mensch zählen primär die Photonenaufnahme und die Art der Information, die unsere Zellen erreicht.

Beispiel: Das von traditionellen Ernährungsberatern so hoch gelobte Putenfleisch ist nach den neuen Erkenntnissen geradezu gesundheitsgefährdend, weil durch die grausame Art der

Massentierhaltung negativste Information in großer Bandbreite – gespeichert im Fleisch – in unser System gelangt.

Diese 24 Kräuter – ganz gezielt ausgesucht und in geringen Mengen aufgenommen – sind eine Umsetzung jener biophysikalischen Erkenntnisse: Es ist eine Zusammenstellung des für die Immunschwächen-Problematik essentiell Notwendigen, eine Vitalstoff-Versorgung welche das biologische System Mensch benötigt, um gesund zu werden und gesund zu bleiben.

Diese 24 Kräuter schlagen also mit hohem Synergieeffekt eine Brücke zur Gesundheit.

Da alle Steuerung auf der Körperebene in den energetischen Regelkreisläufen des Gehirns beginnt, muss es – gleichzeitig mit der Regeneration der Darmschleimhäute – ein zweites Hauptziel sein die Ionenpumpen an den Zellmembranen unserer Gehirnzellen wieder so zu aktivieren, dass damit das mittlere Aktionspotential von 70 Millivolt[1] erreicht wird. Dann fließt die Energie optimal und die Zellen sind gesund, so dass sie ihre Steuerungsimpulse über die synaptischen Spalten an den Körper weitergeben können.

Dazu leisten die Inhaltsstoffe dieser 23 Pflanzen und Kräuter plus dem „König der Heilpilze“ einen hervorragenden Beitrag!

Erkenntnisse der Wissenschaft und der Erfahrungsheilkunde

1. Ananas (Ananas Mill.)

Ananas ist eine tropische Frucht, als ihr Entdecker gilt Christoph Kolumbus (der sie 1493 auf Guadeloupe entdeckte).

Die bekannteste Art ist die gewöhnliche Ananas (Ananas comosus L.) die aus den Tropengebieten Amerikas stammt und dann auch in Asien, Afrika und Südeuropa kultiviert worden ist. Seit etwa 1830 wird die Ananas in Europa auch in großen Treibhäusern gezogen. Die Ananasfrucht besitzt eine goldgelbe Farbe und einen Schopf aus Blättern, unter dem viele miteinander verschmolzene Fruchtknoten angeordnet sind. Die frische Frucht muss sorgfältig geschält werden: man schneidet zuerst den Schopf ab, dann wird die Schale von oben nach unten entfernt, die Frucht geviertelt und der Strunk entfernt. Der Geschmack ist süß-säuerlich.

Wissenschaftliche Erkenntnisse: Ananas-Enzyme

- aktivieren den Zellstoffwechsel,
- bauen Schlackenstoffe ab,
- beleben und vitalisieren den Körper.

Die Ananas ist wie die vielen anderen tropischen Früchte ein Cocktail aus verschiedenen Fruchtenzymen, Coenzymen, Vitaminen, Spurenelementen und Mineralstoffen. Sie enthält Eiweiß spaltende Enzyme wie das Bromelain, Vitamin C, Mineralstoffe und B-Vitamine. Sie regt die natürliche Verdauung an und besitzt entzündungshemmende Eigenschaften.

Die Aufgabe dieser Stoffe ist, das biochemische Gleichgewicht im Körper aufrecht zu erhalten und Stoffwechselprozesse zu steuern. Der besondere Ernährungswert der Ananas wird durch das Enzym Bromelain bestimmt, das eiweißspaltend wirkt und deshalb zu den Proteasen zählt.

Die Enzyme der Ananas werden in ihrer Arbeit von Vitaminen, Coenzymen, Fruchtsäuren und einer Vielzahl aktiver Mineralstoffe wie Kalzium, Phosphor, Natrium und vor allem Kalium unterstützt. Kalium wirkt außerdem regulierend auf den

Wasserhaushalt und wird benötigt, um Ammoniak und andere schädliche Stoffwechsel-Rückstände zu entsorgen.

Weitere Enzyme beschleunigen ebenfalls die Assimilation der Proteine. Sie spalten Stärke und Glykogen in Maltosemoleküle – sie fördern die Verdauung und verbessern die Verbrennung der Fette.

Traditionelle Indikationen:

- Darmkatarrhs,
- Darmträgheit,
- Entgiftung des Darmsystems,
- Leberleiden,
- Luftschlucken,
- Schwäche der Bauchspeicheldrüse,
- Übergewicht,
- Verdauungsschwäche,
- Zellulitis.

2. Angelika / Engelwurz (Angelica archangelica)

Angelika ist eine alte Heilpflanze aus dem Norden. Früher stand sie in jedem Garten, inzwischen findet man sie jedoch häufiger verwildert als in Hausgärten.

Sie gehört zur Familie der Doldenblütler und ist eine von den großen Vertretern dieser Familie. Es wird ihre Wurzel verwendet.

Inhaltsstoffe:

Ätherisches Öl, Xanthotoxin, Imperatorin, Umbelliferon, Bitterstoff.

Traditionelle Indikationen:

- wirkt antiseptisch ,
- wirkt abwehrsteigernd,
- wirkt kraftspendend,
- bei Appetitlosigkeit,
- bei Blähungen,
- bei Erkältungskrankheiten,
- bei Erschöpfungszuständen,
- bei Rheuma,
- bei Leberschwäche,
- bei Magenschwäche,
- bei Verstopfung,
- zur Kreislaufstabilisierung.

3. Anis (Pimpinella anisum L.)

Der Anis stammt ursprünglich aus Asien und ist in unseren Breiten nur in Gärten anzufinden. Seine süßlich schmeckenden Früchte sind in der Weihnachtsbäckerei und in Schnäpsen (zum Beispiel Ouzo) bekannt. In der Heilkunde hilft Anis bei Husten, Blähungen und bei der Milchbildung.

Verwendete Pflanzenteile: Früchte (sie sehen wie Samen aus).

Herkunft: Westasien, östliches MittelmeergebietStandort: Anis wird vielfach in gemäßigten/subtropischen Gebieten angebaut

Wissenschaftliche Erkenntnisse:

Das wirksame Prinzip der Anisfrüchte ist das ätherische Öl, das zu 80-95% aus trans-Anethol, 2-3% Estragol (Methychavicol) und etwa 1.5% Anisaldehyd besteht und für den charakteristischen Geruch und Geschmack verantwortlich ist. Ihm wird eine krampflösende, schleimlösende und hemmende Wirkung auf das Wachstum von Mikroorganismen zugeschrieben. In den Früchten sind weiterhin fettes Öl, Phenolcarbonsäuren und Flavonoide enthalten. Eine ungewöhnliche Verbindung ist der Phenolester (4-Methoxy-2-(1-propen-yl)-phenyl)-2-methylbutyrat, der für Anis charakteristisch ist (5%).

Erkenntnisse der Erfahrungsheilkunde:

Die Droge wirkt auswurffördernd, krampflösend, antibakteriell, appetit- und verdauungsanregend.

Anis wird in erster Linie bei Magen-Darm-Beschwerden verwendet, die mit vermehrten Blähungen oder Verstopfungen einhergehen. Ferner ist Anis als Mittel gegen Infektionskrankheiten der oberen Atemwege geläufig. Aufgrund des angenehmen Geschmacks wird Anis, vergleichbar mit Fenchel, auch häufig in der Kinderheilkunde eingesetzt. Weitere Anwendungen sind die Förderung der Milchbildung bei stillenden Frauen und eine äußerliche Anwendung als Einreibung zur Durchblutungsförderung.

Traditionelle Indikationen:

- bei Blähungen,
- bei Bronchitis,
- bei trockenem Husten,
- zur Milchbildung nach Schwangerschaft.

4. Basilikum (Ocimum basilicum L.)

Basilikum ist eine einjährige, 20 - 50 cm hoch wachsende Pflanze mit angenehm aromatischem Geruch. Die Schmetterlingsblüten weiß, gelblichweiß oder rötlich gefärbt, die eiförmig oder länglich geformten Blätter grün bis weinrot. Die Basilikum-Art Ocimum sanctum (Tulsi) wird vor allem in ostasiatischen Ländern als Gewürz geschätzt und gilt in Indien als heilige Pflanze.

Wissenschaftliche Erkenntnisse:

Basilikumkraut enthält je nach Sorte, Herkunft und Erntezeitpunkt zwischen 0.04% und 0.7% ätherisches Öl mit den Hauptkomponenten Linalool, Estragol und Eugenol. Weiterhin kommen Gerbstoffe und Flavonoide vor.

Erkenntnisse der Erfahrungsheilkunde:

Die Heilpflanze enthält Terpene und ätherische Öle. Basilikum wirkt unterstützend bei Verdauungsprobleme.

Hildegard von Bingen[2] empfiehlt Basilikum bei Fieber und Zungenlähmung. Sie schreibt: „Wer starke Fieber hat, entweder drei Tage oder vier Tage Fieber, der koche Basilikum in Wein und gebe Honig bei und er trinke das oft nüchtern und nach dem Essen des Abends und die Fieber in ihm werden weichen.“

Traditionelle Indikationen:

- Verdauungsprobleme,
- Koliken,
- Blähungen,
- Magenkrämpfe.

5. Dill (Anethum graveolens L.)

Dill ist ein beliebtes Würzkraut und ist im Aussehen dem Fenchel ähnlich. Die einjährige Pflanze kann in Kulturform bis zu 1 m hoch werden. Typisch sind der aromatische Geruch und die feinen, fadenförmigen Blätter. Die gelben Blüten stehen in Dolden, die einen Durchmesser von bis zu 15 cm aufweisen. Die eiförmig bis runden Früchte werden bis zu 5 mm lang und sind leicht spaltbar. Verwendet werden das Kraut, die Früchte und das daraus gewonnene ätherische ÖL (Dillöl).

Wissenschaftliche Erkenntnisse:

Das ätherische Öl des Krautes und der Früchte unterscheiden sich etwas in ihrer Zusammensetzung. Während das Öl der Früchte Carvon, Limonen und Myristicin enthält, besitzt das Öl des Krautes zusätzlich Phellandren und Dillether. Weiterhin kommen in der Pflanze und Flavonolglykoside vor.

Erkenntnisse der Erfahrungsheilkunde:

Dillkraut und -früchte werden hier zur Behandlung von Verdauungsleistungsbeschwerden eingesetzt. Dill wirkt allgemein wohltuend und entspannend auf Magen und Darm. Hildegard von Bingen verordnete Dill bei Nasenbluten, Gicht-, Brust- und Lungenleiden. Sie schreibt: „Gekocht gegessen unterdrückt er die Gicht, und so ist er nützlich beim Essen.“

Traditionelle Indikationen:

- Blähungen,
- Hämorrhoiden.

6. Fenchel (Foeniculum vulgare Mill.)

Der Fenchel ist eine ein- bis mehrjährige, zum Teil bis über 2 m hoch wachsende Pflanze mit meist fleischig verdickter Grundachse. Die Stängel sind oben verästelt und treiben Blattbüschel und Blütenstängel. Die kleinen, gelben Blüten sitzen in großen Dolden. Der Gemüsefenchel ist meist einjährig und wird nur bis zu 50 cm hoch. Die Fenchelknolle wird vom unterirdischen Teil junger, fleischig verdickter Blattsprosse gebildet.

Ursprünglich war der Fenchel im Mittelmeergebiet beheimatet. Allerdings findet man die Pflanze mittlerweile auch in Europa, Asien und in Teilen Südamerikas und in Afrika.

Wissenschaftliche Erkenntnisse:

Das im ätherischen Öl des Bitterfenchels zu 50 - 70 % vorkommende trans-Anethol ist für den süßlichen, anisartigen Geschmack des Fenchels verantwortlich. Ihm wird auch die sekretolytische und spasmolytische Wirkung zugeschrieben. Das bitter schmeckende und campherartig riechende Fenchon gibt dem Fenchel die typische Note. Fenchon wirkt wachstumshemmend auf Bakterien und Pilze. In höherer Dosierung wirkt es zentral erregend, daher dürfen Fenchelzubereitungen mit hohem Fenchelgehalt (Fenchelöle) nicht Kleinkindern und Säuglingen verabreicht werden.

Medizinisch verwendet werden die fenchonreichen Früchte des Bitterfenchels und das daraus gewonnene ätherische Öl. Die Früchte des Süßfenchels werden als Gewürz verwendet.

In den Früchten sind enthalten: fettes Öl, Phenolcarbonsäuren, Cumarine, Flavonoide und antioxidativ wirkende Verbindungen.

Erkenntnisse der Erfahrungsheilkunde:

Das ätherische Öl wirkt schleimlösend und Auswurf fördernd auf die Atemwege und hemmt ein bakterielles Keimwachstum. An den Verdauungsorganen wirkt es krampflösend und blähungstreibend.

Hildegard von Bingen verordnete Fenchel bei Magen- und Darmkoliken, Mundgeruch, Melancholie und Bindehautentzündung. Sie schreibt: „Und wie er auch immer gegessen wird, macht er den Menschen fröhlich und vermittelt ihm angenehme Wärme und guten Schweiß, und er verursacht gute Verdauung."

Traditionelle Indikationen:

- Antibakteriell bei Entzündungen,
- Gegen Blähungen,
- Gegen Allgemeine Verdauungsbeschwerden, Magen und Darmkrämpfe,
- Gegen Bindehautentzündungen,
- Gegen Bronchitis, Husten,

- Gegen Lidrandentzündungen.

7. Grapefruit (Citrus paradisi)

Die Grapefruit, eine Citrusfrucht vom Grapefruit-Baum, unterscheidet sich kaum von der Pampelmuse (lat. Citrus grandis), sie liefert nur größere Früchte. Grapefruits wachsen vor allem in subtropischen Gebieten, ihr Hauptanbaugebiet ist der Süden der USA.

Wissenschaftliche Erkenntnisse:

Die Grapefruit enthält viele Nährstoffe. Dazu gehören u.a. Kohlenhydrate wie Fruktose und Pektin ebenso wie die Glucar- und Galacturonsäure. Die Frucht enthält die Vitamine C und B1 sowie beta-Carotin und die Mineralstoffe Magnesium und Kalium.

Dazu kommen die Aminosäure Glutathion, die Citrussäure und einige Öle. Das Polyphenol Naringin und das Terpen Limonoid tragen zum leicht bitteren Geschmack der Grapefruit bei. Weiter enthalten sind die Polyphenole Naringenin und Quercetin. In rosa Grapefruits ist das Carotinoid Lykopin enthalten.

Erkenntnisse der Erfahrungsheilkunde:

- Die Nährstoffe in der Grapefruit tragen dazu bei, Plaques (Ablagerungen in den Arterien) zu verringern.
- Hämatokrit, das die Blutdicke beeinflusst, gelangt in den Normbereich. Wer regelmäßig Grapefruits isst, fördert den Abbau alter roter Blutzellen und trägt allgemein zum Schutz vor Herzkrankheiten bei.

- Auch im Stoffwechsel zeigen sich positive Wirkungen, Grapefruits können zu niedrigeren Cholesterinwerten beitragen.
- Viele in der Grapefruit enthaltenen Nährstoffe wirken antioxidativ, antimikrobiell und einige auch antikarzinogen. Entsprechend positiv sind die Wirkungen auf das Immunsystem.
- Grapefruitkernextrakte werden zur Pilzbekämpfung eingesetzt.

8. Hagebutte, Heckenrose (Rosa canina L.)

Die Heckenrose ist ein bis zu 5 m hoch wachsender Strauch mit rosafarbenen Blüten. Charakteristisch sind die nach dem Verblühen nach unten geschlagenen Kelchblätter. Verwendet werden die Scheinfrüchte mit oder ohne Kerne.

Wissenschaftliche Erkenntnisse:

Die Hagebutte enthält Vitamin C, Flavone, Fruchtsäuren und den wichtigen Vitamin-B-Komplex.

Erkenntnisse der Erfahrungsheilkunde:

Die Scheinfrüchte sind reich an Vitamin C und werden daher zur Vorbeugung gegen Erkältungskrankheiten und Stärkung der Abwehrkräfte angewandt. Allerdings ist Vitamin C sehr empfindlich gegenüber Luftsauerstoff, Wärme und Feuchtigkeit und wird schnell zersetzt.

Traditionelle Indikationen:

- Gegen Magen- und Darmerkrankungen,
- Gegen Gallenbeschwerden,
- Gegen Beschwerden der Harnwege,
- Gegen Vitaminmangel.

9. **Heidelbeere** (Vaccinium myrtillus)

Heidelbeeren sind die Früchte der gleichnamigen Pflanze. Andere Bezeichnungen für die Früchte sind Blaubeeren, Bickbeeren oder Schwarzbeeren.

Wissenschaftliche Erkenntnisse:

Heidelbeeren sind besonders reich an Karotenen, die das Immunsystem und die Körperzellen gegen Bakterien und freie Radikale panzern. Ebenso bedeutend sind die Konzentrationen an Vitamin C. Außerdem enthalten Heidelbeeren viel Tannin, das schleimhautbildend wirkt, Entzündungen vorbeugt und hemmt, sowie Bakterien abtötet.

Heidelbeeren enthalten relativ hohe Mengen an Gerbstoffen und zusätzlich andere pflanzliche Inhaltsstoffe, wie beispielsweise Fruchtsäuren, Pektine und Flavonoide.

Erkenntnisse der Erfahrungsheilkunde:

Früchte, aber auch Pulver können bei akuten oder unspezifischen Durchfallerkrankungen angewandt werden. Ihre Wirkung bei Durchfallerkrankungen wird auf den hohen Gerbstoffgehalt der Früchte zurückgeführt (Gerbstoffe wirken einer

Durchfallerkrankung entgegen und sind gut verträglich; sie sind antibakteriell und leicht schmerzlindernd).

Ein anderes Anwendungsgebiet ist die lokale (örtliche) Behandlung von leichten Entzündungen der Mund- und Rachenschleimhaut.

Heidelbeeren

- helfen bei Durchfall und lindern Darmstörungen,
- erhöhen die Urinmenge, wirken entwässernd,
- senken den Cholesterin- und Blutfettspiegel,
- beugen Infektionen vor,
- kräftigen das Immunsystem,
- schützen die Körperzellen vor freien Radikalen,
- fördern die Schleimhautbildung,
- unterstützen Maßnahmen zur Gewichtsabnahme.

10. Himbeerblätter (Rubi idei folium)

Wissenschaftliche Erkenntnisse:

Himbeerblätter haben eine antibakterielle Wirkung und unterstützen die natürliche Darmflora.

Erkenntnisse der Erfahrungsheilkunde:

Auf die Gebärmutter hat Himbeerblättertee eine entspannende Wirkung, weshalb in der Frauenheilkunde der Einsatz bei Regelschmerzen erfolgt (durch die Entspannung der Gebärmuttermuskulatur kommt hier zu einer verbesserten Durchblutung). Bei der Kinderwunsch-Behandlung erhofft man sich dadurch einen besseren Aufbau der Gebärmutterschleimhaut.

Gegen Ende einer Schwangerschaft schwören viele Hebammen auf die Wirkung von Himbeerblättertee, weil die Inhaltsstoffe die Muskulatur des kleinen Beckens stark auflockert und die Geburt sich dadurch erleichtert (der Tee sollte nur geburtsvorbereitend genommen werden, da er im Ruf steht Fehlgeburten verursachen zu können).

Traditionelle Indikationen:

- bei Beschwerden im Bereich des Magen-Darmtraktes,
- als Schweiß-, Harn- und Galle treibendes Mittel zur Blut- und Hautreinigung,
- bei Grippe, Fieber, Menstruationsstörungen, Menstruationsbeschwerden,
- Beschwerden der Atemwege,
- Beschwerden des Herz-Kreislauf-Systems,
- Beschwerden im Mund- und Rachenbereich,
- bei Hautausschlägen, Hautentzündungen,
- bei Zuckerkrankheit, Vitaminmangel.

11. Holunder (Sambucus nigra L.)

Der Holunder war der Sitz der Göttin Holda oder Holla (im Märchen Frau Holle), die das Leben der Pflanzen und Tiere beschützte, weshalb ihr angeblich die Germanen rituell unter einem Holunderbaum Opfer dar brachten.

In der nordischen Sagenwelt wohnt die nordische Fruchtbarkeitsgöttin Freya in einen Holunderstrauch und die Kelten nannten den Holunder laut Sage deswegen 'Baum der Königin'.

Holunder ist ein flach wurzelnder, bis zu 7 m hoher Baum mit gelblich-weißen Blüten. Sie besitzen einen charakteristischen Geruch und schmecken schleimig-süß. Die getrockneten Blüten sind bei uns als 'Fliedertee' bekannt. Die reifen schwarzen Beeren schmecken süß-säuerlich und sind nur nach Erhitzen genießbar.

Schon in der Antike galt die Pflanze als wichtige Arznei und heute noch ist der Holunder eines der bekanntesten Volksheilmittel – seine Wirkstoffe befinden sich in den Wurzeln, Blättern, Blüten und Beeren.

Wissenschaftliche Erkenntnisse:

Hauptwirkstoffe sind ätherische Öle und Flavonoide, daneben organische Säuren, Sterole, Schleimstoffe, Gerbstoffe, Vitamine (besonders A und C).

Erkenntnisse der Erfahrungsheilkunde:

Durch die Fähigkeit, die Ausscheidung zu fördern, wurde Holunder bei Rheuma, Gicht und Hautkrankheiten als so genanntes 'Blutreinigungsmittel' eingesetzt. Es ist ein außerordentlicher Darmreiniger!

Holunderblüten wirken stark schweißtreibend und stärkend auf die allgemeinen Abwehrkräfte. Außerdem ist seine schleimlösende und harntreibende Wirkung bekannt.

Seit Altersher wird er bei Erkältungskrankheiten und fieberhaften Infekten eingesetzt.

In heutigen Zeiten ist Holunder zur Vorbeugung eines Herzinfarktes geeignet. Zudem besitzt er einen hohen Mineralstoff- und sehr hohen Vitamin-C-Gehalt.

Traditionelle Indikationen:

- Stärkung des Immunsystems,
- Zur Blutreinigung,
- bei Gicht,
- bei Hautkrankheiten,
- zur Darmregulierung,
- zur Schmerzbekämpfung,
- bei Fieber und Erkältungskrankheiten.

12. Ingwer (Zingiber officinale)

Vorkommen und Herkunft: ursprünglich aus Mittel- und Südostasien. Heute jedoch aus China, Nigeria und Indien.

Der Ingwer umfasst 45 Gattungen mit 700 Arten. Die Ingwer-Staude wird bis 2 m hoch, die Blätter sind schilfähnlich mit grünlich gelben oder rosa Lippenblüten. Es werden bis zu 20 cm lange Wurzelstöcke (Rhizome) gebildet, die meist geweihartig verzweigt sind. Innen sind die Wurzeln hellgelb und faserig, außen eher beige bis hellbraun.

Wissenschaftliche Erkenntnisse:

Seine heilenden Inhaltsstoffe sind ätherische Öle, wobei das Zingiberol das wichtigste Öl ist, es gibt dem Ingwer seinen typisch aromatischen Geruch. Der Geschmack des Ingwers entstammt dem Harzanteil, insbesondere dem Gingerol und dem Shogaol.

Erkenntnisse der Erfahrungsheilkunde:

Seine gesundheitliche Wirkung besteht darin, dass er die Verdauungsvorgänge aktiviert. Er wird auch bei Magenerkrankungen eingesetzt. In heutiger Zeit wird Ingwer auch als Mittel gegen Reisekrankheit eingesetzt.

Hildegard von Bingen verordnete Ingwer bei Verstopfung, Koliken, geschwürige Augen und Hautflechten. Sie schreibt: „Wer unter Verstopfung im Magen und im Bauch leide, der pulverisiere Ingwer und mische dieses Pulver mit ein Wenig Saft von Ochsenzunge [...] es mindert den Unrat des Magens und stärkt den Menschen.“

Traditionelle Indikationen:

- Aktivierung der Verdauungsvorgänge.

13. Ling Zhi (Ganoderma lucidum), 'König der Heilpilze'

Der Rohstoff des Ganoderma-Pilzes (Ling Zhi) aus Yunnan ist ein Pulver, das in China teurer gehandelt wird als Gold. Ling Zhi ist neben Ginseng das älteste Heilmittel Chinas.

Ling Zhi, in Japan Reishi genannt, der 'göttliche Pilz der Unsterblichkeit' Chinas besitzt eine große Fülle positiver Eigenschaften für den gesamten Organismus.

Wissenschaftliche Erkenntnisse:

Wirkstoffe: Polysaccharide, 18 verschiedene Aminosäuren, die Vitamine B1, B2, B6 und E, viele Mineralien, Alkaloide, Cumarin, Mannitol, Ergosterin und 15 Spurenelemente. Speziell die Polysaccharide und das Organogermanium seien stark konzentriert. Das Organogermanium ist laut Analyse der Universität Kunming viermal so stark wie bei Ginseng.

Jüngste Forschungen der Beijing Medical University beschäftigen sich mit Ling Zhi-Arzneien, die angeblich äußerst wirkungsvoll bei Krebs und AIDS seien.

Prof. Lin Zhibin von der Pekinger Uni äußerte vor Wissenschaftlern in Peking: „Der Ganoderma-Pilz stärkt das Immunsystem durch seine Polysaccharide, die die Informationszentralen der menschlichen Zellen positiv beeinflussen. Ferner haben wir festgestellt, dass Ling Zhi-Arzneien Krebszellen abtöten können."

Erkenntnisse der Erfahrungsheilkunde:

Ling Zhi hat zwei Hauptwirkungen, er kann den Alterungsprozess verlangsamen und gegen viele Krankheiten vorbeugend wirken: Allergien, Bluthochdruck, Diabetes, Nervosität, Rheuma u. v. m. Auch eine tumorhemmende Wirkung wird bestätigt. Neben Ginseng wird Ling Zhi in China als Heilmittel Nr. 1 genannt. Wirkungsvoll und hoch verehrt, wurde er bereits bei den alten Taoisten Chinas als Amulett getragen und für den Tag aufbewahrt, da er Leben retten sollte.

Traditionelle Indikationen in China:

- bei Herzkranzerkrankungen, Herz-Rhythmusstörungen, Angina pectoris,
- zur Vorbeugung gegen Herzinfarkt,
- bei Bluthochdruck und Thrombosen,
- bei Asthma, Bronchitis, Emphysemen,
- bei Fettleber,

- bei Bauchspeicheldrüsenentzündung.

14. Olivenblätter (Blätter des Ölbaums Olea europacea)

Olivenblätter werden in den Ländern des Mittelmeerraumes seit langem in der traditionellen Heilkunde verwendet. Der Hauptwirkstoff ist das so genannte Oleuropein, das u.a. entzündungshemmend und juckreizstillend wirkt. Er ist hilfreich gegen eine Vielzahl von Krankheitserregern. Die alten Ägypter mumifizierten Pharaos mit gepressten Olivenblättern, um den Leichnam vor Parasiten, Pilz- und Bakterienbefall zu schützen. Olivenbäume können über 1000 Jahre alt werden *und werfen ihre Blätter nicht ab*. Das allein macht bereits deutlich, wie widerstandsfähig ein Olivenblatt ist. Rund ums Mittelmeer trinkt man Tee aus Olivenblättern zur Senkung von Fieber oder zu hohem Blutdruck.

Wissenschaftliche Erkenntnisse

Der Ölbaum mit seinen Blättern ist in den letzten Jahren wissenschaftlich erforscht worden – mit erstaunlichen Ergebnissen:

Seine ätherischen Öle sind gut für das Herz, die Gefäße und das Immunsystem. Die gefäßerweiternde Wirkung der Blätter senken den Blutdruck. Auch beeinflussen sie die Blutplättchenbildung, indem sie (ähnlich wie die Nährstoffe im Knoblauch) das Blut besser fließen lassen.

Die breitgefächerte Wirkung der Olivenblätter umfasst

- die Fähigkeit, die durch Viren bedingte Produktion von Aminosäuren zu stören,

- die Fähigkeit, eine virusbedingte Infektion einzudämmen, indem es die Viren inaktiviert,
- die Fähigkeit, direkt zu den infizierten Zellen vorzudringen um eine Vermehrung der Viren zu blockieren.

Jüngste klinische Erfahrungen in den USA bestätigen die Wirksamkeit von Olivenblättern gerade bei Hefe-Pilz-Infektionen.

Denjenigen Menschen, die ein stressreiches Leben führen oder die sehr anfällig gegenüber Erkältungen und Viren sind wird geraten, Olivenblätter als Präventionsmittel zu benutzen.

Die Forschung nennt weitere, unerwartete Resultate:

- Symptome von Hautkrankheiten besserten sich,
- unregelmäßiger Herzschlag normalisierte sich,
- Blutungen, Zahnschmerzen und chronische Gelenkschmerzen milderten sich.

Traditionelle Indikationen:

- Die Blätter werden bei arteriellem Bluthochdruck, Blutdruckschwankungen und Herzklopfen mit Erfolg angewendet, ebenfalls zur Unterstützung der Herz- und Kreislauffunktion.
- Zur Entschlackung, gegen Bluthochdruck, Appetitlosigkeit, Diabetes, Krampfadern, Hämorrhoiden, arterielle Kreislaufschwäche, Herz- und Leberschwäche.

- Der französische Arzt Dr. Mazet aus Nizza hat als erster beschrieben, dass Olivenbaumblätter den Blutdruck senken können und der pflanzenkundige Leclerc bestätigte dies ebenfalls. Dies wird auf den Wirkstoff Oleuropeosid, ein Glykosid und cholinähnliche Substanzen zurückgeführt.
- Auch können sie, dank dem reichlich vorhandenen Chlorophyll, vorbeugend gegen Arteriosklerose eingenommen werden.
- Sie können bei Wasser im Gewebe und Ödemen eingesetzt werden.

Neueste Indikationen:

Klinikerfahrungen ergaben, dass Olivenblätter eine positive Wirkung auf Krankheiten haben, die durch Viren, Retroviren oder Bakterien verursacht werden. Klinisch erprobte Anwendungsgebiete sind:

- Blutvergiftung,
- Chronische Müdigkeit,
- Durchfallerkrankungen,
- Epstein-Barr-Virus,
- Erkältungen,
- Gonorrhöe,
- Gürtelrose,
- Herpes,
- Hepatitis B,
- Infektionen, auch an den Harnwegen,
- Lungenentzündung,

- Malaria,
- Meningitis,
- Tuberkulose,
- Wundheilung nach Operationen.

Das Olivenblätterextrakt scheint tatsächlich eine echte 'Anti-Virus-Verbindung' zu sein, da es das virusspezifische System in den infizierten Wirtszellen blockiert. Zudem scheint es eine genesungsfördernde Kraft zu haben, die pharmazeutische Antibiotika nicht haben.

15. Oregano (Oreganum vulgare)

Dost oder wilder Majoran ist eine einheimische Pflanze an Wegrändern, an Gebüschen und Waldrändern, vor allem der wärmeren Regionen Deutschlands. In Mitteleuropa ist allerdings der Geschmack der Pflanzen weniger intensiv als im Mittelmeergebiet, wo der Oregano weit verbreitet ist. Oregano leitet sich vom griechischen 'oros gano' ab, welches „Bergwonne“ bedeutet.

Bereits die Ägypter bauten Majoran an, Griechen und Römer würzten mit Majoran den Wein. Sie versprachen sich davon eine Steigerung der Liebeskraft. Die Griechen opferten Majoran in Räucherungen zu Ehren von Aphrodite.

Wissenschaftliche Erkenntnisse:

Der Gehalt an ätherischem Öl kann zwischen 0.7 und 3.5% schwanken. Die Hauptaromakomponente ist ein bicyclischer Monoterpenalkohol, cis-Sabinenhydrat (max. 40%). Weitere Inhaltsstoffe sind Terrine, Phenole und 1.8-Cineol.

Erkenntnisse der Erfahrungsheilkunde:

Oregano ist seit Altersher ein Mittel gegen Herz- und Magenerkrankungen (mit Essig und Wasser vermischt). Es wurde bei Bewusstlosigkeit sowie bei Schwindsucht, Leibschmerzen oder Asthma eingesetzt.

Die Heilkräfte des Majorans haben krampflösende, stimulierende und entspannende Eigenschaften. Er gilt zudem als schleimlösend, auswurffördernd, harntreibend, schweißtreibend, magenstärkend, nervenschmerzlindernd und antiseptisch.

Hildegard von Bingen verordnete Oreganum (Dost) gegen Hautprobleme, besonders gegen Schuppenflechte und Lepra. Sie schreibt: „Nehme er Dost und zerstoße ihn und er füge Weizenkleie hinzu, und diese mische er in einer warmen Schüssel, und nach dem Trocknen lege er es warm auf die Geschwüre:“

Traditionelle Indikationen bei:

- Blähungen,
- Koliken,
- Appetitlosigkeit,
- Magenbeschwerden,
- Atemwegsbeschwerden,
- Bronchitis,
- Rheuma,
- Gicht,
- Schlafstörungen,
- Zahnfleischbluten,

- depressiven Verstimmungen.

16. Pfefferminze (Mentha piperita L.)

Die Pfefferminze wird 50 - 90 cm hoch, der meist kahle Stängel ist häufig violett unterlaufen und die Blätter duften beim Zerreiben charakteristisch nach Menthol. Die Pfefferminze ist ein Mischling aus verschiedenen Minzarten und besteht aus mehreren Unterarten. Pfefferminzöle werden vorwiegend aus in Japan und Brasilien kultivierter Mentha arvensis var. glabrata gewonnen.

Wissenschaftliche Erkenntnisse:

Das Kraut der Pfefferminze enthält ätherisches Öl, mit dem Hauptbestandteil Menthol sowie Gerbstoffe und Flavonoide.

Erkenntnisse der Erfahrungsheilkunde:

Pfefferminze hat eine krampflösende und blähungstreibende Wirkung und führt zu einer beträchtlichen Steigerung der Gallensekretion. Pfefferminztee eignet sich zur Behandlung von krampfartigen Beschwerden im Magen- und Darmbereich, Pfefferminzöl auch zur Behandlung von Kopfschmerzen und Erkältungskrankheiten. Umschläge mit Pfefferminztee haben einen kühlenden Effekt.

Bei akuten Gallenerkrankungen ist Vorsicht geboten: Durch die Förderung der Gallensekretion können Koliken ausgelöst werden.

Hildegard von Bingen verordnete Minze generell als Speisezusatz (Gewürz) gegen Völlegefühl und Atembeschwerden, besonders „wenn sein Magen von vielen Speisen und Getränken beschwert wird und daher dämpfig ist".

Traditionelle Indikationen:

- zur Darmaktivität (blähungstreibend),
- Steigerung der Gallensekretion,
- bei krampfartigen Beschwerden im Magen- und Darmbereich,
- bei Kopfschmerzen und Erkältungskrankheiten (Pfefferminzöl).

17. Rosmarin (Rosmarinus officinalis L.)

Die im Mittelmeergebiet heimische Pflanze ist ein 50 - 150 cm hoher, immergrüner Halbstrauch mit nadelförmigen Blättern und duftet aromatisch. Besonders die italienische und französische Küche schätzt den Rosmarin als Gewürz. Rosmarin besitzt auch einen konservierenden Einfluss auf fettes Fleisch.

Wissenschaftliche Erkenntnisse:

Rosmarin enthält u.a. ätherisches Öl, das reich an Kampfer, Terpenen und Bitterstoffen ist.

Erkenntnisse der Erfahrungsheilkunde:

Rosmarin fördert den Appetit und wirkt gegen Verdauungsbeschwerden wie Blähungen und Völlegefühl. Äußerlich wird er zur unterstützenden Behandlung rheumatischer Erkrankungen eingesetzt. Bäder mit Rosmarin haben eine kreislaufanregende Wirkung.

Traditionelle Indikationen bei:

- Blähungen,
- niedrigem Blutdruck,
- nervösen Herzbeschwerden,
- nervösen Kreislaufbeschwerden,
- rheumatischen und neuralgischen Beschwerden,
- schwacher Menstruation,
- Schwäche und Erschöpfungszuständen,
- Verdauungsstörungen.

18. Rooibos / Rotbusch

Der Rooibos-Strauch aus Südafrika erreicht eine Höhe von bis zu 2 m. Seine Blätter sind nadelförmig und von hellgrüner Farbe, die Blüten sind klein und gelb. Sein Anbau in Plantagen wird erst seit 1930 betrieben; seitdem tritt er seinen Siegeszug rund um die Welt an.

Ihm wird eine Vielzahl heilender Wirkungen nachgesagt. Außerdem ist er ein hervorragender Durstlöscher für jung und alt. Dr. Jörg Zittlau schreibt: „Rotbuschtee kann vorbeugend bei Allergien, Hautproblemen, Herz-Kreislauferkrankungen, Magen-Darm-Problemen, Psychischen Beschwerden, Stoffwechselerkrankungen, sowie bei Problemen im Mund-und Rachenbereich wirken. Daneben glaubt man den Tee auch gegen Krebserkrankungen einsetzen zu können."

Wissenschaftliche Erkenntnisse:

Rotbusch ist als Antioxidans und Radikalenfänger im Gespräch, der somit imstande ist, aggressive Sauerstoffverbindungen in unserem Körper zu entschärfen.

Arteriosklerose, Krebs, Diabetes, Grauer Star, Arthritis, all diese Erkrankungen, die in Zusammenhang mit freien Radikalen stehen, können mit Rotbusch in jedem Falle präventiv angegangen werden. Rotbusch ist zudem sehr eisenhaltig.

Erkenntnisse der Erfahrungsheilkunde:

In der Volksmedizin wird die Droge gegen Schlaflosigkeit, Hautleiden (Ekzeme), Magen- und Darmleiden, als Spasmolytikum (krampflösendes Mittel) und Antiallergikum verwendet. Herausragend ist sicherlich der antiallergische Effekt von Rotbusch, dadurch nimmt er unter den Heilpflanzen eine Sonderrolle ein. Er hilft vor allem bei Nahrungsmittelallergien. Seine Flavonoide dämpfen im Darmbereich die Histaminausschüttung unseres Immunsystems und wirken außerdem krampflösend auf die Darmmuskulatur. In Südafrika ist Rotbusch ein traditionelles Mittel, um allergische Koliken von Kindern zu behandeln.

Traditionelle Indikationen bei:

- Magen- und Darmverstimmungen,
- Entzündungen,
- Schlaflosigkeit,
- Hautekzemen.

Aktuelle Indikationen:

- als Antiallergikum bei Lebensmittel-Allergien,
- zur Krebsvorbeugung,
- zur Verbesserung des Hautzustandes (Akne, Falten),
- bei allen Veränderungen durch die Wechseljahre,
- zur Stabilisierung der Knochen,
- zum Schutz der hormonbeeinflussbaren Organe.

19. Rotklee (Trifolium pratense)

Rotklee wächst auf unseren heimischen Wiesen und Feldern. Seine Inhaltsstoffe und ihre Wirkungen sind seit einiger Zeit in den Blickpunkt der Wissenschaft geraten – mit erstaunlichen Ergebnissen.

Wissenschaftliche Erkenntnisse:

Rotklee ist besonders reich an den Verbindungen Genistein und Daidzein. Beides sind Isoflavonoide und den weiblichen Östrogenen sehr ähnlich. Die im Rotklee enthaltenen Phytoöstrogene ergänzen die nachlassende Eigenproduktion des Körpers.

Es ist bestätigt, dass Rotklee-Isoflavone einen schützenden Effekt auf genetische Regulationsmechanismen von Krebszellen ausüben: Gene, die das unkontrollierte Zellwachstum ankurbeln, werden blockiert, Schutzmechanismen der krebsgeschädigten Zellen dagegen aktiviert. Diese Wirkung ist auf die einzigartige Mischung der in unserer heimischen Rotklee-Sorte enthaltenen vier Isoflavone (Genistein, Daidzein, Formononetin, Biochanin A) zurückzuführen.

Auch die DGE (Deutsche Gesellschaft für Ernährung) schreibt inzwischen den sekundären Pflanzenstoffen wichtige gesundheitsfördernde Eigenschaften zu. Obwohl Mengenempfehlungen für einzelne Phytoöstrogene von den Wissenschaft noch nicht genannt werden können, hält man eine Einnahme für prophylaktisch sinnvoll!

Aktuelle Indikationen: Rotklee schützt den Körper vor

- Brustkrebs,
- Gebärmutterkrebs,
- Prostatakrebs,
- einem schnellen Knochenabbau im Alter.

20. Salbei (Salvia officinalis)

Die Heimat des echten Salbeis ist der gesamte Mittelmeerraum. Die Blätter des bis zu 50 cm hoch wachsenden Halbstrauches werden in der Küche zum Würzen von Fleischgerichten verwendet. Durch seinen großen Gehalt an ätherischen Ölen wirkt er auch konservierend.

Die Blätter des echten Salbeis enthalten wirksame ätherische Öle, die im griechischen Salbei (Salvia triloba) nicht vorhanden sind.

Wissenschaftliche Erkenntnisse:

Die Hauptwirkstoffe des Salbeis sind vor allem seine ätherischen Öle und seine Rosmarinsäure. Diese blockiert neueren Untersuchungen zufolge die Arbeit von bestimmten Enzymen, die an der physiologischen Schmerzentstehung beteiligt sind.

Inhaltsstoffe: Ätherische Öle, Gerbstoffe, Bitterstoff Carnosol, Flavonglycoside, Flavone, Flavonoide, Rosmarinsäure (adstringierend, antimikrobiell, antioxidativ), Steroide.

Der Salbei wirkt antibiotisch gegen eine ganze Reihe von Parasiten: Mikroorganismen wie Staphylococcus aureus, Escherichia coli und Shigella dysenteriae werden von Salbeizubereitungen nahezu vollständig vernichtet. Das Wachstum von Pilzen wird stark gehemmt.

Erkenntnisse der Erfahrungsheilkunde:

Salbei wird zur Behandlung von Entzündungen und auch zur lokalen Schmerzlinderung eingesetzt. Er gehört zu den wirkungsvollsten Entzündungshemmern, welche die Natur kennt. Überragend sind vor allem die Wirkungen von Salbei auf Entzündungen von Haut und Schleimhäuten. Heute wissen wir, dass Salbei nicht nur entzündungshemmend wirkt, sondern auch antibiotisch aktiv ist und über seine Gerbstoffe die Schleimhäute robuster gegenüber Umwelteinflüssen macht.

Hildegard von Bingen verordnete Salbei bei Galle- und Leberleiden, Hautunreinheiten, Nachtschweiß und Appetitlosigkeit. Sie schreibt: „Nimm Salbei und pulverisiere ihn und iss dieses Pulver mit Brot, und es vermindert den Überfluss der schlechten Säfte in dir [...] aber wenn jemand Überfluss an Schleim hat oder wenn jemand stinkenden Atem hat, dann koche er Salbei in Wein, und so trinke er oft, und die schlechten Säfte und der Schleim in ihm werden vermindert.“

Traditionelle Indikationen bei:

- Darmentzündungen,
- Furunkeln,

- Hautabszessen,
- Heiserkeit,
- Kehlkopfentzündungen,
- Mundschleimhautentzündungen,
- Rachenentzündungen,
- Unterschenkelgeschwüren,
- Übermäßigem Schwitzen,
- Wunden,
- Zahnfleischentzündungen.

21. Schwarzkümmel (nigella sativa)

Der Schwarzkümmel gehört zu den Hahnenfußgewächsen und stammt aus dem Mittelmeerraum und dem Orient. Die einjährige Pflanze ist weder mit Kümmel noch mit indischem Kreuzkümmel verwandt. Über 20 verschiedene Nigella-Arten gibt es, doch nur die Nigella Sativa hat die berühmte Heilkraft.

Schon die Leibärzte der Pharaonen verschrieben es. Tutench-Amun wurde ein Fläschchen davon ins Grab gelegt und Nofretete schätzte den Schwarzkümmel als Schönheitsmittel für ihre Haut. Der Prophet Mohammed schrieb im Buch Hadith: „Ägyptischer Schwarzkümmel heilt jede Krankheit – außer den Tod".

Wissenschaftliche Erkenntnisse:

Nachdem sich die Wissenschaft dieser Pflanze annahm, wurden interessante Entdeckungen gemacht:

- Das amerikanische Krebsforschungsinstitut Sloan Kettering entdeckte tumorhemmende Eigenschaften.

- Im indischen Kerala wurden antidiabetische und krebshemmende Wirkungen dokumentiert.
- Am King's College in London wurden antirheumatische Eigenschaften festgestellt.
- In Deutschland wurden Heilwirkungen bei Neurodermitis, Asthma und Pollenallergien festgestellt.

Vor allem die hohen Anteile an Gamma-Linol und -Linolensäuren sowie an Nigellon sollen neben 100 weiteren Inhaltsstoffen für die heilende Wirkung verantwortlich sein. Das Zusammenspiel dieser Stoffe hilft bei vielen Stoffwechselvorgängen und wirkt regulierend auf das Immunsystem.

Neben der immunstimulierenden Wirkung wirkt Schwarzkümmel auch entkrampfend, cholesterinsenkend, antimikrobiell und verringert die Bildung von Magengeschwüren und Tumoren.

Traditionelle Indikationen bei:

- Erkältungen,
- Allergien,
- Hauterkrankungen (Neurodermitis),
- Potenzstörungen,
- Darmerkrankungen.

22. Süßholzwurzel (Liquiritiae radix)

Die Staude gehört zu den Schmetterlingsblütengewächsen. Sie kann bis zu 2 m hoch werden. Die gelben, holzigen und etwa fingerdicken Wurzeln treiben mehrere Meter lange Ausläufer, aus denen oberirdisch aufrechte, stielrunde bis kantige Triebe wachsen.

Die Süßholzwurzel besaß in den großen asiatischen und europäischen Kulturen eine herausragende Bedeutung. In China gehört sie noch heute zu den zehn bedeutendsten Heilpflanzen. Römer und Griechen verwendeten sie bei Asthma. Wüstenbewohner nutzten ihre Wirkung bei der Durchquerung von Wüsten, um bis zu 12 Tagen ohne jede Flüssigkeitszufuhr auszukommen.

Als Ausgangsstoff für Lakritze erfreut sich die Süßholzwurzel besonders in Nord- und Mitteleuropa einer großen Beliebtheit.

Wissenschaftliche Erkenntnisse

Der Süßholzwurzelextrakt enthält Glycyrrhizin (Ammonium- und Kalziumsalze der Glycyrrhizinsäure), das zuständig für den süßen Geschmack ist. Glycyrrhizin ist circa 150 mal süßer als der Rohrzucker. Weitere Inhaltsstoffe sind Cumarine, Flavonoide, verschiedene Zucker, Harze und Sterine.

Traditionelle Indikationen:

- bei Problemen im Magen-Darmbereich (auch Magengeschwüre),
- bei Nebenniereninsuffizienz.
- In Japan wird eine Kombination von Süßholzwurzel mit Pfingstrose zur Auslösung des Eisprungs verwendet.
- Israelische Studien belegen eine Wirkung bei verschiedenen Herpesviren.

- In Houston,Texas, forschte ein Team um Prof. Vogel an Anti-Krebs-Effekten.

Weitere Anwendungsgebiete:

- bei Katarrh der oberen Luftwege,
- bei Magen- und Zwölffingerdarmgeschwür,
- Beschleunigung der Abheilung von Magengeschwüren.
- Süßholz wirkt außerdem *sekretolytisch* (Lösen von zähflüssigem Sekret in den Bronchien), *expektorierend* (Auswurf aus Trachea und Bronchien) und *antiphlogistisch* (entzündungshemmend).

23. Thymian (Thymus vulgaris)

Der echte Thymian ist in Mittel- und Südeuropa und in Nordafrika beheimatet. Es ist ein bis zu 50 cm hoher Zwergstrauch mit holzigen Zweigen. Der Stängel und die elliptischen Blätter sind graufilzig behaart. Die Blüten haben eine blassrötliche Färbung.

Der Thymian ist ein schon sehr lange verwendetes Heilkraut. Schon die alten Ägypter sollen den Thymian zum Einbalsamieren ihrer Toten benutzt haben. Als anregendes Räuchermittel fand er im alten Griechenland Verwendung. Hildegard von Bingen pries den Thymian besonders bei Atemnot, Asthma und Keuchhusten.

Wissenschaftliche Erkenntnisse:

Die Inhaltsstoffe des Thymians sind ätherische Öle, Bitterstoffe, Gerbstoffe, Harz, Saponin und Pentosane.

Der Hauptbestandteil seines ätherischen Öls ist das Phenol Thymol. Außerdem enthält er Flavonoide und Gerbstoffe. Die genaue Zusammensetzung der Inhaltsstoffe variiert stark nach Art und Herkunft.

Thymol hat auf Pilze, Bakterien und Viren eine wachstumshemmende Wirkung. Es regt die Tätigkeit des Flimmerepithels der Atemwege an, verflüssigt Schleim, wirkt krampflösend und fördert den Auswurf beim Husten. Die Gerbstoffe des Thymians unterstützen die antientzündliche Wirkung und regulieren die Verdauung.

Erkenntnisse der Erfahrungsheilkunde:

Der Thymian ist eine wichtige Heilpflanze im Bereich Husten und Desinfektion. Er wird bei Atemwegserkrankungen wie Husten, Bronchitis und Erkältungskrankheiten der oberen Atemwege angewandt. Bei Reiz- oder Keuchhusten dient er zur Linderung der Hustenanfälle. Äußerlich wird er bei Entzündungen der Mund- und Rachenschleimhaut eingesetzt. Zur unterstützenden Behandlung bei Atemwegserkrankungen wird er als Brustsalbe und Badezusatz verwendet. Letzteres kann auch zur Linderung von Juckreiz bei Hauterkrankungen dienen.

Hildegard von Bingen verordnete Thymian bei Stoffwechselerkrankungen, Blutreinigung und Hautleiden. Sie schreibt: „Der Kranke nehme Thymian mit der Erde seiner Wurzeln und lasse ihn durch Feuer sieden, und er bereite sich dadurch ein Schwitzbad [...] (dies) mindert die schlechten Säfte.“

Traditionelle Indikationen bei:

- Asthma,

- Bronchitis,
- Entzündungen (bakteriell oder viral),
- Erkältungskrankheiten,
- Kehlkopfkatarrh,
- Keuch- und Krampfhusten,
- Verdauungsstörungen,
- Infektionen des Nieren-Blasenapparates.

Aufgrund seiner antibakteriellen und verdauungsregulierenden Eigenschaften werden durch Thymian Speisen bekömmlicher und länger haltbar (vor allem Fleisch- und Wurstwaren).

24. OPC (Oligomere Polyantocyanidine)

OPC (Traubenkernextrakt) ist ein farbloser Bitterstoff, ein so genanntes Flavonol, das aus Traubenkernen gewonnen wird. Als wesentlicher Bestandteil südländischer Ernährung sind die OPC's wissenschaftlich erforscht. Durch die industrielle Verarbeitung unserer Lebensmittel ist OPC aus unserer Nahrung in der Regel gänzlich verschwunden. Eine ausreichende Versorgung wäre allenfalls über eine tägliche Ration von mindestens 2 ¼ Litern Rotwein zu erreichen.

Wissenschaftliche Erkenntnisse:
Wie verschiedene Studien belegen wirkt OPC (Traubenkernextrakt)

- 18–20 mal so stark antioxidaktiv wie Vitamin C,

- 40-50 mal so stark wie Vitamin E.

Es wird durch die Mundschleimhäute resorbiert, verbessert die Blutzirkulation und verstärkt die Blutgefäße durch die Verbindung mit Proteinen (Kollagenbildung). Da OPC vom Körper nicht selbst hergestellt werden kann, sollte es täglich mit der Nahrung zugeführt werden.

OPC (Traubenkernextrakt)

- aktiviert und verzehnfacht die Wirkung von Vitamin C,
- reguliert indirekt die Histamin-Produktion (Entzündungs-Auslöser) und verhindert damit eine Überreaktion. Es bindet sich im Gegensatz zu Vitamin C an Proteine;
- verbessert die Fließeigenschaften des Blutes, normalisiert die Verklumpungsneigung,
- Passiert die Bluthirn- und Rückenmark-Schranke, so dass es unsere Nervenzellen vor Oxidation (freien Radikalen) schützen kann.

Ein hochwirksames Mittel gegen Krebs entdeckt?

Die Krebsrate nimmt so rasant zu, dass jene Aussage zutrifft: je mehr Geld für die Krebsforschung ausgegeben wird, desto mehr Menschen erkranken akut an Krebs.

Betrachten wir eine Körperzelle, dann ist in der Mitte der Zellkern. Ebenso finden wir die Zellorganellen und die länglichen Mitochondrien. Dies sind die Kraftwerke unserer Zellen, die aus Sauerstoff und Zuckerverbrennung Energie erzeugen, das ATP. Ein Körper produziert täglich etwa so viel ATP wie der Körper wiegt – eine enorme Leistung der Körperzellen.

Mitochondrien sind Urbakterien, die vor etwa 2 Milliarden Jahren eine Symbiose mit unseren Zelllinien, den so genannten Archaezellen eingegangen sind. Dadurch hat sich das Leben entwickelt – wir benötigen also Bakterien seit Urzeiten für unseren Lebenszyklus, wie eine Pflanze, die nur leben kann, wenn an ihren Wurzeln Mikroorganismen existieren, welche die Nahrung, die der Erdboden ihr bietet, aufspalten können.

Alles was Lebewesen essen kann der jeweilige Körper nur dann aufnehmen, wenn die jeweilig notwendigen Mikroorganismen daran beteilig sind.

Nahrung muss von Bakterien vorverarbeitet werden. Dadurch wird verständlich, warum es Menschen gibt, die sich unglaublich gesund ernähren, bei denen aber die Aufspaltung der Nahrung nicht gelingt. Die Lösung dieses Rätsels ist ganz einfach: Es fehlen die entsprechenden effektiven Mikroorganismen!

Am Beispiel eines Hundes, der bei bestimmten Beschwerden Gras frisst, lässt sich dies erkennen: Der Hund versucht das Gras mit der Wurzel auszureißen und frisst es wegen den an der Wurzel befindlichen Bakterien – nicht wegen der mechanischen Reinigung durch die Grasstängel.

So war es wohl vor Zeiten auch mit dem Gemüse aus dem Garten. Heute ist es begast, bestrahlt, steril gewaschen und besprüht mit was auch immer: wir bekommen keine Nahrung mehr mit Mikroorganismen.

Wenn nun Zellkerne mit den Urbakterien, den Mitochondrien nicht mehr kommunizieren können, dann entsteht unkontrolliertes Zellwachstum, Krebs.

Krebs ist die Folge eines nicht mehr steuerbaren Informationsaustauschs. Die Zelle kann beim Teilen nicht mehr zurückschalten und beginnt zu wuchern. Bei Krebs ist die Kommunikationsfähigkeit der Zellen verloren gegangen.

Pro Zelle haben wir etwa 1500 Mitochondrien mit jeweils eigenen, untergeordneten Zellkernen. Bei Krebs ist der Zellkern der Zelle nicht mehr Herr über diese untergeordneten Teile. Diese verselbstständigen sich und gehorchen Gesetzen, wie sie vor diesen 2 Milliarden Jahren gut waren: sie teilen sich so schnell wie irgend möglich. Dadurch gibt sie ein mehrfaches an Energie (Photonen) ab als sie aufnimmt – bis sie sich dadurch selbst auslöscht. Dieses Photonenemissions-muster wurde von Prof. Dr. Fritz-Albert Popp entschlüsselt.

Durch Testungen von Substanzen, welche dieses tödlich endende Energiemuster verlangsamen bzw. umkehren sollen, stellten Forscher fest, dass bestimmte Mikroorganismen-Stämme innerhalb von Sekunden diese gesteigerte Emission in den Normbereich drücken können. Der beeindruckendste Stoff, der bei Popps Versuchen dieses Muster innerhalb einer Sekunde in den Normbereich gedrückt hat ist Curcuma, auch Gelbwurz genannt.

Curcuma blockiert somit die Stoffwechselprozesse an der Krebszelle!

Mit seiner Untersuchungsreihe hat Herr Heilpraktiker Meyer zum ersten Male bewiesen, dass es möglich ist, die Lichtverluste (Photonenverluste/Energieverluste) des Blutes bei allen chronischen Krankheiten zu stoppen. Zu diesem Thema referierte HP Meyer erstmalig im Jahr 2004. Im Januar 2005 wurde durch ihn beim deutschen Patent- und Markenamt folgendes Patent eingereicht: „Biologische Heilmittel reduzieren den Lichtverlust von menschlichen Zellen (Photonenemission) des Blutes (rote und weiße Blutkörperchen)".

Dies gilt für alle untersuchten Krankheitsbilder wie Krebs, Autoimmunerkrankungen, arterielle Durchblutungsstörungen, Allergien und 'Degenerationskrankheiten'.

Jede dieser Krankheiten zeigt massive Lichtverluste. Durch den gezielten Einsatz biologischer Heilmittel ist es gelungen, diese Lichtverluste zu stoppen. Es werden etliche durchaus spektakuläre Fallbeispiele (Krebs, Autoimmunerkrankung, Degeneration) vorgestellt, ebenso die dabei eingesetzten Rezepturen, Photonenmessungen und diverse immunologische Zusammenhänge mit Regulationen von Photonenverlusten aufgezeigt.

Eines der herausragenden Heilmittel, die dies bewirkten, ist die javanische Gelbwurz Curcuma longa[1]. Nicht nur dass diese die Photonen- also Lichtverluste der humanen Zellen drastisch reduziert, sie gehört dazu zu den am besten erforschten Heilmitteln gegen Krebs.

Über einen sehr spektakulären Heilungsverlauf hat Herr Heilpraktiker Meyer mir im Interview berichtet (ab Seite 258).

Mein herzlicher Dank geht an dieser Stelle an Herrn Ralf Meyer dessen Arbeit über die alternative Krebstherapie mit Curcuma longa ich hier mit verwenden darf. Ich hoffe damit vielen betroffenen Menschen helfen zu können!

Eine der sensationellsten Entdeckungen aus der Natur

Curcuma longa, die Gelbwurz, hat sich als die am genauesten und umfangreichsten wissenschaftlich dokumentierte biologische Waffe gegen Krebs gezeigt.

Curcuma longa hemmt alle den Krebsstoffwechsel begünstigenden Faktoren wie verschiedene Transkriptionsfaktoren, Onkogene, Wachstumsfaktoren und Rezeptoren. Dazu möchte ich Ihnen den im „Spiegel“ Ausgabe 41/2004 erschienenen

Artikel: „Giftkur ohne Nutzen" dringendst empfehlen, der beweist, dass die klassische toxische Chemotherapie bei vielen Tumorerkrankungen (auch bei Brustkrebs und Prostatakrebs, den häufigsten Tumorerkrankungen von Frau und Mann) das Überleben der Patienten nicht verlängert. Hier wird sehr kritisch die Chemotherapie als Geldmaschinerie der Pharmaindustrie dargestellt.

Welchen Einfluss hat Curcuma longa auf alle Krebs begünstigenden Faktoren?

Curcuma longa (hier unter dem Markennamen 'Pro Curmin') hemmt Cyclin D1. Cyclin D1 ist ein natürlicher Eiweißfaktor, der den Zellteilungszyklus stimuliert, also die Zellteilungsrate erhöht und somit ein wichtiger Regulator für Zellwachstum ist. Im Übermaß vorhanden verursacht Cyclin D1 neben vielen anderen Faktoren – die hier noch benannt werden – bösartige Zelltransformationen. Dieses wurde unter anderem bei Brustkrebs, Prostatakrebs, Ösophaguskrebs, CLL, Plasmazell-Lymphom, Dickdarmkrebs u.a. erhöht vorgefunden.

Die ausführliche wissenschaftliche Darstellung dieses Vorgangs können Sie im Anhang 1 lesen; hier das Fazit:

Curcuma longa hemmt alle inneren und äußeren Signal- und Stimulationswege von Krebszellen. Heute werden Milliarden von Euros und Dollars investiert um einzelne Krebshemmstoffe zu entwickeln. *Die Natur hat uns eine Substanz geschenkt, die alle diese Stoffwechselvorgänge der Krebszelle hemmt.*

Interview mit Herrn Ralf Meyer, Heilpraktiker

1. Zur IgG-Antikörper-Analyse

Frage: Herr Meyer, Sie sind Jahrgang 1964 und haben eines der führenden Laboratorien in Deutschland zur IgG-Antikörper-Analyse. Sie selbst haben dieses Institut in recht jungen Jahren gegründet und aufgebaut – wie kommt man dazu, eine solch hochspezialisierte Sache anzugehen?

Antwort: Mit 21 Jahren war ich noch Leistungssportler im Bereich Hochleistungs-Krafttraining und Tischtennis. Mit 22 Jahren wurde ich zum Sportinvaliden. Nach einer schweren Grippe kam ein unerklärlicher Zusammenbruch. Ich habe in wenigen Monaten 20 kg abgenommen und eine Sonnenallergie entwickelt. Ich konnte mich nicht mehr in hellem Licht aufhalten. Innerhalb von zwei Jahren erlebte ich eine therapeutische Irrfahrt von einem Arzt zum Anderen, von einem Heilpraktiker zum Nächsten – insgesamt, ich habe dies dokumentiert, waren es 16 Heilpraktiker und 12 Ärzte.

Frage: Und diese konnten nicht helfen?

Antwort: Nein, keiner, alle waren im Grunde überfordert, ja hilflos. Zu alledem kamen bei mir noch rheumatische Schmerzschübe, so dass ich fast bewegungslos wurde. Keine schulwissenschaftliche Methode hat in meinem Fall eine Wirkung gezeigt, keine.

Als sich dann noch Neurodermitis entwickelte war die Ratlosigkeit perfekt!

Frage: Und wie kam die Wende?

Antwort: Sie kam mit dem 17. Heilpraktiker. Dieser war der Meinung, wir sollten uns doch einmal anschauen, ob Lebensmittel-Unverträglichkeiten die Ursache meines Leidens sein könnte. Nach Stuhl- und Blutuntersuchung (Lebensmittel-Allergie-Test) stellte sich heraus, dass ich gegen etwa 60 Lebensmittel zum Teil hochallergisch war.

Frage: Wie sah die Therapie aus?

Antwort: Ich habe alle diese 60 Lebensmittel-Arten weggelassen und vor allem keine Getreideprodukte mehr gegessen, die ich sonst im Übermaß konsumierte. Dann habe ich die Eiweißzufuhr drastisch erhöht.

Frage: Konnten Sie die Haupt-Verursacher unter den 60 Arten identifizieren?

Antwort: Ja, eindeutig, es waren Schimmelpilze im Getreide, die sich in meinem Darm explosionsartig vermehrten und mich vergifteten.

Frage: Wie sah die Therapie noch aus?

Antwort: Als Erstes – mit basischen Mineralen wurde der Körper entsäuert. Heute verwende ich dazu Pro Mumijo, da dieses einen hohen antientzündlichen und antioxydativen Schwefelanteil besitzt. (2-3 mal täglich 1-2 Kapseln) oder ein flüssiges Elektrolytpräparat.

Als Zweites war eine umfassende Darmsanierung angesagt. Dies geschah durch die Einnahme von effektiven Mirkroorganismen. Mit der Einnahme von lebenden Dünn- und Dickdarmbakterienstämme ging es darum, die Darmschleimhäute und ihre Resorptionsfläche zu sanieren.

Frage: Nehmen Sie heute noch, nachdem Sie gesund sind, Mikroorganismen zu sich?

Antwort: Natürlich! Heute verwende ich ausschließlich Pro EMsan, je Tag etwa die Hälfte der angegebenen Verzehrmenge, etwa 15 Milliliter. Das sind etwa 15 Milliarden lebende Darmorganismen.

Frage: Wie lange sollte die anfängliche Dosiermenge von 30 Milliliter eingenommen werden?

Antwort: Mindestens 18 Monate, danach die halbe Dosis. Um meinen Dünndarm dauerhaft fit zu halten nehme ich noch täglich 2 Mal einen halben Teelöffel ProBasan, das ich in Wasser 10 Minuten quellen lasse, bevor ich es trinke.

Frage: Wann kehrte Ihre Gesundheit wieder zurück?

Antwort: Das ging unglaublich schnell! Nach den ersten zwei Wochen Nahrungsumstellung habe ich zum ersten Mal wieder trainiert.

Frage: Wie ging nun Ihr Weg weiter?

Antwort: Während ich hauptberuflich Übungsleiter in einer großen Sportschule in Berlin war, machte ich parallel dazu meine Ausbildung zum Heilpraktiker. Meine Vision war ohne jeden Zweifel die, dass ich mein Wissen um die Verursachung so vieler Krankheiten an betroffene Menschen weitergeben muss. Schon während meiner Ausbildung beschäftigte ich mich intensiv mit jenem Blut-Testverfahren zur Antikörper-Erkennung, das bei mir die Schimmelpilze identifiziert hatte.

Frage: Und nach Ihrer staatlichen Zulassung als Heilpraktiker....

Antwort: ... ging ich sofort daran, eigene Laborversuche mit diesem Test zu machen. Bald konnte ich ihn nicht nur in der alten Form anbieten (als CE-zertifiziertes Testverfahren) sondern auch in der von mir weiterentwickelten Version.

Frage: Wie geht dieser Test nun vor sich.

Antwort: Im Blutserum des Patienten werden vom Körper gebildete Antikörper nach wissenschaftlich standardisiertem Verfahren nachgewiesen, bei meinem Grundtest auf 182 Lebensmittel, bei meinem erweiterten Test auf 279 Lebensmittel.

Frage: Man kann sich dies so vorstellen, dass im Blut kleine Körperchen sind, die Alarm schlagen, wenn bestimmte Lebensmittelfragmente ins Blut kommen – ist das so einfach?

Antwort: Ja, so einfach ist das. Diese Körperchen – von den Lymphozyten produziert – markieren das Lebensmittel als so genanntes 'Antigen', als potenziellen Krankmacher. 'Potenziell' deshalb, weil es *in jeder Stelle* im Körper zu einer entzündlichen Reaktion kommen kann – eben dort wohin die Giftstoffe vom Körper transportiert wurden.

Frage: Bitte erklären Sie kurz den Hergang des Testes.

Antwort: Das Blut des Patienten kommt in eine Schleuderkammer, wo es bei 3000 Umdrehungen 15 Minuten geschleudert wird. Dadurch werden die Antikörper aus der Flüssigkeit herausisoliert. Nach Verdünnung mit einer Testlösung werden diese auf Testfelder aufgebracht, auf denen sich die 182 bis 279 Lebensmitteleiweiße befinden. Nach einer Stunde Reaktionszeit haben sich die Antikörper mit den Fremdeiweißen – nach dem 'Schlüssel-und-Schloss-Prinzip' – untrennbar verbunden.

Nach einem Waschstraßendurchgang wird Farbe zugegeben, welche die Antikörper dann sichtbar macht. Je nach Farbton ist die Antikörpermenge zu qualifizieren. Die Testplatten werden nun über ein standardisiertes Computerprogramm gescannt, wobei der Rechner dann die Auswertung vornimmt. Daraus erfolgt ein 12seitiger Ausdruck – das Testergebnis. Das alles dauert zwischen 4 und 5 Stunden.

Frage: Auf wie viele Fälle können Sie zurückgreifen?

Antwort: Ich kann allein in meiner Praxis auf über 4000 Fälle zurückgreifen die besagen, dass das, was man Krankheit nennt, verschwindet, wenn die allergenen Lebensmittel weggelassen werden, der Körper entsäuert ist und eine Darmsanierung vorgenommen wurde.

Frage: Und das alles ohne Medikamente?

Antwort: Mit biologischen Helfern, meist Probiotika, wie die Übersetzung sagt: 'Für das Leben', nicht 'Antibiotika', 'Gegen das Leben'.

Frage: Könnte man provokativ sagen, dass dieser Test ein schulmedizinischer Test ist, von dem die meisten Schulmediziner nichts wissen?

Antwort: So ist es. Wenn ein Medizinstudent von diesen Zusammenhängen nichts erfährt, wie soll er dies dann als niedergelassener Arzt wissen? Er lebt meist in der Welt seines Aus- und Fortbildungskonzeptes und blendet anderes Wissen aus.

Frage: Sind Sie der Meinung, dass die Schulmedizin überwunden werden muss?

Antwort: Das wäre zu einfach gesagt, zu schwarz-weiß; sie muss sich – wie übrigens alle denkenden Menschen – dem neuen Paradigma der Wissenschaft öffnen und das neue Wissen zulassen. Die Schulwissenschaft müsste nur die Erkenntnisse der Biologiewissenschaft und die der Neuen Physik nicht mehr ignorieren, Erkenntnisse für die sogar Nobelpreise verliehen wurden, dann wäre schon vielen Menschen geholfen.

Fazit: Bei diesem Thema, ich spüre es, werden Sie hochaktiv. Ich weiß, dass Ihre Forschungen inzwischen weit über Ihre Labortätigkeit hinaus gehen – hin zur biologischen Krebsabwehr.

2. Die biologische Krebsabwehr

Frage: Herr Meyer, Ihre Arbeit geht ja weit über das bis jetzt angesprochene Maß hinaus. Sie sind, zusammen mit anderen Therapeuten und mit hochrangigen Wissenschaftlern in der Krebsforschung tätig. Die erste Frage drängt sich geradezu auf: Weshalb sind eigentlich die schulmedizinischen Heilerfolge bei Krebs so gering? Jahrzehntelange Krebsforschung mit Milliarden von Euros und Dollars haben zur Folge, dass die Krebsrate insgesamt steigt und steigt.

Antwort: Weil eine zelltoxische Therapie, wie sie die Schulmedizin betreibt, in fast allen Fällen der Krebsbehandlung als nicht effizient einzustufen ist. Ein Beispiel, das diese Aussage untermauert: Die Universität München hat in einer 25jährigen Studie nachgewiesen (Spiegel-Ausgabe Nr. 41/2004: „Giftkur ohne Nutzen"), dass die Chemotherapie das Überleben bei den häufigsten Krebserkrankungen wie Brustkrebs oder Prostatakrebs nicht signifikant verlängert. Lediglich bei den seltenen Arten wie Lymphdrüsenkrebs, Hodenkrebs oder Leukämie gebe es eine positive Entwicklung.

Frage: Was ist das eigentlich, Krebs? Was geschieht da in den Zellen?

Antwort: Maßgebliche Arbeit hat hier Herr Dr. Heinrich Krämer geleistet, nachzulesen unter anderem in seinem Buch: 'Die stille Revolution der Krebs- und Aidsmedizin'. In Zusammenarbeit mit Herrn Dr. Krämer, den ich als meinen geistigen Vater bezeichnen möchte, hat sich meine eigene Forschung entwickelt.

Um Krebs zu verstehen muss man die Zellatmung verstehen: Die Art der Zellatmung ist der entscheidende Faktor zur Krebserkrankung, weil Krebs lediglich eine Schutzschaltung der Zellatmung darstellt.

Eine gesunde Zelle gewinnt ihre Energie, indem sie etwa 90% des Sauerstoffs in den Zellen – in den Mitochondrien der Zellen – verwertet. Hiermit wird ATP, Energie für die Lebensvorgänge gewonnen.

Um den Zellkern herum befinden sich etwa 1500 solcher Mitochondrien, Zellorganellen. Es sind lebendige Zellen innerhalb einer Zelle. Diese produzieren mit Hilfe des Sauerstoffs die nötige Energie.

Bei diesem Vorgang der Energiegewinnung entstehen – ganz normal – Sauerstoffradikale, das sind toxische Abfallprodukte, die entgiftet werden müssen.

Frage: Diese freien Sauerstoffradikale fallen natürlicherweise an, auch beim gesündesten Menschen?

Antwort: Ja und die gesunde Zelle macht diese problemlos unschädlich mit eigenproduzierter Schwefelverbindung. Schwefel ist unsere Haupt-Antioxidans; die Zelle, welche die Sauerstoffradikale freisetzt produziert gleichzeitig das Gegenmittel und so entsteht ein gesundes Gleichgewicht.

Frage: Und wie wird eine gesunde Zelle zu einer wuchernden Krebszelle?

Antwort: In dem Moment, in welchem ein Organismus die anfallenden Radikalen, Sauerstoff- und andere von außen kommende (Fremd-) Radikale wie zum Beispiel Schwermetalle, Pestizide usw. nicht mehr entgiften kann droht ihr der Zusammenbruch, der Zelltod.

Die Überflutung von Freien Radikalen durch unsere Umwelt ist der Hauptgrund für beginnende Zellwucherung: Dies sind Insektizide, Fungizide, Herbizide, Formaldehyd, Asbest, im Haus verarbeitete Gifte, auch Klebstoffe, schimmelpilzbelastete Nahrung, Konservierungsstoffe in Nahrung usw.. Wer weiß von den Verbrauchern schon, dass zum Beispiel 'Natürliche Aromastoffe' in Lebensmitteln meist die Ausscheidungen von Schimmelpilzen sind, oft noch gentechnisch verändert!

Bei ausschließlich *allen* meinen Patienten – ohne jede Ausnahme – finde ich Schwermetallintoxikationen wie Blei, Palladium, Quecksilber, Aluminium und andere Schwermetalle. Insbesondere aus Zahnmaterialien, aus Bewässerungssystemen der Landwirtschaft, aus bleilegierten Wasserrohren.

Dieses Sammelsurium von freien Radikalen – nehmen wir das alte deutsche Wort 'Gifte' – die sogar, um sich zu sättigen, Zellteile herausreißen, weil sie sich einen Reaktionspartner suchen, führt zu einer Erschöpfung des Entgiftungspools.

Frage: Schwermetalle, Pestizide usw. schädigen Körperzellen, indem diese Zellen verstümmelt werden?

Antwort: Ja, Radikale reißen zum Beispiel Fettsäuren aus der Zellwand oder aus dem Zellkern heraus. Die Zelle wird beschädigt oder stirbt gar ab. Das Fremdpartikel reißt einen Partner innerhalb des Körpers an sich. Man kann sich die Wirkung der freien Radikalen wie ein starker Magnet auf Eisenspäne vorstellen.

Maßgeblich für die sich anbahnende Zellwucherung ist nun, dass diejenigen Mikronährstoffe, welche wir brauchen, um die notwendigen Schwefelverbindungen selbst zu produzieren, nicht ausreichend zugeführt werden.

Frage: Um welche Mikronährstoffe handelt es sich hauptsächlich?

Antwort: Zum Beispiel Schwefelhaltige Aminosäuren L-Cystein, L-Glutamin. Der Entgiftungspool bricht zusammen, weil zu den von außen ankommenden freien Radikalen auch die eigenen Sauerstoffradikalen nicht mehr entgiftet werden können.

Frage: Was macht nun die Zelle, wenn sie solchermaßen von Giften umringt ist?

Antwort: Sie hat nur zwei Möglichkeiten. Entweder sie produziert weiter Sauerstoffradikale und vernichtet sich damit selbst oder sie schaltet die sauerstoffangetriebene Energiegewinnung ab. Letztes macht sie, um sich selbst zu schützen.

Frage: Kommen wir jetzt an den Punkt, an dem Krebs entsteht?

Antwort: Ja. Diese Umschaltung in der Energiegewinnung ist *der* Wendepunkt. Dr. Krämer hat dafür den Begriff geprägt: 'Krebs als Schutzschaltung'. Jetzt wird Blutzucker, Glucose innerhalb der Zelle verbrannt – aber nicht mehr in den Mitochondrien, sondern im Zellplasma. Dabei entstehen keine Sauerstoffradikale, aber es entstehen Polyamine. Dies sind Abfallprodukte aus der Glucose-angetriebenen Energiegewinnung, welche die Zellteilung ankurbeln.

Frage: Nun fängt die Zelle an zu wachsen und sich zu teilen; das ist Krebs?

Antwort: Ja. Krebs ist lediglich eine energetische Umschaltung, eine Schutzschaltung vor Sauerstoffradikalen.

Frage: Kann ich diesen Vorgang, wenn er im Gange ist, wieder umkehren?

Antwort: Ja, ich muss dafür Sorge tragen, dass das ursprüngliche Modell der Energiegewinnung wieder zum Tragen kommt!

Frage: Was muss ich als Krebspatient oder als gefährdeter Mensch dazu tun?

Antwort: Ich muss dafür sorgen, dass die Zellen genügend Aminosäuren bekommen, um die fehlende Schwefelverbindung wieder aufzubauen und ich muss ihr genügend Chrom und Mangan geben.

Chrom überträgt Sauerstoff innerhalb der Mitochondrien; allein Chrommangel lässt dieses gesamte Sauerstoffsystem zusammenbrechen! Ähnlich ist es mit Mangan, das in der Re-Synthese benötigt wird.

Frage: Wie ist die Wirkung zum Beispiel von Schwermetallen?

Antwort: Diese ist besonders hinterhältig. Schwermetalle lagern sich innerhalb der Mitochondrien ein und blockieren so die Aufnahme von Chrom und Mangan. Die Zelle muss dann zwingend ihr Energiesystem umschalten, weil auch dadurch das Sauerstoffsystem zusammenbricht.

Frage: Was sicher jeden von uns brennend interessiert: a) Wie mache ich bereits manifestes Krebsgeschehen rückgängig und b) wie schütze ich meine Zellen – wenn es noch nicht so weit ist – vor dieser 'Schutzschaltung'.

Antwort: Erstens - ein konsequentes Verhalten bezüglich der Nahrungsaufnahme, bezüglich des Zustandes der Darmschleimhaut so wie es in diesem Buch geschildert wird. Alles was zur Vermeidung aller von außen zugeführter freier Radikaler beiträgt. Der Inhalt dieses Buches, umgesetzt im täglichen Leben, ist aktiver Krebsschutz, ist Prävention!

Da in der Nahrungskette viele Stoffe fehlen, die noch vor 100 Jahren selbstverständlich vorhanden waren, muss hier zusätzlich etwas getan werden. Wenn man bedenkt, dass in einzelnen Lebensmitteln durch die industrielle Landwirtschaft und durch die Verarbeitungsmethoden bis zu 95% der natürlichen Inhaltsstoffe fehlen – besonders Vitamin B6, Kalzium, Magnesium, Chrom usw., dann ist da Handlungsbedarf. Es gilt hier: Was im Boden nicht mehr ist, das kann auch nicht mehr in der Pflanze sein.

Frage: Nun sind die Anbieter von Nahrungsergänzungen und ihre Produkte nicht mehr überschaubar. Jeder Produzent lobt seine Produkte über alles und der um seine Gesundheit besorgte Mitmensch findet sich schwer oder überhaupt nicht zurecht.

Antwort: Ich vermute, dass Sie aus diesem Grund auch dieses Buch geschrieben haben, endlich ein seriöser Leitfaden mit hocheffizienten Lösungen für den suchenden Menschen.

Frage: Richtig! Und das Produkt 'Pro Dialfit 44' ist wohl die im Moment effektivste Möglichkeit um bei aktivem Krebsgeschehen einzugreifen. Aber auch wohl zur Vorbeugung.

Antwort: 'Pro Dialfit 44' stellt den Krebsschutzfaktor schlechthin dar. Dieses Präparat liefert genau diejenigen Substanzen (Mikronährstoffe), welche die Zellen brauchen, um ihre eigenen Antioxidanten herzustellen. Da die kranke Zelle diese Substanzen nicht mehr herstellen kann, bekommt sie diese zugefügt, bis der eigene Stoffwechsel wieder in Gang kommt. Das heißt, es muss hinzugefügt werden, bis das eigene Sauerstoff-Hochleistungsmodell wieder in Gang kommt; dann bilden sich die Krebszellen zurück. Auch eine Kur zur Vorbeugung ist belasteten Mitmenschen dringend zu empfehlen.

Herr Meyer, ich danke Ihnen für dieses Gespräch!

4. Therapievorschläge

1. Zur Prophylaxe :

Lebensmitteltest Pro Immun M

Pro DialVit 44

Pro EMsan

2. Bei Dauerbelastung:

Bei Dauerbelastung, die Stress auslöst, und bei chronischer Müdigkeit ('Ausgebranntsein', 'burn-out-Syndrom') wird empfohlen zusätzlich zu den unter 1. genannten Präparaten auch noch die Folgenden einzunehmen.:

Pro Mumijo

Pro Amino Basic

3. Bei einer der beschriebenen Krankheitsformen:

Zusätzlich Pro Basan

Bei Hautausschlägen und Elektrolytdefiziten zusätzlich Pro Mumijo

4. Zur Krebsprophylaxe:

Rezepturen 1 bis 3,

plus 1 Teelöffel Pro Curmin in Wasser oder Saft. Demnächst ist zudem eine Weiterentwicklung von Pro Curmin in Kapselform erhältlich. Das neue Curcurmaprodukt mit dem Namen 'Pro Curmin complete' besteht aus: Curcurma longa

80%, Agaricus blazei murill 3%, Ling Zhi 3%, Shitake 3%, OPC 3%, L- Glycin 4% und L- Glutamin 4%.

5. Bei akutem Krebsgeschehen:

Rezepturen 1,2 und 4,

plus 'Pro Curmin' (ohne 'Pro Amino Basic') und individuelle Dosierungen von Einzelaminosäuren Tisso sowie von Supraspurenelementen. Jeder Krebspatient muss dabei individuell behandelt werden.

Zur Entsäuerung des Körpers allgemein:

Pro Mumijo

5. Der „Pro Immun M – Lebensmittel-IgG-Antikörpertest“

Als Ergebnis des Pro-Immun-M-IgG-Antikörpertests erhält der Patient einen übersichtlichen Computerausdruck. In diesem sind diejenigen Lebensmittel, auf die mit Immunabwehr reagiert wird, mit fettem Balken und Prozentzahl gekennzeichnet. Beispiele:

Abwicklung des Laborauftrags zum Antikörpertest

Der Patient fordert die Unterlagen zum Bluttest und die Versandröhrchen an – Tel.: 06331-18712, Fax:06331-18713

Der Patient (bzw. sein Arzt oder Heilpraktiker) schickt 8 ml Eigenblut in diesem Versandröhrchen zusammen mit ausgefülltem Laborauftrag an:

Pro Immun M – Ralf Meyer
Neulandstr.4
66976 Rodalben-Neuhof

Test a):
Lebensmittelallergietest Pro Immun M
(182 Lebensmittel im Test)

Test b):
Lebensmittelantikörpertest Pro Immun M Plus
(279 Lebensmittelim Test)

10 -14 Tage nach Eingang der Blutprobe wird dem Therapeuten des Patienten das Ergebnis zwecks Besprechung zugesandt.

ProImmunM-IgG-Antikörpertest

Patient M. Mustermann Musterstraße ..... Musterhausen	Testnummer 2895 Testdatum 30.05.2005	Ralf Meyer, HP IgG-Lebensmittel-Antikörpertest Neulandstr. 4, 66976 Rodalben Tel. (06331) 18712, Fax: 18713 www.hp-meyer.de

Lebensmittel, auf die Sie mit Immunabwehr reagieren, werden farbig ausgedruckt.

Aal S, E	
Agar-Agar	
Agavendicksaft S	37%
Ahornsirup S	11%
Amaranth S, E	
Ananas B	42%
Anchovi S, E	
Anis S	27%
Apfel B	
Aprikose B	
Artischocken B	
Aspergillus niger	51%
Aubergine B, H	
Austernpilze S,E	12%
Avokado B, H	
Backferment S	16%
* Backhefe S, H	
Backpulver B	
Bärlauch B	
Baldrian B	37%
Banane B	55%
Basilikum S	
Bierhefe S, H	12%
Birne B	
Blaubeere B	
Blumenkohl B	
Bohnenkraut B	22%
Brasse S,E	
Brennessel B, H	
Brokkoli B	10%
Brombeere B	
Brunnenkresse B	19%
Buchweizen S	25%
Buttermilch S, E	
Camembert S, H, E	
Carob S	
Cashewkern S, H, A, E	
Cayenne Pfeffer S, A	
Champignon S, H, E	
Chicorée B	
Chinakohl B	
Chlorella S, E	21%
Crevetten S, H, E	
Cumin	
Curry S	
Dattel B	
Dicke Bohne S, E	11%
Dill S	
Dinkel S, A, E	
Distelöl	23%
Dorade S, E	
Eichblattsalat B	18%
Eiersatzpulver S, E	16%

Eisbergsalat B	13%
Elch S, E	30%
Emmentaler S, H, E	
Endivie B	
Ente S, E	
Erdbeere B, H	
Erdnuß S, A	40%
Estragon B	
Feige B	
Feldsalat B	
Fenchel B	17%
Flußbarsch S, E	
Flußkrebs S, E	
Forelle S, E	13%
Gänsebrust S, E	
Garnele S, H, E	
Gelbe Bohne S, E	
Gerste S, A, E	12%
Gouda S, H, E	
Grüne Bohne S, E	
Grüne Erbse S, E	
Grünkern S, A, E	
Grünkohl B	
Guarkernmehl S, E	14%
Gurke B	
Hafer S, A, E	
Hagebutte S	
Hanfsamen B	
Haselnuß S, H, A	
Hecht S, E	12%
Heilbutt S, E	
Hering S, E	
Hibiskusblätter B	
Himbeere B	14%
Hirsch S, E	30%
Hirschhornsalz	
Hirse S, E	
Honig S	
Honigmelone B	
Hopfen B	
Hühnereigelb S, E	
Hühnereiweiß S, E	
Hüttenkäse S, E	
Huhn S, E	
Hummer S, H, E	
Ingwer S	
Joghurt S, E	
Johannisbeere B	
Johannisbrotkernmehl S	13%
Kabeljau S, E	13%
Kakaobohne S, H	
Kaki B	15%
Kalbfleisch S, E	

Mit * gekennzeichnete positive Befunde sind keine Laborergebnisse. Sie basieren auf Anamnesedaten und ernährungstherapeutischen Rückschlüssen.

Individuelle Anfragen

Für alle individuellen Anfragen zur Prophylaxe oder bei Akuterkrankungen gibt es ein internationales Therapeuten-Netzwerk. Als erste Anlaufstelle stellt sich Herr HP Ralf Meyer kostenfrei zur Verfügung. Als Mitglied unserer Selbsthilfegruppe (www.selbsthilfegrupperadionik.de) wählen Sie sich bitte auf der Leitseite oben rechts bei 'Selbstdarstellungen' ein. Bei HP Ralf Meyer erhalten Sie eine kurze Selbstdarstellung seiner Arbeit. Wenn Sie seine eMail-Adresse anklicken, haben Sie eine direkte Möglichkeit mit ihm in Kontakt zu treten.

6. Anhänge

Anhang 1: Curcuma longa (Pro Curmin)

Cyclin D1 stellt einen signifikanten Prognosefaktor dar. Je höher der Cyclin D1-Wert,

- um so schlechter stellen sich die Prognosen der Patienten dar,
- um so häufiger treten Tumorrezidive und undifferenzierte Tumore auf.

In der Medizin sind Medikamente die Cyclin D1 reduzieren auch tumorzelltoxisch.

- Curcuma longa (ProCurmin) reduziert und senkt Cyclin D1 ohne Nebenwirkungen.

- Somit hat Curcuma longa (ProCurmin) eine anticancerogene Wirkung auf verschiedene Tumorarten. Die Aktivität des Enzymes C-Jun-N-terminal Kinase ist bei Tumorerkrankungen und Entzündungen erhöht.

- Curcuma longa (ProCurmin) senkt die C-Jun-N-terminal Kinase. (Kinasen sind Enzyme, die ATP auf Zieleiweiße übertragen. C-Jun ist ein Transkriptionsfaktor, ein Eiweißprodukt, welches Gene 'abliest' und zu einer Übersetzung in Boten RNS als Vorlage zu jeder Eiweißsynthese dient, welche wiederum am Zellteilungsprozess beteiligt sind. Die Boten-RNS wiederum ist die exakte Vorlage für die genau festgelegte Reihenfolge des Zusammenbaus der Eiweiße.

RNS wird auch außerhalb des Zellkernes bearbeitet! Ohne Eiweißsynthese ist eine Zellteilung weder in gesunden noch entarteten Zellen möglich. Bei Tumorerkrankungen ist nicht nur die Aktivität des Enzymes C-Jun-N-terminal Kinase erhöht, sondern auch die Aktivitäten der Transkriptionsfaktoren AP1 und NF-Kappa-B. Alle diese Aktivitäten werden durch Curcuma longa (ProCurmin) gedämpft bzw. gestoppt.

- Curcuma longa (ProCurmin) reduziert Cyclooxygenase 2 (COX_2), welche aus Arachidonsäure die Bildung von Prostaglandinen verstärkt, welche die Schmerzschwelle herabsetzen. Prostaglandine werden als Gewebshormone (zwischen Nachbarzellen, die in unmittelbarer Nähe liegen) ausgetauscht. Dies führt zur Bildung von Polyaminen, welche massive Zellwucherungsvorgänge verursachen. Zudem verstärken Polyamine die Thromboxanbildung (Thrombose, Embolien, Infarkte als Folge) und fördert die Bildung von Leukotrinen, die bei Entzündungsvorgängen eine Rolle spielen.

- Der gerade aufgetretene Schmerzmittelskandal (Viox) kann hier ergänzend genannt werden, da dieses chemische Mittel in der Rheumatherapie und Schmerzbehandlung eingesetzt wurde (als COX_2-Hemmer). Es führte zu Thrombosen, Embolien, Infarkten und Todesfällen! Pro Curmin fungiert hier auf einer natürlichen Weise ohne Nebenwirkungen (Übrigens: um COX_2 zu hemmen ist der gleichzeitige Einsatz von Omega 3 Fettsäuren sinnvoll).

- Curcuma longa (ProCurmin) reduziert die Bildung von MMP 9, einem Matrix-Metalloprotein, welches notwendig ist, damit Tumorzellen durch die Doppelmembran des Bindegewebes (Matrix) hindurchbrechen können, um in die Blutgefäße zu gelangen. Dies stellt den Beginn der Metastasierung auf dem Blutwege, des Durchbruchs in Gefäße, dar.

- Curcuma longa (ProCurmin) hemmt diesen Vorgang des Durchbrechens der Krebszellen aus dem 'geschlossenen Haus' des Bindegewebes (Matrix) hindurch in dic Blutbahn.

- Somit reduziert Curcuma longa (ProCurmin) das Einbrechen von Metastasenzellen in die Blutbahn und verhindert deren Ausbreitung!

- Curcuma longa (ProCurmin) hemmt auch die Bildung von Adhäsionsmolekülen. Diese werden von Metastasenzellen benötigt, damit diese nach Eindringen in die Blutgefäße innerhalb der Gefäße andocken können, um dann durch die Gefäßwand hindurch in andere Organe oder Gewebe einzudringen. Ohne diese 'Andockmoleküle' können sich Krebszellen nicht an der Blutgefäßinnenwand 'ankleben', um dann von dort aus in fremde Organe einzufallen.

- Curcuma longa (Pro Curmin) reduziert die Levels dieser Adhäsionsmoleküle (das 'Verankern'). Dies bedeutet, dass Curcuma longa das Einbrechen aus dem Gewebe in die Blutbahnen reduziert und gleichzeitig das Wiedereinbrechen aus der Blutbahn in gesundes Gewebe verhindert!

- Curcuma longa (ProCurmin) hemmt die Aktivität von uPA (Urikinase Plasminogenaktivator), ein Eiweiß, das Plasminogen in Plasmin aktiviert und für den Durchbruch von Tumorzellen durch die extrazelluläre Matrix (Bindegewebe) in die Blutbahn mitverantwortlich ist.

- Curcuma longa (ProCurmin) erhöht die Levels von p53, einem Tumor Supressorgen, das in Interaktion steht mit dem kalziumabhängigen tumorzelltoxischen NO-Gas. Dies ist das gleiche Gas, das Tumorzellen und auch andere Zelltypen produzieren, um intrazelluläre Erreger wie Protozoen, Pilze und Viren zu vernichten und danach den natürlichen und vorprogrammierten Zelltod auszulösen.

- Curcuma longa (Pro Curmin) reduziert die Levels von Bcl2, einem Onkogen, dessen Eiweißprodukt an der äußeren Mitochondrienmembran andockt und die Mitochondrienschleusen schließt, was zu einem Zusammenbruch des natürlichen, normalen und vorprogrammierten Tod von gealterten, geschädigten und entarteten Zellen durch den dafür nötigen Kalziumeinstrom führt.

- Curcuma longa (ProCurmin) hemmt die Synthese des EGF (Epithel Growth Faktor), einem Eiweißmolekül, das Zellteilungsprozesse stimuliert, also wachstumsfördernd ist und hemmt gleichzeitig die Rezeptoraufnahme der Zelle von Egr-1 (Epithel Growth Rezeptor), der Andockstelle von EGF. Dieser Rezeptor steckt in der Zellmembran und ragt in das Zellinnere und aus dem Zelläußeren heraus. Über Ihn wandert EGF in das Zellinnere, um dann mitogen zu wirken (zellteilungserhöhend). 80% aller Tumore haben epithelialen Ursprung!

- Curcuma longa (ProCurmin) hemmt die Expression von HER2, einem Rezeptor bei Brustkrebs, der bei jedem 4ten Brustkrebsfall nachgewiesen wurde. Diese Rezepturen werden durch ein Medikament Namens Herceptin blockiert (Antikörper). Curcuma longa tut dies neben all seinen anderen Tumor hemmenden Eigenschaften ebenso!

Somit hemmt Curcuma longa (ProCurmin) alle inneren und äußeren Signal- und Stimulationswege von Krebszellen. Heute werden Milliarden von Euros und Dollarn investiert, um einzelne Krebshemmstoffe zu entwickeln. *Die Natur hat uns eine Substanz geschenkt, die alle diese Stoffwechselvorgänge der Krebszelle hemmt.*

Anhang 2:
Beweise über den Zusammenhang der Existenz von Lebensmittel-IgG Antikörpern mit verschiedenen inneren Erkrankungen.

Der Nutzen des IgG-Tests bei Lebensmittel-Unverträglichkeiten – die auch in der Medizin zunehmend als Allergien definiert werden - ist wissenschaftlich anerkannt. Von den mir vorliegenden acht Veröffentlichungen möchte ich vier kurz ausführen:

1. HVATUM ET. AL.: „Serum IgG subclass antibodies to a variety of food angens in patients with coeliac disease."

   Übersetzung ins Deutsche:
   „Immundglobulin G Antikörper im Serum gegen verschiedene Lebensmittel bei Zöliakie (Sprue)"

   Anmerkung 1:
   Sprue ist eine entzündliche Schleimhauterkrankung des Dünndarmes mit Resorptionsstörungen, Durchfällen, Krämpfen, Mangelerscheinungen.

   Anmerkung 2:
   Die Tabelle auf Seite 633 bestätigt, dass diese Patienten Antikörper der Klasse IgG haben (hier: Eiweiß das in Roggen, Weizen, Hafer, Gerste, Dinkel vorkommt).

   Quelle: Pathologieinstitut Oslo, Universität Oslo, erschienen in der Zeitschrift GUT (gastroenterologische Zeitschrift für Mediziner)

2. ISOLAURI ET. AL.: „Food allergy in irritable bowel syndrome : new facts and old fallacies."

   Übersetzung ins Deutsche:
   „Lebensmittelallergien beim irritierten Darmsyndrom – neue Fakten und alte Trugschlüsse."

   The notion of food allergy is not new in irritable bowle syndrome, significant reduction of symptoms on elimination diets based on fodds against which the individual had raised IgG antibodies.

   Übersetzung ins Deutsche:
   Die Kenntniss über Lebensmittelallergien beim Syndrom des irritierten Bauchs ist nicht neu, signifikante Verbesserungen der Symptome durch Eliminationsdiäten, die darauf basieren, dass der Patient die Lebensmittel meidet, gegen die er IgG-Antikörper-Erhöhungen hat.

   Quelle: Turku-Zentraluniversitätskrankenhaus, Finnland, erschienen in GUT (gastroenterologische Zeitschrift für Mediziner)

3. ATKINSON ET. AL.: „Food elimination based on OgG antibodies in irritable bowel syndrome: a randomised controlled trial."

   Übersetzung ins Deutsche:
   „Lebensmitteleliminierung basierend auf IgG Antikörpern beim irritierten Darmssyndrom: eine randomisierte Kontrollstudie".

Anmerkung 1:
Seite 1459, vierter Abschnitt: „Results: After 12 weeks, the true diet resulted in a 10 % greater reduction in symptom score than the sham diet."

Übersetzung ins Deutsche:
„Nach 12 Wochen bei richtiger Diät 10 Prozent mehr Abnahme der Symptome als bei der Scheindiät."

Anmerkung 2:
Seite 1459: „Conclusion: Food elimination based on IgG antibodies maybe effectice in reducing IBS Symptoms [...]".

Übersetzung ins Deutsche:
„Lebensmitteleliminierung basierend auf vorhandenen IgG Antikörpern kann effektiv sein in der Reduzierung von Symptomen des irritierten Darmsydnroms."

Quelle: Universitätskrankenhaus Manchester, England, erschienen in GUT (gastroenterologische Zeitschrift für Mediziner)

4. Presseportal – www.presseportal.de

„Nahrungsmittelunverträglichkeiten sind Abnehmblocker und Krankmacher, durch Immunglobulin G vermittelte chronische Entzündungen, die zur Insulinresistenz und somit chronischem Hungergefühl führen, jeder dritte Übergewichtige leidet an einem erhöhten IgG gegen Lebensmittel, das die Fettgewebsreduktion hemmt, die Gewichtszunahme fördert."

Anhang 3:
'Pro Dialvit 44': biologische Krebsabwehr + Superantoxidans + Immunstabilisator + Zellschutzmittel + Anti- Agingmittel + Regulator der Zellatmung + Stoffwechselaktivator.

Renommierte und erfahrene Therapeuten, die sich mit der Materie Zellbiologie, Zellatmung, Zellenergie, mit Anti-Aging und Krebs intensiv auseinandersetzen bestätigen, dass 'Pro Dialvit 44 ' folgende Kriterien erfüllt:

- Hochaktiver (und nach unserer Kenntnis kompetentester) freier Radikalfänger und somit *das* Anti-Aging Mittel schlechthin),
- Immunsystemstabilisator,
- Krebsschutzfaktor,
- Mikronährstoffversorger,
- Modulator und Balancemittel der Energieproduktion (aerobe ATP - Produktion),
- Regulator der Zellteilung,
- Schutz vor Umweltgiften,
- Stoffwechselaktivator,
- Superantioxydans,
- Zellentgifter.

'Pro Dialvit 44' stellt nach unserer Sicht das wohl kompletteste und wichtigste Präparat dar, das Therapeuten heutzutage zur Verfügung steht!

Die im Folgenden beschriebenen Eigenschaften der Inhaltsstoffe werden von dem biologischen Effekt des Mittels untermauert: 'Pro Dialvit 44 ' hat bei Photonenemissions-Messungen (Lichtmessungen) bewiesen, dass es in der Lage ist, den Licht- bzw. Energieverlust menschlicher Blutzellen – unmittelbar nach Einnahme – zu stoppen (dies bei Patienten mit chronischen inneren Erkrankungen, deren Messergebnisse vor und nach der Zugabe des Präparates zu deren Blutzellen dokumentiert wurden).

Zusammenfassend kann gesagt werden: 'Pro Dialvit 44 ' reduziert Lichtverluste aus menschlichen Blutzellen erheblich.

Da die Energiegewinnung innerhalb der Zelle (innerhalb der Mitochondrien) auch lichtmoduliert (Licht angetrieben, gesteuert) ist, kann davon ausgegangen werden, dass die aerobe Energiegewinnung in der Zelle (Energiegewinnung mit Hilfe von Sauerstoff), die bei jedem chronisch kranken Menschen gestört und verschoben ist, ganz maßgeblich verbessert werden kann.

'Pro Dialvit 44' kann somit wohl als momentan kompetentester gesamtzellulärer Schutzfaktor und Stabilisator angesehen werden.

Um den umfassenden Wert dieses Präparates für unsere Zellatmung, unsere Energiegewinnung und unsere Immunsystemleistung verstehen zu können, müssen wir uns die beiden möglichen Systeme der Energiegewinnung veranschaulichen. Dann begreifen wir deren zentrale Bedeutung für die Entstehung von Krebs (und fast allen anderen chronischen Erkrankungen) und können regulierend eingreifen:

A. Zellatmung, Energiegewinnung und Krebs als 'Schutzschaltung'

In den meisten menschlichen Zellen bestehen zwei Möglichkeiten der Energiegewinnung:

- Wir gewinnen unsere Energie (ATP genannt) durch Verwendung von Sauerstoff, wobei ca. 90% des eingeatmeten Sauerstoffs verwertet wird: unser energetisches 'Hochleistungsmodell'. Diese Form der Energiegewinnung überwiegt beim gesunden Menschen.
- Als zweite Möglichkeit der Energiegewinnung besteht in der Zelle die Option, die Verwendung von Sauerstoff abzustellen, aber dafür durch Verbrennung von Blutzucker außerhalb der Mitochondrien im Zellplasma Energie zu gewinen.

Zu 1.
Hierbei entstehen giftige und schädliche Abfallprodukte, so genannte giftige und schädliche Sauerstoffradikale, die unschädlich gemacht und somit anitoxydiert werden müssen, da unsere Körperzellen sonst schweren Schaden nehmen.

Für diesen Entgiftungsvorgang sind vor allem die in unseren Zellen selbst produzierten Schwefelverbindungen (Glutathion) verantwortlich, die aus den Aminosäuren L-Glutamin, L-Cystein gebildet werden (siehe Inhaltsstoffe von Pro Dialvit 44).

In Pro Dialvit 44, finden wir als Inhaltstoffe diese Schwefelverbindung Glutathion selbst, aber auch Mangan, Chrom und Q10, welche für die Resynthese oder Reaktivierung des Glutahtions und die Elektronenübertragung des Sauerstoffs eine Art Antriebsmotor darstellen.

Als weitere hochpotente Antioxydantien dienen alpha Liponsäure, Ellaginsäure, OPC, Huminsäure, Lecitin und Selen. Mit entscheidend dabei ist die Tatsache, dass diese Art der Energiegewinnung innerhalb der Zelle in den darin lebenden Mitochondrien stattfindet, dies sind eigentlich evolutionsbiologisch betrachtet Mikrobakterien.

Fehlen diesen die, die eigene Glutathionsynthese regulierenden und kontrollierenden, Mikronährstoffe können anfallende Sauerstoffradikale nicht mehr unschädlich gemacht werden. Unsere Zellen schalten dann diese Art der Energiegewinnung ab oder reduzieren diese, um nicht im Feuer der eigenen freien Radikale zu verbrennen.

Eines der ersten Anzeichen dafür ist das so genannte Erschöpfungssyndrom „Burn-Out".

Zu 2.
Unsere zweite, in fast jeder Zelle vorhandene Möglichkeit der Energieproduktion – eine Art 'Energiesparmodell' – ist die Energiegewinnung ohne Sauerstoff, aber dafür durch Verbrennung von Blutzucker außerhalb der Mitochondrien im Zellplasma. Diese zweite Möglichkeit ist eine reine Überlebensstrategie des zellulären Systems.

Dabei entstehen keine Sauerstoffradikale, somit besteht auch keine Gefahr für die Zelle durch diese Gifte Aber es entwickeln sich so genannte Polyamine, welche die Zelle nicht vernichten wie Sauerstoffradikale, dafür aber die Zellteilung und somit das Zellwachstum unkontrolliert ankurbeln:

Dieses Krankheitsbild heißt Krebs und ist nichts anderes als eine dauerhafte, fixierte Umschaltung in der Energiegewinnung durch (hauptsächlich) essentiellen Antioxydantienmangel!

Dabei sind zwar auch die Vitamine A,C,E, ß-Karotin, Vitamin-B-Reihe und die Mineralstoffe Zink, Magnesium, Kalzium als Co-Faktoren von Bedeutung, spielen aber bei weitem eine nicht so bedeutende Rolle wie Glutathion (und die Aminosäuren, die zum Glutathionaufbau benötigt werden) und die, weiter oben bereits erwähnten, Antioxydantien.

Fazit: Fehlen diese essentiellen Mikro- oder Makronährstoffe – von denen 'Pro Dialvit 44' insgesamt 44 liefert – kann die Zelle anfallende Sauerstoffradikale nicht entgiften und schaltet die Sauerstoff angetriebene Energiegewinnung ab, um sich nicht selbst weiter zu schädigen. Nun schaltet die Zelle auf Energiegewinnung mit Hilfe von Blutzuckerverbrennung um, was zwar weniger Radikale bedeutet, aber dafür auch weniger Energie und vermehrte Polyaminproduktion. Diese treibt nun ihrerseits wiederum die Zellwucherung an, was zur Krebsentstehung führt, wenn dieses Modell fixiert bleibt.

Aus diesen Zusammenhängen heraus wird klar: unser Energiehochleistungsmodell kann nur aufrechterhalten oder wieder in Gang gesetzt werden, wenn entsprechende überlebensnotwendige essentielle Mikronährstoffe vorhanden sind. Bei ihrem Fehlen oder Mangel müssen sie zugesetzt werden.

B. Immunsystem und Krebs

Die so genannten Mikronährstoffe spielen eine entscheidende Rolle als Antioxydantien und als 'Lieferanten' zur eigenen Antioxydantien-Produktion.

Sie sind im Sinne des Begriffes essentiell

- in der Vermeidung und Therapie von Krebs,
- bei Immunschwächen,
- bei Virus- oder Pilzinfektionen,
- generell in der Gesunderhaltung unserer Zellentgifter (auch Herz, Lunge, Gehirnleistung, Muskulatur, Schleimhäute),
- bei allen Alterserkrankungen und deren Prophylaxe.

Für die Abwehr von Krebszellen, Viren und Pilzen bildet unser Körper ein Gas namens Stickoxidgas (NO-Gas). Dieses wehrt alle Krankheitsprozesse ab, die sich innerhalb der Körperzellen abspielen.

Da dieses Gas (für dessen Entdeckung es 1998 den Nobelpreis für Medizin gab) ebenfalls ein toxisches Radikal ist bricht dessen Produktion zusammen, wenn essentielle Mikronährstoffe als Antioxydantien fehlen (es muss genauso wie Sauerstoffradikale entgiftet werden).

Fehlt die Entgiftungsmöglichkeit, schaltet der Körper die Bildung dieses für die Krebsabwehr notwendigen Gases ab, um sich nicht selbst zu vergiften.

Dies bedeutet als Folge, dass sich Krebszellen, Viren und Pilze ungehinderter vermehren können. Interessant ist auch die Tatsache, dass dieses Gas für die Entspannung der Blutgefäßmuskulatur verantwortlich ist und somit auch ein Durchblutungsregulativ darstellt.

Fazit: Die in 'Pro Dialvit 44' enthaltene Wirkstoffkombination bringt nicht nur unser energetisches Hochleistungsmodell wieder in Gang, sondern auch die NO-Gasproduktion.

Zur Immunregulation und Modulation am effizientesten geeignet sind:

- die Heilpilze Agaricus blazii muril, Shitake und Ling Zhi oder Reishi, der „König" der immunmodulierenden Pilze,
- Curcuma longa, die javanische Gelbwurz (siehe Fachinformation Pro Curmin), Reiskleie,
- das Enzym Bromelain,
- die Yamswurzel als hormoneller Regulatur,
- der Stoffwechselaktivator L-Carnitin und
- Süßlupinenpulver als Aminsosäurelieferant.

Zudem finden wir folgende Vitaminreihe: Biotin, Pangamsäure, Vitamin C,E, Orotsäure, Pantothensäure, Vitamine B1, 2, 6, 12, Folsäure, Vitamin D sowie Lutein (Augen unterstützend). 'Pro Dialvit 44' trägt der Vielfalt und Komplexität der

Zellatmung, der Energiegewinnung und der aktuellen Immunsystemlehre in hohem Maße Rechnung

Deshalb sollte 'Pro Dialvit 44' in Prävention und Behandlung folgender Beschwerden und Krankheiten eingesetzt werden:

- Allergien,
- Autoimmunerkrankungen,
- Alterserkrankungen, wie Demenz, Alzheimer, Parkinson,
- Hirnleistungsstörungen,
- chronisch schleichende Vergiftungen mit Umweltbelastungen,
- Durchblutungsstörungen,
- Entgiftungsstörungen,
- Erschöpfungszustände,
- Immunschwächen wie Pilz, Virus, Bakterieninfekte,
- Krebs,
- Mangelzustände,
- Regenerationsstörungen,
- Maculadegeneration: Einnahme: 3 mal 3 vor Mahlzeiten, Kinder oder jugendliche 3 mal 1 bis 3 mal 2. Pro Dialvit 44 ist hypoallergen und somit für Allergiker geeignet. Es enthält keine Farbstoffe, Milcheiweiß, Eiweiß, Zucker, Gluten oder Soja.

Die Inhaltsstoffe von 'Pro Dialvit 44':

Rohstoffbezeichnung:

Agaricus blazii muril, Traubenkernextrakt (OPC, 95%), Bromelain, Curcumin, Huminsäure, alpha Liponsäure, Lecithin,

Lutein, Yamswurzel, Shiitake, Reiskleie, LingZhi (auch Reishi, oder Ganoderma), Süßlupinen-Hydrolysat-Pulver, L-Carnitin-Tartrat, L-Glutathion, Granatapfelextraktpulver (40% Ellagsäure).

Vitamine:

Pangamsäure, Orothsäure, Vitamin C, Vitamin E (D,L-Tocopherolacetat 50%), Niacin, Panthotensäure, Coenzym Q10, Vitamin B2, Vitamin B6, Vitamin B1, Folsäure, Vitamin D (100.000 IE/g), Biotin, Vitamin B12, 0,1% auf Mannit.

Spurenelemente:

Zinkgluconat, Mangan(II)gluconat (*2H_2O), Magnesiumchlorid, Chrom(III)chlorid (*6H2O), Natriumselenit (*5H_2O), Magnesiumstearat.

Anhang 4:
Der 'Pro Immun M - Lebensmittel- IgG-Antikörpertest'

Mit Hilfe des Pro Immun M - Lebensmittel-Antikörpertests werden immunologische Auffälligkeiten analysiert. Dabei werden aus dem Blut des Patienten von ihm selbst produzierte Antikörper (Abwehreiweiße) gegen bis zu 279 Lebensmittel diagnostiziert, welche für zeitlich verzögert auftretende Abwehrreaktionen verantwortlich sein können.

Eine auf dem Testergebnis abgestimmte Ernährungsumstellung (gezieltes Weglassen immunologisch erkannter Lebensmittel) vermittelt Erfahrungswerte, die Rückschlüsse auf einen Zusammenhang zwischen dem Konsum von bestimmten Lebensmitteln und bestimmten Beschwerden, Krankheiten und bestimmten Symptomatiken zulassen.

Der Pro Immun M - Test ist als diagnostisches Instrument aus einer Form der Ernährungsberatung hervorgegangen, die von der Prämisse ausgeht, dass Ernährung so individuell ist wie ein Fingerabdruck und sich daher nicht standardisieren lässt. Jeder Mensch hat ein persönliches Ernährungsmuster. Die Verträglichkeit eines bestimmten Nahrungsmittels ergibt sich aus dem Zusammenspiel komplexer Zusammenhänge. Ein Aspekt dabei ist eine mögliche IgG vermittelte Immunreaktion auf Nahrungsmittel. Das heißt, es gibt Nahrungsmittel, die über eine geschädigte Dünndarmwand mit dem Abwehrsystem des Körpers in Kontakt kommen und dort eine Immunantwort auslösen können, so dass unverdaute Nahrungsmittelpartikel wie gefährliche Eindringlinge behandelt werden können. Solche spezifischen Immunreaktionen können ursächlich mit chronischen, therapieresistenten Krankheiten in Zusammenhang stehen. Immunreaktionen nachzuweisen und somit das jeweilige individuelle Ernährungsprofil sichtbar zu machen, ist das diagnostische Ziel von Pro Immun M. Es liefert wertvolle Informationen für die Entwicklung einer persönlichen Ernährungsform, bei der Lebensmittel, die IgG-Antikörpererhöhungen aufweisen aus dem Speiseplan eliminiert werden, um dann zu erfahren, in welchem Zusammenhang diese mit vorhanden Symptomen stehen.

Der Test ist kein Nachweis einer Nahrungsmittelallergie des anaphylaktischen Typs (nach Coombs und Gell), bei der es über die Vermittlung von IgE zur Freisetzung verschiedener Mediatoren (zum Beispiel Histamin oder Serotonin) und zur sofortigen allergischen und subjektiv wahrnehmbaren Reaktion des Organismus kommt, die ein sehr dramatisches Ausmaß annehmen kann, bis hin zum anaphylaktischen Schock.

Das Pro-Immun M-Verfahren ist ein immunoenzymatisches Nachweisverfahren zur Bestimmung von spezifischen IgG-Titern gegen Nahrungsmittelantigene. Es handelt sich hierbei um ein modifiziertes, modernes ELISA (Enzyme-Linked Immuno Sorption Assay) Verfahren. Bei der IgG-Immunantwort des Körpers gegen das Antigen und der Inaktivierung des Antigens durch die Bildung eines Antigen-Antikörper-Komplexes kann es zu einer verzögerten Reaktivität des Organismus kommen (Stunden bis Tage). Durch die verzögerte Reaktionszeit ist (im Gegensatz zur Allergie) eine direkte Zuordnung bestimmter Symptome zu immunogenen Stoffen (in unserem Kontext: Nahrungsmittel) kaum möglich.

Mit dem Pro Immun M - Test weisen wir Immunreaktionen auf bis zu 279 Nahrungsmitteln über die Bestimmung erhöhter IgG-Titer im Blutserum nach.

Eine direkte Korrelation zwischen spezifischen Krankheitssymptomen und bestimmten Immunreaktionen auf Nahrungsmitteln kann empirisch nicht belegt werden (was bei Nahrungsmittelallergien durchaus möglich ist). Welches Symptom der Organismus bei einer Immunität gegenüber Haselnüssen entwickelt ist nicht voraussagbar, ebenso wenig wie vom Symptom auf ein konkretes Immunabwehrverhalten geschlossen werden kann.

Das Testergebnis ermöglicht eine Ernährungsberatung, die das Immunsystem entlastet, in dem die Lebensmittel, die zur überhöhten Antikörperproduktion der Klasse IgG führen und Krankheitssysmptome auslösen eliminiert werden. An die Immunabwehr gebundene Energie wird freigesetzt und dem Gesamtsystem zur Verfügung gestellt, was sich unmittelbar auf das subjektive Befinden der Patienten auswirkt.

Anhang 5: Allgemeine Empfehlungen zum Test

Essen Sie täglich eine größere Gemüseportion (früher Abend, vor 19 Uhr) und einen großen Salatteller vorwiegend aus harter Rohkost bestehend. Den Anteil an Salatblättern, bei Blähungsneigung gering halten. Salatblätter führen eher zu Gärungsprozessen als die harte Rohkost (eher mittags). Wenn Rohkost Blähungen verursacht, dann ersetzen Sie den Salatteller eventuell in der Anfangsphase Ihrer Ernährungsoptimierung durch einen zusätzlichen Gemüseteller. Zusätzlich täglich 1 Gemüsesuppe (basisch). Essen Sie täglich 2-3 Teile Obst, am besten eine halbe Stunde vor oder 1.5 - 2 Stunden nach der Mahlzeit. Bei Blähungen das Obst in der Anfangsphase der Ernährungsoptimierung backen oder kurz in Wasser oder fettfreier Pfanne angaren.

Obst, Gemüse und Salat sind basisch (entsäuern) und sind deshalb mit "B" gekennzeichnet. Essen Sie täglich 1 Vollkorn-Getreidemahlzeiten wie Flocken, Waffeln, gekochte Körner oder Nudeln (am besten aus Reis, Mais, Hirse, Buchweizen, Amaranth oder Quinoa). Wenn eine Allergie auf eine dieser Sorten vorliegt, diese weglassen oder austauschen. Essen Sie 1-5x wöchentlich Frischfleisch oder Frischfisch zusammen mit Gemüse oder Salat. Die Häufigkeit des Eiweißkonsumes bitte individuell mit Ihrem Therapeuten abstimmen. Getreide und Fleisch/Fisch sind säurebildend und deshalb mit "S" gekennzeichnet. Die mit "A" gekennzeichneten Lebensmittel sind besonders mit Aspergillus niger (schwarzer Schimmelpilz) gefährdet. Trinken Sie täglich 2-3 Liter kohlensäurearmes oder -freies Mineralwasser mit einem Kalziumanteil von weniger als 50mg pro Liter Wasser, am besten vor oder nach den Mahlzeiten auf 5-6 Rationen verteilt. Essen Sie nicht: Zuckerhaltige Genussmittel und Weißmehlprodukte! Lebensmittel, die einen hohen Histaminanteil haben oder die Histaminfreisetzung erhöhen, sind mit "H" gekennzeichnet. Lebensmittel die mit einem "E" gekennzeichnet sind, sind Eiweißlieferanten. Eiweiße sind überlebensnotwendig, genauso wie Spurenelemente. Sie sind bei ihrer Zellregeneration sowie Zellatmung nicht zu ersetzen oder austauschbar.

Prinzipiell gilt folgendes: Eingelegter Fisch (zum Beispiel Hering), Innereien, Dosenfisch und -wurst sowie lang haltbare Wurst haben viel Histamin; deshalb weglassen!

Die Menge und Häufigkeit Ihrer Eiweißmahlzeiten wird Ihr Therapeut mit Ihnen individuell abstimmen auf Ihr Gesundheitsgeschehen oder Krankheitszustand. Folgende Lebensmittel können einen hohen Histaminanteil haben: Lange gelagerte Nüsse sowie Haselnüsse und Erdnüsse; außerdem Essig, Sauerkraut, Käse mit langer Reifezeit, Pilze in Fässern oder Dosen, Backhefe, Sauerteig, Backferment (Achtung!!! Histamin in Backwaren und Gewürzmischungen), Zitrusfrüchte, Alkohol (vor allem Rotwein, Bier und Sekt = alkoholische Hefen).

Besondere Empfehlung:

Essen Sie Fleisch und Fisch frisch oder fang-/schlachtfrisch eingefroren. Anstatt Wurst essen Sie hefefreie vegetarische Brotaufstriche (allergenarme!) oder Marmelade ohne Zucker.

Essen Sie frische Nüsse der Saison, aber keine Hasel- oder Erdnüsse. Notfalls können Sie Nüsse auch gründlich durchwaschen. Pilzgifte werden dadurch entfernt. Verwenden Sie für Salatsaucen bei Histaminintoleranz anstatt Essig lieber klare Essig-Essenz mit Wasser verdünnt. Wenn Sie überhaupt Käse essen, dann Frischkäse. Backen Sie Ihr Brot mit Natron oder Weinsteinbackpulver, anstatt mit Hefe, Sauerteig oder Ferment. Als Brotersatz sind Reis- und Maiswaffeln zu verwenden (ohne Sesam!). Achtung!!! Dies gilt für Patienten mit Histaminsensibilität und sollte im Einzelfall besprochen werden.

7. Verschiedenes

Quellenangaben/Erläuterungen

Der Problemkreis

1. Warnke, U.: „Die geheime Macht der Psyche“, Popular Academic Verlags-Gesellschaft 3. Aufl. 2001, S. 195 ff
2. Das ENS wird auch „Systema nervosum entericum intramural“, Darmwandnervensystem genannt.
3. Gershon, Michael: „Der kluge Bauch – die Entdeckung des zweiten Gehirns“, Goldmann 2001, S. 295
   und
   Rauch, Erich: „Lehrbuch der Diagnostik und Therapie nach F.X. Mayr“, Haug-Verlag 1999, S. 55
4. Meyer, Ralf: „Ernährungsoptimierung – die Gesundheitsmedizin der Zukunft“, 2. Auflage ohne Jahrgang S. 21
5. Rauch, Erich: „Lehrbuch der Diagnostik und Therapie nach F.X. Mayr“, Haug-Verlag 1999, S. 55
6. Nach dem Verzehr des Erregers stirbt die Zelle und muss vom Körper neu gebildet werden – was bei nie endenden Verwesungsvorgängen im Darm zu einer nicht vorgesehenen Energiebindung führt. Chronische Müdigkeit und Erschöpfung können eine der Folgen sein.
7. Meyer, Ralf: „Ernährungsoptimierung – die Gesundheitsmedizin der Zukunft“, 2. Auflage ohne Jahrgang S. 20
8. Siehe dazu: Walter Häge: „Der Ruf der Seele – Die Kommunikation des Menschen mit dem Geist seiner Verursachung“, Verlag Logovision 2004
9. Siehe: Gassen/Minol: „Unbekanntes Wesen Gehirn“, Media Team 2004, S. 154Ff

10. Siehe dazu: Walter Häge: „Der Ruf der Seele oder: Die Kommunikation des Menschen mit dem Geist seiner Verursachung“, Logovision 2004, S. 73 ff
11. Gassen/Minol: „Unbekanntes Wesen Gehirn“, Media Team 2004, S. 164 ff
12. Villareal ist Direktor des Virusforschungsinstituts der Universität von Kalifornien in Irvine.
13. Villareal Luis P.: „Leben Viren?“ in: „Spektrum der Wissenschaft“ Nr. 2/2005

Informationen zum Problemkreis

1. Popp, Fritz-Albert, geb. 1938 , wurde durch kriminelle Handlungen um eine Berufung als ordentlicher Professor gebracht: Man legte immer dann eine gefälschte Seite 22 in seine Personalakte, wenn diese zum Ministerium ging. An der Universität Kaiserslautern bekam Popp später Lehrverbot, weil er an der Wirkung von Homöopathie forschte. Heute ist Popp weltweit anerkannt und hat drei Professuren: in den USA, in China und in Indien! Popp führt den nicht mehr widerlegbaren Beweis, dass wir uns von Licht ernähren. Seine Methode der Biophotonen-Analyse musste von der Schulwissenschaft zähneknirschend anerkannt werden.
2. Amplitude: Schwingungsweite, größter Wert einer periodischen Größe.
3. Popp, F.-A.: „Biologie des Lichts“, Paul Parey 1984, S. 100f
4. Bischof, M.: „Biophotonen“, 2001 1996, S. 200
5. Capra, F.: „Das Tao der Physik. Die Konvergenz westlicher Wissenschaft und östlicher Philosophie“, Knaur 1997

6. Von griechisch ‘ein Gott’
7. Weizsäcker, F. v.: „Aufbau der Physik“, C.Hauser Verlag 1985, S. 165Ff
8. Bischof, M.: „Biophotonen...“, S. 213
9. Hoffmann, Manfred, geb. 1938, lehrte an der Fachhochschule Weihenstephan. Sein Lebenswerk sind seine experimentellen Arbeiten zur elektrochemischen Unterscheidung von Lebensmittelqualitäten.
10. Hoffmann, Manfred: „Lebensmittelqualität“, Stiftung Ökologie & Landbau, Sonderausgabe 1995, Nr. 62, S. 74
11. Hoffmann, Manfred: „Lebensmittelqualität“, Stiftung Ökologie & Landbau, Sonderausgabe 1995, Nr. 62, S. 46 ff
12. siehe 11.
13. Baltes, Josef: „Gewinnung und Verarbeitung von Nahrungsfetten“, Band 17 der Reihe: „Grundlagen und Fortschritte der Lebensmitteluntersuchung“, Paul Parey 1975, S. 229
14. „Neue Chemie in Lebensmitteln“, KATALYSE, Institut für angewandte Umweltforschung, Zweitausendeins, S. 130
15. Siehe: „Neue Chemie in Lebensmitteln“, KATALYSE ... S. 127
16. Kerbusk, K.P.: „Der Gen-Fraß“, in: „Der Spiegel“ Nr. 15, 1993, S. 202 – 218
17. Grimm, H.-U.: „Der Erdbeergeschmack kommt von Sägespänen“, in: „Die Rheinpfalz“ Nr. 271 1997
18. Popp, Fritz-Albert: „Die Botschaft der Nahrung“; Fischer 1994, S 31f; Aktuelle Neuauflage: Verlag 2001, Postfach, 60381 Frankfurt/M,
19. Grimm, H.-U.: „Der Erdbeergeschmack kommt von Sägespänen“, in: „Die Rheinpfalz“ Nr. 271 1997

20.Ney, K.-H.: „Lebensmittelaromen", BEHR's Verlag 1987, S. 5
21.Ney, K.-H.: „Lebensmittelaromen...", S. 323F
22.siehe 21
23.Popp, F.-A.: „Die Botschaft...", S. 33
24.– 27. Grimm, H.-U.: „Der Erdbeergeschmack kommt ..."
28.(hug), „Rheinpfalz" Nr. 271 1997
Weitere Literatur: Pardun, Hermann: „Analyse der Nahrungsfette", Paul Parey 1976
29. – 36 und Kurzzitate:. Grimm, H.-U.: „Die Suppe lügt", Klett-Cotta 1997
37. – 38. Camphausen, Jutta von: „Köstliche Gefahr", in: „Die Woche" vom 17.10.1997, S. 32
39. – 43. Grimm, H.-U.: „Die Suppe lügt...", S. 27ff
44. – 57. Grimm, H.-U.: „Die Suppe lügt...", S. 109Ff;
58. – 60. Kapfelsperger E./Pollmer U.: „Iß und stirb", dtv 1986, S. 30Ff
61.Ohne Autorenangabe in: „Die Woche" Nr. 9/1998 S. 29
62.Koch, K.: „Tod aus dem Schweinestall", in: „Die Woche" Nr. 9, 1998, S. 29
63. – 66. Kapfelsperger E./Pollmer U.: „Iß und stirb...", S. 38Ff
67. – 69. Kapfelsperger E./Pollmer U.: „Iß und stirb...", S. 126

Die Wirkung von probiotischen Bakterien/ Effektiven Mikroorganismen

1. Professor Dr. Higa, Jahrgang 1941, ist seit 1982 Professor für Gartenbau an der Universität von Ryukus/Japan. Er ist Vorsitzender des Exekutivkomitees für die internationale

Vereinigung des natürlichen Landbaus und Präsident des Asia-Pacific Natural Agriculture Netzwerks. Professor Higa ist ein renommierter Schulwissenschaftler, der seine internationale Tätigkeit, hauptsächlich im asiatischen und pazifischen Raum, jener umwälzenden Entdeckung verdankt, dass so genannte „Urkeime“, er nennt sie „effektive Mikroorganismen“, sich im Organismus bio- und organspezifisch anpassen und fehlgesteuerte Stoffwechselprozesse ins Gleichgewicht bringen. Damit ist auch einer toxischen Anreicherung und einem fungiziden Ungleichgewicht im Organismus der Boden entzogen. In seinem Buch: „Eine Revolution zur Rettung der Erde“, Verlag Organischer Landbau K.W. Lau, 1998, berichtet Higa, dass bereits viele Berichte von Ärzten vorliegen (S. 177), die sehr positive Ergebnisse bei Menschen auflisten.

Die wichtigsten EM (Effektive Mikroorganismen) im Dickdarm

1. Muzin ist ein Bestandteil des Darmschleims. Er hat schützender Wirkung. Muzingene sind in den Zellen, die Informationen zur Produktion vom Muzin. Die Muzinproduktion wird durch Lactobacillus plantarum damit angeregt und gefördert.
2. Damit ist die Schutzfunktion der Darmschleimhaut gemeint.

Kräuter und Pflanzen in ProEMsan:

1. Die kohärente Strahlung unserer Neuronen beträgt nach den Berechnungen des Physikers Dr. Ulrich Warnke im Mittel 1.7 x 1013 Hz (17.000 GHz) Das ist eine mittlere Elektronen-Energie von 70meV.
2. Alle Zitate von Hildegard von Bingen in diesem Kapitel sind entnommen aus: Breindl, Ellen: „Das große Gesundheitsbuch der Hl. Hildegard von Bingen“, Bassermann-Verlag 2004.

Ein hochwirksames Mittel gegen Krebs entdeckt?

1. 'Pro Curmin von Tisso' enthält zur Zeit den höchsten Curcuminanteil aller Gelbwurzextrakte.

Stichwortverzeichnis

S

U

V

Werden Sie Mitglied in unserer Selbsthilfegruppe!

Selbsthilfegruppe Radionik und orthomolekulare Forschung

Die Selbsthilfegruppe ist eine Interessengemeinschaft, die *ohne kommerzielles Interesse* bestimmte medizinische und biophysikalische Erkenntnisse für sich selbst nutzen möchte. Insbesonders ist angesprochen:

- Die biophysikalische Methode der Radionik, begründet von Prof. Dr. med. Albert Abrams (1863-1924).

- Die alternativ/energetische Methode nach Dr. med. Wilhelm Reich (1897-1957), insbesonders zur alternativen Krebsbekämpfung.

- Die orthomolekulare Medizin nach Prof. Dr. Linus Pauling (Nobelpreis) und ihre Fortentwicklung durch Dr. rer. nat. Wolfgang Bayer und Prof. Dr. med. Dr. rer. nat. Karlheinz Schmidt.

Die Mitglieder der Selbsthilfegruppe tauschen Informationen aus und beraten sich selbst nach dem ihnen bekannten Stand alternativer medizinischer Forschung. Jedes Mitglied ist für sein Tun und Handeln im Rahmen dieser Selbsthilfe allein für sich verantwortlich - *insbesonders wenn alternative Heilungsmethoden angewandt werden, die schulwissenschaftlich nicht anerkannt sind.* Eine Haftung einzelner Mitglieder oder der Organisationsleitung gegenüber anderen Mitgliedern ist ausgeschlossen.

Die Selbsthilfegruppe ist ein Organ der Radionik-Akademie e.V., Vorsitzender: Walter Häge, Postadresse, Telefon und E-Mailadresse entnehmen Sie bitte dem Internetportal.

Für alle Aussagen innerhalb des Online-Portals haftet ausschließlich die Radionik-Akademie e.V.

Unsere Selbsthilfegruppe hat die Zielsetzung, alle uns bekannten Möglichkeiten aufzuzeigen, um körperlich und seelisch gesund bleiben zu können. Wir verfolgen weder religiöse noch irgendwelche kommerziellen Interessen. Wir sind ein Verein zur Selbsthilfe, wie ihn der Gesetzgeber für Bürger vorgesehen hat, die ihre Gesundheit 'in die eigene Hand' nehmen wollen.

Wir informieren uns gegenseitig über die neuesten Erkenntnisse alternativmedizinischer und komplementärmedizinischer Forschung, soweit diese zugänglich sind und suchen so Lösungen neben der Schulmedizin (die ja jedem von uns zur Verfügung steht).

Warum Selbsthilfegruppe?

Um sich einer Selbsthilfegruppe anzuschließen, so will es der Gesetzgeber, wird eine schriftliche Mitgliedschaftserklärung abgeben. Nur unter dem Schutz einer solchen Mitgliedschaft ist es gestattet, sich als Nicht-Mediziner im Verein mit anderen heilkundlich zu betätigen.

<u>Ein Mitgliedsbeitrag wird nicht erhoben.</u> Sie können jederzeit ohne eine Begründung und ohne eine finanzielle Forderung unsererseits die Mitgliedschaft beenden.

Die Vorteile einer Mitgliedschaft

1. Informationstransfer. In der Mitgliedschaft ist der kostenfreie Bezug von eMail-Newslettern eingeschlossen. Themen sind: grenzwissenschaftliche Forschung in Physik, Biologie, Neurophysiologie, Radiästhesie, Radionik, Aufbau eines Informations-Archivs usw..

2. Dienstleistungen. Therapeutenlisten, Ärztelisten und sonstige Dienstleistungen im alternativen medizinischen Bereich stehen den Mitgliedern zur Verfügung. Neueste Verfahren werden hier vorgestellt.

3. Selbstdarstellungen. Therapeuten aller Fachrichtungen können alle Mitglieder über ihre Arbeit und ihre Erkenntnisse informieren. Jedes Mitglied kann zu diesen Therapeuten bei persönlichen Fragestellungen Kontakt aufnehmen.

4. Beziehungsnetzwerk. Wir wollen nicht nur eine Verbindung des Wissens schaffen – sondern mindestens gleichwertig – eine emotionale Ankoppelung der Mitglieder untereinander. Da wir in dieser Gesellschaft alle mit den prinzipiell gleichen Problemen behaftet sind, jeder lediglich in einer anderen Ausformung, ist das Wiederentdecken von verloren geglaubten Emotionen ein wesentliches Ziel.

5. Produktinformationen. Informationen von Produkten, die unseren Zielsetzungen entsprechen, geben wir den Mitgliedern bekannt und nennen die Bezugsadressen.

6. Passwort
   Die Seiten der Selbsthilfegruppe sind für Nichtmitglieder nicht zugänglich. Mitglieder haben nicht das Recht Beiträge oder Adressen oder sonstige Informationen aus dem geschützten Bereich herunterzuladen um sie weiterzugeben.

Wenn Sie sich für eine Mitgliedschaft interessieren, dann informieren Sie sich im Inrternet unter: www.selbsthilfegrupperadionik.de. Auf der Leitseite können Sie sich dann persönlich als Mitglied registrieren.

Bücher von Walter Häge

Ich suggeriere mich gesund!
Selbstheilung durch mentale Radionik
186 Seiten, Radionik Verlag, 2001, ISBN-3-934441-08-4

Die uralte Methode der Heilung durch Autosuggestion bekommt mit den neuesten Erkenntnissen der Energiemedizin einen höchst aktuellen Bezug: Wir Menschen besitzen ein Gleichstrom-Steuerungssystem, welches das autonome Nervensystem mit größter Präzision steuert. Durch Autosuggestion – und das Wissen um deren Wirkung – ist unser Bewusstsein in der Lage, den Körper das ausführen zu lassen, was das Bewusstsein befiehlt. Der eigene Geist steuert die Gesundheit.

Der Radiästhet und Radioniker Walter Häge zeigt in diesem Praxisbuch auf, wie negative, ungeprüfte Suggestionen, so genannte 'Glaubenssätze', krank machen und wie positive, von unserem wachen Verstand geprüfte Glaubenssätze Gesundheit bringen.

Die Adresse dieser autosuggestiven Wirksätze ist jedoch nicht allein das elektrische Steuerungssystem unseres Körpers! Wir verlassen mit unserer mentalen Kraft die materielle Basis und koppeln uns an das Feld unserer Verursachung an, an das morphogenetische Feld. Hier ist die 'Blaupause' alles Lebendigen angesiedelt. Wer sich dahin Zugang verschafft, der kann sein körpereigenes Selbstheilungssystem zielgerichtet aktivieren.

Radionik ist die Ankoppelung an das Steuerungssystem des Lebendigen – und die Heilung ist die Rückkoppelung davon. Dazu gibt es inzwischen Skalarwellengeräte und Computerprogramme - und immer mehr Heilpraktiker und alternative Ärzte arbeiten damit.

Dieses Praxisbuch zeigt auf, dass wir für den gleichen Effekt, wenn wir uns selbst behandeln wollen, lediglich unseren wachen, durch nichts getrübten Geist benötigen.

Geist ist stärker als Materie, Geist verändert Materie, insbesonders, wenn sich diese im Biosystem Mensch deformiert hat, also 'krank' ist.

Diese 'Selbstheilung durch mentale Radionik' ist ein zielgerichtetes Trainingsprogramm, um das ganze Leben zu erneuern.

(Radionik-Verlag)

Grenzenlose Energie –
Die physikalische Revolution bis zur Neutrinophysik

196 Seiten, LOGOVISION - Verlag für Zukunftsforschung

2003, ISBN: 3-980 9043 – 0 -X

Seit Jahrtausenden wird in allen Kulturen jene Energie beschrieben und erforscht, die uns steuert und unsere Zeit am Leben erhält, jene Energie mit den vielen Namen, von denen uns die bekanntesten, 'Qi', 'Chi', 'Prana', „Od" oder 'Orgon' vielleicht geläufig sind.

Seit Rupert Sheldrake und seiner wieder aufgegriffenen Theorie vom morphogenetischen Feld ist dieses Thema großen Bevölkerungskreisen neu zugänglich geworden und trägt dazu bei, dass das jetzige Paradigma der Wissenschaften seinem Ende zugeht.

Unser gesichertes Wissen, seit Newton und Descartes scheinbar unumstößlich, geht dahin und die Wissenschaft muss sich auf gänzlich anderer Grundlage neu formieren. Auch Einstein wird Geschichte.

Die Wirbelphysik Lord Kelvins führt uns über die sensationellen Entdeckungen Nikola Teslas zu dem Physiker Prof. Dr.-Ing. K. Meyl, der uns mit seiner Theorie der Potentialwirbel zum einem neuen Weltverständnis führt. Der Schlüssel dazu heißt *Neutrinos,* wobei die Grundlage der Neutrinophysik gänzlich einfach zu verstehen ist: Mehr als 60 Milliarden Neutrinos pro Sekunde und Quadratzentimeter durchfließen uns und steuern alles was das ist.

Walter Häge zeigt in diesem Buch praktisch auf, wie jeder von uns diese so notwendige Neutrinoenergie selbst nutzen kann. Es ist deshalb ein Praxisbuch, dessen Inhalt unverzichtbar für jenen Menschen ist, der seine Sicht der Welt und damit sein gesamtes Leben radikal auf neue Füße stellen will.

(LOGOVISION)

Die 7 Gesetze vom Glücklichsein – oder: Mit dem Universum in Einklang leben

72 Seiten, Geobionic Verlag, ISBN:3-928426-06-0

„Die sieben Gesetze zum Glücklichsein sind eine praktische Anleitung, sich von Leid, Sorge und Krankheit zu befreien. Verblüffend einfache Techniken helfen uns, das tatsächlich zu finden, was die meisten Menschen so vergeblich suchen: Liebe und Glück.

Und nicht nur dies: Wir werden in die Lage versetzt, unsere Vergangenheit zu bewältigen und unsere Zukunft zu bestimmen.

Alle großartigen Dinge des Universums sind gänzlich einfach. Das zeigt auch Walter Häge mit dieser kleinen Anleitung zum Glück: Sie hat größte Sprengkraft für den, der sie anwenden kann!

Walter Häge gelingt es, die Weisheit des Universums, die zumindest im Kern in allen Religionen vorhanden ist, auf wenigen Seiten nicht nur aufzuschlüsseln: Es ist ein Praxis-Büchlein für diejenigen, die auf dem Weg sind zu neuem Denken und Handeln.“ (Geobionic-Verlag)

Das Leben mit der Einhandrute – Rettungswege aus den Folgen menschlicher Zerstöung

144 Seiten, Geobionic Verlag, 2000, ISBN: 3 - 928426-07-9

Die Einhandrute, das uralte magische Instrument, war Geheimwissen von Königen und hohen Priestern. Sie nahm ihren Weg, wahrscheinlich von Atlantis kommend, über Ägypten und Griechenland nach Europa. Dort hat das Wissen um ihre Wirkungsweise in Geheimbünden das Mittelalter überlebt.

Heute nun nimmt die Einhandrute – der alte Zauberstab der Weisen und Wissenden – seinen Weg zu uns ganz „normalen“ Menschen.

Der Radiästhet und Radioniker Walter Häge beschreibt hier die Wirkungsweise jenes Stabes, mit dem Moses in der Wüste Wasser fand und zeigt auf, dass dieses Phänomen kein magisches, sondern ein physikalisches ist. Magie ist bis jetzt noch nicht verstehbare, ist unverstandene Physik!

Die Einhandrute ist eine ganz 'handfeste' – und zudem preiswerte – Möglichkeit, in den Zeiten der vergifteten Umwelt, der verseuchten Lebensmittel und der schier übermächtigen Allergien herauszufinden, was verträglich oder unverträglich für das eigene biologische System ist.

Mit der Einhandrute kann man innerhalb von wenigen Sekunden feststellen, ob die neuen Möbel giftig ausgasen, ob die Raumluft belastet ist, ob der Teppichboden allergieauslösend ist, ob ich am Schlafplatz elektromagnetisch belastet bin und und und... . Und dies kann jeder, der sich mental auf dieses alte Wissen einlässt und der rational Zugang zur Quantenphysik hat!

Dieses Buch ist eine Anleitung zur Selbsthilfe: Handeln ist angesagt! (Geobionic-Verlag)

Die neue kombinierte Bachblüten & Edelsteintherapie

221 Seiten, Modul-Verlag 1998
Hochglanzausgabe mit 2 x 38 Farbtafeln zum Austesten

ISBN: 3-980 472 5-15

Selbstheilungs-System
'Angewandte mentale Radionik'

Handbuch 114 Seiten Großformat und Anwendungstabellen 118 Seiten Großformat, Radionik Verlag, 2002, ISBN: 3-934441-10-6

Mit diesem Selbstheilungs-System 'Angewandte mentale Radionik' ist jedem, der mit dem Pendel umgehen kann, eine einzigartige Möglichkeit gegeben, sein biologisches System zu analysieren. Walter Häge hat eine genial-einfache Methode entwickelt, um all seinen Krankheiten auf die Spur zu kommen. Und es bleibt nicht bei der Feststellung bestimmter Symptome! Kraftvoll wird mental an der Krankheitsverursachung, die meist eine zelluläre Deformation ist, entgegengesteuert - man braucht dazu lediglich ein Pendel und im Prinzip ein einziges Prozentdiagramm.

Täglich kann man nun selbst beobachten, ('mit den Augen sehen und mit dem Körper fühlen') wie durch die eigene geistige Einwirkung die Verursachung dessen, was man dann 'Krankheit' nennt, verschwindet.

Dieses System versteht sich als die weiterführende praktische Umsetzung dessen, was im Buch 'Ich suggeriere mich gesund! Selbstheilung durch mentale Radionik' begonnen wurde. Es ist ein 'handfestes' Bindeglied zwischen mentaler Suggestivkraft und computergesteuerter Radionik mit Skalarwellengeräten.

Das Selbstheilungs-System 'Angewandte mentale Radionik' ist hauptsächlich auf den Erkenntnissen von Professor Dr. Popps Biophotonen-Forschung aufgebaut und deshalb von verblüffender Einfachheit: unsere sechs Zellarten, aus denen wir bestehen, brauchen Licht! Licht durchzieht über die Chakren und die Haut alle unsere Organe und ist einer der ganz großen Schlüssel zu unserer Gesundheit. Die elektrische Potentialleistung unserer Zellen muss stimmen und die vielfältigen Parasiten und Gifte müssen reduziert werden. Wir dürfen uns auch nicht mit Kochsalz vergiften und müssen das Säure/Basen-Gleichgewicht in Ordnung halten. Insbesonders am Schlafplatz ist der Elektrosmog durch unsere Leitungen und die vielen technischen Geräte zu verringern.

All dies können wir selbst 'in die Hand' nehmen: mit unserem Geist, mit den entsprechenden schamanischen Techniken und mit dem hier vermittelten Wissen. Wir wünschen Ihnen viel Erfolg dabei!" (Radionik-Verlag)

Der Ruf der Seele
oder
Die Kommunikation des Menschen mit dem Geist seiner Verursachung

160 Seiten, Logovision – Verlag für Zukunftsforschung
ISBN 3-9809043-2-6

Das gesamte Universum schwingt. Es ist eine einzige Symphonie, der wir lauschen könnten, wenn wir die Sinne dazu hätten. Die Schwingungsbänder, nach der String-Theorie „Strings" genannt, erzeugen bestimmte Melodien, Schwingungsmuster. Die Frequenzen jener Strings sind die Bausteine der morphogenetischen Feldes, auf die wir zugreifen können, wenn wir die entsprechende Stufe der Erkenntnis erlangt haben. Die String-Bänder der Physik sind somit Chi, Prana oder Lebensenergie. Es sind jene Frequenzen, welche durch ihre Quantenwirkungen unser Bewusstsein und unseren Körper schaffen.

Dies ist die geistige Struktur, die Ur-Struktur des Universums, der Raum ohne Masse, der Raum der Neutrinos, der Skalarfelder, der longitudinalen Wellen, der Raum des Vakuums, der umfassende Inforationsspeicher, die Matrix, das morphogenetische Feld oder das alles umfassende Mutter-Feld.

Aus ihm gebiert sich die Materie-Struktur, die Welt der Elektronen, der Atomkerne, der elektromagnetischen Felder, die massehaltige Welt mit der Sonderform Lichtgeschwindigkeit. Aus der Symphonie des Geistes gebiert sich unsere sichtbare Welt, unser Planet, aus ihrer Melodie heraus werde ich als Mensch geboren:

Ein Teil jener allumfassenden Energie hat sich entschlossen zu diesem einen speziellen Menschen zu werden. Mein Selbst, mein innerer Kern, meine Identität ist zeitlebens mit jenem großen, erschaffenden Geist verbunden, nur weiß ich es meist nicht mehr. Diese Verbindung gilt es wieder herzustellen, dies ist meine wichtigste Aufgabe hier auf diesem Planeten!

Alle Materie ist eine energetische Form des großen Geistes - alle unsere Realitäten sind 'Maya', reine Illusionen. Ich bin mitten in dieser Illusion real - zumindest eine Zeit lang, *meine Zeit lang* –, zumindest meine ich dies. Und ich kann weinen und lachen, habe Trauer und Freude. Und die Freude sollte überwiegen. Warum? Einfach deshalb! Wenn ich nichts wirklich weiß, dann weiß ich doch eine Sache ganz genau: Es gibt meine Seele, es gibt mein Leben jetzt und hier. Wunderbar!